W0253425

Die „Monographien aus dem Gesamtgebiete der Neurologie und Psychiatrie“ stellen eine Sammlung solcher Arbeiten dar, die einen Einzelgegenstand dieses Gebietes in wissenschaftlich-methodischer Weise behandeln. Jede Arbeit soll ein in sich abgeschlossenes Ganzes bilden. Diese Vorbedingung läßt die Aufnahme von Originalarbeiten, auch solchen größeren Umfanges, nicht zu.

Die Sammlung möchte damit die Zeitschriften „Archiv für Psychiatrie und Nervenkrankheiten, vereinigt mit Zeitschrift für die gesamte Neurologie und Psychiatrie“, und „Deutsche Zeitschrift für Nervenheilkunde“ ergänzen. Sie wird deshalb Abonnenten zu einem Vorzugspreis geliefert.

Manuskripte nehmen entgegen

aus dem Gebiete der Psychiatrie:	Prof. Dr. M. Müller, Rüfenacht (Bern), Hinterhausstraße 28
aus dem Gebiete der Anatomie:	Prof. Dr. H. Spatz, 6 Frankfurt (Main)-Niederrad, Deutschordenstraße 46
aus dem Gebiete der Neurologie:	Prof. Dr. P. Vogel, 69 Heidelberg, Voßstraße 2

MONOGRAPHIEN AUS DEM GESAMTGEBIETE DER NEUROLOGIE UND PSYCHIATRIE

HEFT 110

HERAUSGEGEBEN VON

M. MÜLLER-RÜFENACHT (BERN) · H. SPATZ-FRANKFURT

P. VOGEL-HEIDELBERG

DAS PARANOISCHE SYNDROM

Klinisch-experimentelle Untersuchungen zum Problem der fixierten Wahnbildungen

VON

P. BERNER

MIT 9 ABBILDUNGEN

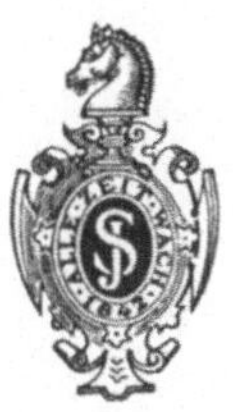

SPRINGER-VERLAG · BERLIN · HEIDELBERG · NEW YORK · 1965

Dr. Peter Berner, Wien IX
Oberarzt der Psychiatrisch-Neurologischen Universitätsklinik Wien
(Vorstand: Prof. Dr. H. Hoff)

ISBN-13: 978-3-540-03372-1 e-ISBN-13: 978-3-642-86072-0
DOI: 10.1007/978-3-642-86072-0

Library of Congress Catalog Card Number 65-26289

Titel-Nr. 6442

Inhaltsverzeichnis

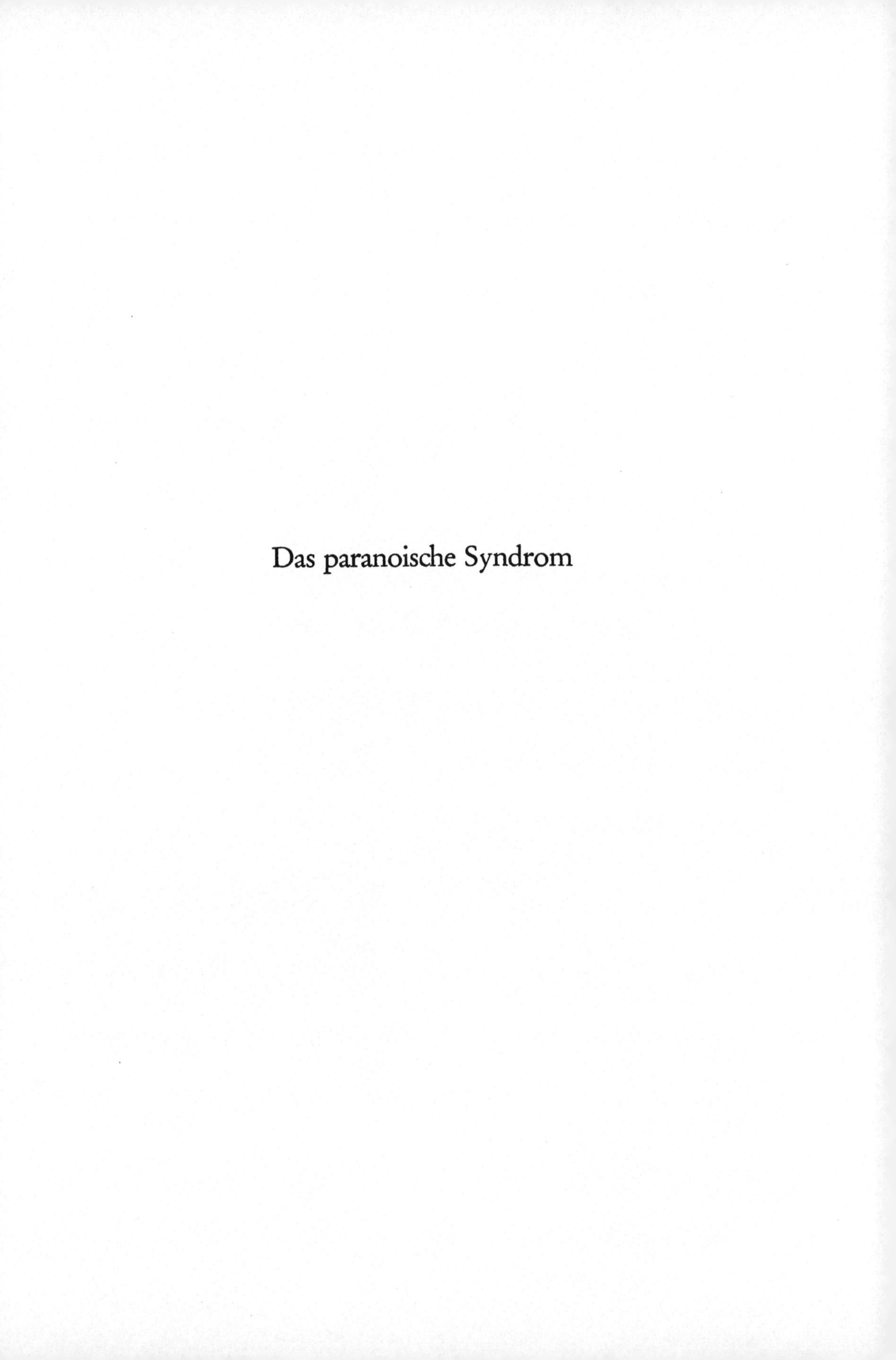

Das paranoische Syndrom

Le délire a toujours été le
problème le plus attrayant
mais le plus délicat de la Psychiatrie.
GUIRAUD

I. Einleitung

In seiner Monographie über die psychiatrische Systematik im deutschen Sprachraum weist DE BOOR darauf hin, daß die vorhandenen Einteilungsprinzipien „zwar im allgemeinen für eine Ordnung des klinischen Materials ausreichen", daß aber „in den Grenzgebieten, besonders im Bereich der Psychopathien und bei gewissen paranoischen Erkrankungen noch Schwierigkeiten" im Hinblick auf die systematische Einteilung bestehen. Greift man die Paranoia als eines der beiden besonders genannten Grenzgebiete im Hinblick auf ihre systematische Einordnung, ihre Pathogenese und ihr klinisches Bild heraus, so knüpft man an eine reiche Tradition an. Während jedoch vom Beginn des 19. bis in die ersten Dezennien des 20. Jh. das Paranoia-Problem breiten Raum in den Auseinandersetzungen einnimmt, ist es in letzter Zeit etwas in den Hintergrund der Aufmerksamkeit getreten.

Die Gründe hierfür sind naheliegend: Die bis in die feinsten Details gehenden Einzelfallbeschreibungen, bereichert durch Beiträge der Tiefenpsychologie und Daseinsanalyse, hatten zu einem weitgehenden Verständnis der psychologischen Zusammenhänge bei der Paranoia-Entstehung geführt. Angesichts dieser durch KRETSCHMERS mehrdimensionale Diagnostik zumindest vorläufig zu einem gewissen Abschluß gebrachten Ergebnisse der pathographischen Forschungsrichtung gaben sich die einen zufrieden, während die anderen im Hinblick auf den trotz allen Verstehens noch immer verbleibenden „unauflöslichen Rest" der Krankheit meist zu der Schlußfolgerung resignierten, daß es sich doch um blande Spät- oder Defektschizophrenien handle. Im übrigen schien es auch therapeutisch lohnender, sich mittels der die Tiefenpsychologie verdrängenden oder ergänzenden Gestaltpsychologie und Phänomenologie der Aufhellung des Wahnes bei eindeutigen schizophrenen Prozeßpsychosen zu widmen, als jener so schwer greifbaren minimalen „Verrückung" des „echten" Paranoikers nachzuspüren, die allein ihn vom Gesunden unterscheidet und ihn doch so nahe neben ihm stehen läßt. So war es auch für viele verlockender, hinter den bizarren Wahnbildungen des Schizophrenen seinen „Weltentwurf" zu erfassen, als sich den, meist um banale Probleme des Alltagslebens kreisenden, Wahnsystemen der Paranoiker zu widmen.

Trotzdem kann sich auch die moderne Psychiatrie dem Paranoia-Problem nicht entziehen: Zunächst einmal, weil die Ausweitung der psychiatrischen Tätigkeit über den Anstalts- und Klinikbereich hinaus in die ambulatorische Therapie, Ehe- und Berufsberatung usw. erwiesen hat, daß die Paranoia doch eine wesentlich häufigere Erkrankung ist, als man es früher annahm, wodurch der Psychiater zur Stellungnahme und zum Eingreifen gezwungen wird. Vor allem aber zeigt sich bei näherem

Zusehen, daß die bisherige Forschung durchaus noch nicht eindeutig die Frage beantwortet hat, was nun eigentlich „das Wesen des Wahns“ sei. Diese Frage bricht gerade an dem, an Einzelfällen immer wieder demonstrierten, äußerst weitgehenden und dennoch nie vollständigen Verständnis für den Zusammenhang zwischen systemisierter Wahnbildung und Persönlichkeit auf. KOLLE vermutet wohl mit Recht, daß sich in diesem schon von GAUPP beschriebenen unverständlichen Rest das psychopathologische Kernproblem des Wahns verberge.

Der Versuch, hier weitere und tiefere Einsichten zu gewinnen, hat aber wohl nicht nur eine eng begrenzte Bedeutung für die im Verhältnis zu den übrigen psychischen Erkrankungen doch recht kleine Gruppe der „echten“ Paranoiker. Es geht hier auch nicht lediglich um die Schließung noch bestehender geringfügiger Lücken in unserer psychiatrischen Systematik: Ein ähnlicher oder vielleicht sogar gleicher unauflöslicher Rest findet sich nämlich noch bei einer Reihe von anderen Erkrankungen, die von den meisten psychiatrischen Systematikern entweder gar nicht oder nur teilweise den Wahnbildungen zugerechnet werden. Hierher gehören vor allem gewisse Neurosen, wie die „maligne“ Zwangsneurose RÜMKES oder die chronische Hypochondrie, auf deren verwandtschaftliche Beziehung zur Paranoia in dieser Hinsicht einzelne Forscher, wie etwa E. BLEULER, KEHRER, MAYER-GROSS und RÜMKE wiederholt hingewiesen haben. Da es bisher trotz eingehender Studien noch nicht gelungen ist, bei der Paranoia das „Uneinfühlbare“ besser zu fassen, bietet sich die Möglichkeit an, neue Erkenntnisse aus dem Vergleich mit diesen verwandten Syndromen zu schöpfen. Ausgehend von der Feststellung, daß tatsächlich das unerschütterliche Festhalten an einer anankastischen oder hypochondrischen Symptomatik letztlich ebenso unverständlich ist wie die Unbeeinflußbarkeit eines paranoischen Wahnsystems, scheint daher der im Folgenden geschilderte Versuch gerechtfertigt, das Paranoia-Problem im Rahmen einer gleichartigen Untersuchung über das Uneinfühlbare bei der Zwangsneurose und Hypochondrie erneut aufzurollen. Aus der Möglichkeit, diesen „unauflöslichen Rest“ über den Wahn hinaus auch bei anderen Syndromen zu erkennen und ihn nicht nur „intuitiv“, sondern auch psychopathologisch objektiv diagnostizierend zu erfassen, könnten sich dann neue Erkenntnisse über die Grenzziehung zwischen Psychologie und Psychopathologie ergeben. Einsichten auf diesem Gebiet würden vielleicht die Unterscheidung erleichtern, wo es sich um Krankheit und wo es sich lediglich nur um vorübergehende Einengung der Persönlichkeit durch starke Affekte, um ubiquitäre Reaktionen, um dichterische Phantasie oder den Bericht tatsächlicher, bloß im Alltagsleben ungewöhnlicher Ereignisse handelt. Jeder Psychiater ist immer wieder z. B. bei Eifersuchts- und Verfolgungsideen, bei Zwangssymptomen oder körperlichen Beschwerden, deren organische Grundlage nicht gefunden werden konnte, vor dieser heiklen Entscheidung gestanden und bedeutende Forscher, wie KEHRER, KOLLE, RÜMKE, haben unsere diagnostische Hilflosigkeit angesichts dieses Problems betont. Daher mag die Erforschung der fixierten Wahnbildungen und ihrer Beziehungen zu den chronifizierten Neurosen vielleicht wichtige Rückwirkungen auf die psychopathologische Klassifizierung größerer Teilgebiete der Psychiatrie haben, wodurch sich einerseits neue Forschungsaufgaben abgrenzen und präzisieren lassen, andererseits aber auch prognostische und therapeutische Folgerungen nicht nur für die Paranoia im engeren Sinne, sondern auch für andere psychische Erkrankungen und Grenzzustände ergeben. Diesem weiter gesteckten Rahmen sind die folgenden Untersuchungen und Erwägungen gewidmet.

II. Historischer Überblick und aktuelle Problemstellung

Die Geschichte der Paranoia-Forschung ist wiederholt in ihrer innigen Verknüpfung mit der historischen Entwicklung der gesamten Psychiatrie abgehandelt worden. Daher erübrigt sich die Wiederholung einer rein geschichtlichen Darstellung. Sinnvoller scheint, der Entwicklung der einzelnen Auffassungen über die Paranoia im Hinblick auf die heute noch offenen Fragen nachzugehen. Dabei läßt sich nebenher noch manches finden, was frühe Beobachter mit jener, der deskriptiven Periode in der Psychiatrie eigenen Genauigkeit beschrieben hatten, aber manchen späteren Forschern verlorenging, weil sich der Brennpunkt der Aufmerksamkeit infolge neuer Erkenntnisse der Gesamtpsychiatrie verschoben hatte. Mit der Zentrierung auf die aktuellen Problemstellungen muß freilich darauf verzichtet werden, vollständig alles zu berücksichtigen, was je über die Paranoia gesagt wurde — ein Unterfangen, dessen überwältigende Schwierigkeit infolge der ungewöhnlich zahlreichen Literatur zu diesem Thema schon von SCHMIDT herausgestrichen wurde. Das Ausmaß, in dem die einzelnen Auffassungen über die Paranoia in dem folgenden Überblick berücksichtigt sind, wurde also in erster Linie von dem Grad ihrer Aktualität abhängig gemacht und auf die daraus resultierenden eigenen Untersuchungen zugeschnitten.

A. Bildung der Krankheitseinheit „Paranoia"

Die erste Etappe in der Geschichte der Paranoia-Forschung, die eigentlich mit SNELL beginnt, ist durch die Heraushebung der Paranoia als selbständige Krankheitseinheit charakterisiert. Wohl hatte schon 1852 LASÈGUE das „délire de persécution" beschrieben und HOFFMANN bereits 1862 dezidiert behauptet, daß die „Verrücktheit" eine primäre Geistesstörung sei. SNELL jedoch führte diese Gedankengänge weiter fort und formulierte sie erstmalig 1865 präzis in seinem Vortrag „Über Monomanie als primäre Form der Seelenstörung". Er setzte sich damit scharf in Gegensatz zu der damals noch allgemein anerkannten Zellerschen Lehre, daß die Verrücktheit sich aus einer vorangehenden Melancholie und Manie entwickeln müsse und belegte seine Behauptung, daß es primäre Monomanien gäbe, an acht Fällen. Diese Untersuchungen fanden in der Folgezeit weiteren Anklang, so daß sich WESTPHAL 1876 ausdrücklich zum Snellschen Standpunkt bekannte und schließlich auch GRIESINGER überzeugt wurde, der später „diese eigentümliche, sehr chronische Störung" auch als primäre Verrücktheit auffaßte. MENDEL ersetzte dann 1884 den Ausdruck „Verrücktheit" durch den ursprünglich von HEINROTH geprägten Terminus „Paranoia". In der vierten Auflage seines Lehrbuches nahm KRAEPELIN erstmalig den Mendelschen Paranoia-Begriff auf. Er beschrieb diese Erkrankung zunächst als Verläufe ohne Ausgang in Verblödung und stellte fest, daß ihre Abgrenzung von der Dementia paranoides im Einzelfall oft schwierig sei. Schließlich definierte er die Paranoia als eine „aus inneren Ursachen erfolgende schleichende Entwicklung eines dauernden unerschütterlichen Wahnsystems, das mit vollkommener Erhaltung der Klarheit und Ordnung im Denken, Wollen und Handeln einhergeht" und brachte damit den Kampf um ihre nosologische Sonderstellung zunächst zu einem gewissen Abschluß.

KRAEPELINS Definition umfaßt, seinem gesamten Lehrgebäude entsprechend, Kriterien des Quer- und Längsschnittes der Erkrankung. Alle weiteren Erörterungen über die Paranoia setzen an einer dieser beiden Achsen seiner Definition an, deren Zentrum das „Wahnsystem“ darstellt. Darum läßt sich ein Überblick über den weiteren Verlauf der Paranoia-Forschung nur dann gewinnen, wenn man ihr eine Zusammenschau der Wahnforschung voranstellt.

B. Die Wahnforschung

Nach K. Schneider ist der eigentliche Beginn der Wahnforschung mit dem ersten Erscheinen der allgemeinen Psychopathologie Karl Jaspers festzusetzen, in der erstmalig eine umfassende Darstellung und Verarbeitung der Problematik geboten wird. Jaspers unterscheidet zwischen den *wahnhaften Ideen* und den *echten Wahnideen.* Die ersteren gehen verständlich aus Affekten, anderen Erlebnissen oder aus Trugwahrnehmungen hervor. Die zweiteren sind psychologisch nicht weiter zurückzuverfolgen und stellen phänomenologisch etwas Letztes dar. Echte Wahnideen müssen nach Jaspers ein primäres pathologisches Erleben als Quelle oder eine Umwandlung der Persönlichkeit als Voraussetzung haben. In manchen Fällen sind die Wahnideen sofort in aller Klarheit gegenwärtig. In anderen sind sie angedeutet in primären Wahnerlebnissen, die vorher schon von Hagen und Sandberg als Wahnstimmung beschrieben wurden.

Die *echten Wahnideen* unterteilt Jaspers in Wahnwahrnehmungen, Wahnvorstellungen und Wahnbewußtheiten: Die ersteren faßt er jedoch nicht etwa als eigentliche Wahrnehmungsstörung auf. Das Pathologische bei der Wahnwahrnehmung liege vielmehr darin, daß das jeder normalen Wahrnehmung anhaftende Bedeutungsbewußtsein in seiner Umwandlung unmittelbar erlebt werde. Dabei kann es für Jaspers einerseits zum Bedeutungs-, andererseits zum Beziehungswahn kommen. Wahnvorstellungen sind für Jaspers plötzlich auftretende Einfälle als neue Färbungen und neue Bedeutungen der Lebenserinnerungen, während er unter Wahnbewußtheit ein Wissen um Begebenheiten ohne sinnlich deutliche Anschauung versteht.

Für Jaspers gibt es also kein isoliertes Phänomen, das als Wahn zu bezeichnen ist, sondern nur ihm zuordenbare Phänomene, die dadurch ausgezeichnet sind, daß sie auf irreduktible primäre Erlebnisse zurückgeführt werden müssen. Diese können als solche nur phänomenologisch erfaßt werden, indem sie sich als ein dem Gesunden radikal fremdes Erleben präsentieren. Für alle derartigen tatsächlich dem Wahn zuzuordnenden Phänomene führt Jaspers die folgenden drei Kriterien an: Außergewöhnliche subjektive Gewißheit, Unbeeinflußbarkeit durch Erfahrung und logische Schlüsse und Unmöglichkeit des Inhalts. In der Darstellung Jaspers' sind alle wesentlichen Elemente vorhanden, die je von den verschiedenen Autoren, einzeln oder in wechselnder Kombination, zur Grundlage ihrer Definition, Forschung oder Kritik gemacht wurden. Diese Elemente lassen sich zu den folgenden Problemkreisen zusammenfassen:

1. *Die rein deskriptive Abgrenzung:* In der Trias „Unmöglichkeit des Inhalts — subjektive Gewißheit — Unkorrigierbarkeit“ gibt Jaspers Kriterien, die seiner Meinung nach für alle dem Wahn zuordenbaren Phänomene gelten. Vor, neben und nach ihm haben die verschiedensten Autoren mittels dieser oder ähnlicher Kriterien versucht, den Wahn zu definieren. Wert und Anwendbarkeit dieser Versuche stehen daher zur Diskussion.
2. *Die Beiträge der Phänomenologie zur Wahnforschung:* Für Jaspers sind die deskriptiven

Kriterien des Wahns jedoch nur der an der Oberfläche der Beschreibung zugängliche Aspekt eines tieferliegenden „primären“ Geschehens, das als solches nur mittels der phänomenologischen Intuition erfaßt werden kann. Diese meint, hinter der beschreibbaren unkorrigierbaren Gewißheit auf ein nicht weiter reduzierbares Erleben zu stoßen, das, eben weil es vom Gesunden als nicht mehr mit-einfühlbar, sondern als letztlich unverständlich und radikal fremd empfunden wird, nach JASPERS als primär zu werten ist und nur dadurch erklärt werden kann, daß ihm eine ebenso radikale Verwandlung der gesamten Persönlichkeit zugrunde liegt. Dementsprechend muß gefragt werden, was diese mit JASPERS einsetzende phänomenologische Methode zu unserer Kenntnis über den Wahn beigetragen hat.

3. *Das Problem des Primärwahns:* JASPERS versucht, die phänomenologisch als solche erkannten Primärerlebnisse zur Trennung zwischen „echten“ Wahnphänomenen und anderen ähnlichen „wahnhaften“ Erscheinungen heranzuziehen. Damit wird die Frage nach Existenz, Art und Wesen des „Primärwahns“ aufgeworfen.

Im folgenden soll versucht werden, die verschiedenen Auffassungen über den Wahn im Hinblick auf diese drei Problemgruppen kritisch zu sichten.

1. Deskriptive Kriterien

a) „Unmöglichkeit des Inhalts“

In ihrem Bemühen, den Wahn deskriptiv zu definieren, konzentrierte sich eine Reihe von Autoren auf seine Beziehung zur Realität und versuchte, ihn als „pathologischen Irrtum“ zu fassen. Derartige Definitionsversuche haben rasch die Kritik auf den Plan gerufen: So weist MAYER-GROSS darauf hin, daß es äußerst schwierig ist, die Grenzlinie zwischen dem echten Wahn und den abergläubischen oder pseudoreligiösen Überzeugungen oder den Erfindungen jener Personen zu ziehen, die nach WERNICKE an einer überwertigen Idee leiden. In die gleiche Kerbe schlägt MATUSSEK mit der Feststellung, daß unter derartigen Voraussetzungen auch jeder von der Umwelt nicht korrigierbare Irrtum, etwa der einer politischen Idee, als Wahn angesehen werden müsse. Auch E. BLEULER kann, ebenso wie KOLLE, an den im Wahn auftretenden Irrtümern nichts Spezifisches finden. Umgekehrt ist auch die besonders von MATUSSEK, SCHMIDT, MAYER-GROSS herausgestrichene Tatsache, daß der Wahn keineswegs immer inhaltlich falsch sein muß — ein gewichtiges Gegenargument gegen die „Irrtumsthese“.

MATUSSEK hat schließlich in der unbemerkten Gleichsetzung von dinghafter und personaler Realität den entscheidenden Fehler derjenigen Autoren erkannt, die den Wahn als Irrtum oder krankhaften Glauben hinstellen. Er kommt dabei zu dem Schluß, daß der beim Wahn auftretende Widerspruch zur Realität primär kein solcher einer rationalen Erkenntnis sei, die sich auf eine dinghafte Realität erstrecke. Solche erkenntnismäßigen Irrtümer seien lediglich die auffallendsten Seiten des Wahns, nicht aber sein Wesen.

Freilich waren sich manche Autoren sehr wohl der Tatsache bewußt, daß sie nur ein auffallendes, manchmal sogar fehlendes und nicht elementares Kennzeichen hervorhoben, wenn sie mangels einer anderen Beschreibungsmöglichkeit den Irrtum oder verwandte Begriffe in ihrer Definition beibehielten. Sie folgen damit den praktischeren und einfacheren der von MAYER-GROSS angegebenen Möglichkeiten, sich dem definitorischen Dilemma zu entziehen. MAYER-GROSS meint nämlich, daß es hier lediglich zwei Auswege gäbe: entweder den Wahn als pathologischen Irrtum zu bezeichnen oder darauf zu bestehen, daß Wahnbildungen im Prinzip nicht von anderen menschlichen Glaubensphänomenen zu unterscheiden sind, so daß es keine echte Grenzlinie gibt. Mit der Feststellung, daß etwa im Wahn enthaltene Irrtümer sich nicht von anderen „normalen" Irrtümern unterscheiden lassen, muß aber das Interesse auf die Beifügung „pathologisch" verlagert werden. Der Nachweis, daß der Irrtum gar kein obligatorisches, sondern nur ein, wenn auch häufiges, akzidentelles Element ist, zwingt jedoch dazu, ihn aus einer exakten Definition zu streichen. Übrig bleibt somit nur die banale Feststellung, daß der Wahn ein pathologisches Phänomen ist.

b) Subjektive Gewißheit und Unkorrigierbarkeit

Die hohe subjektive Gewißheit wird von den meisten Autoren nicht von der Unkorrigierbarkeit abgehoben, die der momentanen Evidenz ein dauerndes Weiterbestehen in der Zeit verleiht. Das mag damit zusammenhängen, daß kürzere, auf irrtümlichen Interpretationen beruhende Zustände absoluter Gewißheit auch bei Gesunden allzu bekannt sind, deren exakte Abgrenzung von dem „als unerschütterlich gewiß" Erlebten (JAHRREISS) beim Wahnkranken auf rein deskriptivem Wege nicht gelungen ist. Zudem muß bezüglich der Brauchbarkeit des Kriteriums der Gewißheit noch die besonders von MAYER-GROSS hervorgehobene kritische Feststellung angeführt werden, daß gerade am Beginn des Wahns das Gewißheitsgefühl häufig fluktuiert.

Die Unkorrigierbarkeit hingegen ist praktisch von allen Autoren, die sich mit der Beschreibung und Abgrenzung des Wahns befaßt haben, als entscheidendes Merkmal anerkannt worden. Freilich gilt dies nicht ganz uneingeschränkt. Bei manchen Wahnformen, so bei den episodischen paranoischen Reaktionen, wechseln Zeiten von kritischer Einsicht mit solchen unerschütterlicher Überzeugung. Angesichts dieser Tatsache kann man nur entweder lediglich die Unkorrigierbarkeit auf Lebensdauer als Kriterium gelten lassen oder sich auf ein zeitliches Mindestmaß einigen. Die Willkür eines solchen Vorgehens, die bei der Festlegung der zu fordernden Mindestdauer klar hervortritt, beweist aber bereits wieder die Unmöglichkeit, in der Unkorrigierbarkeit ein eindeutiges Kriterium des Wahns zu sehen. Sein „Wesen", worunter MATUSSEK „die Seite am Wahn" versteht, „die jede Wahnerscheinung, ob akut oder chronisch, zu dem macht, was er ist", wird mit dem Kriterium der Unkorrigierbarkeit nicht erfaßt.

Die angeführten deskriptiven Kriterien haben also alle keine eindeutige Bestimmung des Wahns ermöglicht, sondern nur Elemente für seine Beschreibung geliefert. Das gilt auch für alle anderen Charakteristika, die zu seiner Abgrenzung herangezogen wurden, wie z. B. die Feststellung KOLLEs, der ein Hauptmerkmal des Wahns darin sieht, daß er geformt ist und sich bei ihm eine gefühlsbetonte Unlust findet. Praktisch eingestellte Psychiater ziehen sich daher gerne auf ein Kerngebiet zurück, in dem die Quantität anscheinend zur Qualität wird. So fügt MAYER-GROSS der Jaspersschen Definition hinzu, daß all die in ihr aufgeführten Kriterien nicht absolut genommen werden dürfen, sondern nur dann erlauben, eine Idee als echte Wahnidee zu definieren, wenn sie in einem hohen Grade zutreffen, wobei man Alter, Erziehung und Milieu des Patienten in Rechnung stellen müsse. Angesichts der Unmöglichkeit, den Wahn deskriptiv zu fassen, blieb den Psychiatern, die der Mayer-Grosssche praktische Ausweg nicht zufriedenstellte, dann nur übrig, es entweder mit der Phänomenologie zu probieren oder direkt hinter den beschreibbaren Merkmalen des Wahns eine primäre Funktionsstörung zu suchen, die mit anderen, z. B. der Assoziations- oder Wahrnehmungspsychologie entstammenden Kriterien definiert werden müßte.

2. Die Beiträge der Phänomenologie

Fast alle Vertreter der phänomenologischen, bzw. existenzphilosophischen und anthropologischen Richtungen in der Psychiatrie haben Beiträge zur Wahnproblematik aus ihrer Sicht her geliefert, von denen freilich viele speziell auf den schizophrenen Wahn zugeschnitten und daher nicht in erster Linie für die hier interessierenden Fragestellungen relevant sind. Die Auffassungen der verschiedenen Autoren hängen dabei weitgehend von ihrem philosophischen Hintergrund ab. Infolge der daraus resultierenden Verschiedenheiten kann man, wie RÜMKE betont, in einer Untersuchung über die Bedeutung der Phänomenologie für die Erforschung des Wahns nicht von „*der* Phänomenologie" sprechen. Man kann nur das Wesentliche der verschiedenen Anschauungen herausarbeiten und sie bezüglich des in ihnen enthaltenen Erkenntniszuwachses kritisch sichten.

Die psychiatrische Phänomenologie ist zunächst eine Methodik, die angesichts der an ihre Grenzen gelangten deskriptiven Psychiatrie tiefere Einsichten in psychopathologische Phänomene ermöglichen soll. Abgesehen von gewissen Unterschiedlichkeiten in der Methode selbst, bedienen sich die einzelnen Richtungen ihrer jedoch auch zur Verfolgung ganz verschiedener Ziele, die sich am besten anhand jener drei Autoren darstellen lassen, die heute bereits als „Klassiker" auf ihrem Gebiet angesehen werden dürfen: JASPERS, MINKOWSKI und L. BINSWANGER.

Nach JASPERS hat die Phänomenologie die Aufgabe, „die seelischen Zustände, die die Kranken wirklich erleben, uns anschaulich zu vergegenwärtigen, nach ihren Verwandtschaftsverhältnissen zu betrachten, sie möglichst scharf zu begrenzen, zu unterscheiden und mit festen Terminis zu belegen." Dabei geht es aber durchaus nicht bloß um ein vertieftes Verstehen des jeweiligen Kranken: „Die eindringende Versenkung in den einzelnen Fall lehrt phänomenologisch oft das Allgemeine für zahllose Fälle". Die eindringende Versenkung als Methode ist es aber auch, die nach JASPERS die radikal fremden Primärphänomene bei bestimmten psychischen Störungen als solche und damit als Wahn erkenntlich werden läßt: Neben den Erfahrungen, die dem Untersucher aus eigenem Erleben bekannt sind, und jenen, die dem eigenen Erleben prinzipiell gleich, nur quantitativ von ihm verschieden sind, gäbe es nämlich qualitativ andersartige Erlebnisse, in die man sich nicht versenken, die man sich nicht vergegenwärtigen und die man als Normaler nicht verstehen, sondern denen man sich höchstens durch Analogien etwas nähern kann.

In ähnlicher Weise bedient sich MINKOWSKI der Phänomenologie, um einer allen Patienten einer Krankheitsgruppe gemeinsamen Grundstörung habhaft zu werden. Die phänomenologische Intuition erlaube es, sich dem Wesentlichen der psychopathologischen Störung nahe zu fühlen, von der alle Sekundärphänomene ihren Ausgang nähmen. So ist für MINKOWSKI auch der ideoaffektive Aspekt des Wahns, der sich in der klinischen Exploration zeigt, nur Ausdruck einer tieferen Störung des Raum-Zeit-Erlebens, in dem als hervorstechendstes Merkmal das Zufällige keinen Platz mehr hat. Die auf L. BINSWANGER zurückgehende Daseinsanalyse hingegen untersucht die besondere Weise des In-der-Welt-Seins des jeweiligen Kranken. Die affektgeladenen Ereignisse, die Komplexe, die Wahninhalte seien nur ein oberflächlicher Aspekt des seelischen Innenlebens. Die Ursache für abnorme Weisen des In-der-Welt-Seins, zu denen auch der Wahn gehört, liegt für die Daseinsanalyse in einer Störung der harmonischen Entwicklung im Verlauf des persönlichen Heranreifens.

Der Vergleich dieser drei Autoren ergibt im Hinblick auf den Wahn, daß ihn alle auf eine Primärstörung zurückführen. Die Unterschiedlichkeit ihrer Auffassungen tritt jedoch dort deutlich hervor, wo es darum geht, wie man diese Grundstörungen werten soll. JASPERS geht es zunächst einfach darum, die Grundstörung besser in den Griff zu bekommen: Wo ein Sich-Versenken, Sich-Vergegenwärtigen und Verstehen nicht möglich ist, da ist Wahn, und zwar unabhängig von vielleicht verstehbaren sekundären Verarbeitungen. Er führt also die Wahnforschung bis an jenen Punkt, wo die Frage nach der Funktionsstörung gestellt werden kann, die diesen qualitativ andersartigen Erlebnissen zugrunde liegt. Seine Methodik liefert ferner zu verallgemeinernde Erkenntnisse über das Wesen der betreffenden Phänomene, sie dringt vom Einzelfall zum Gemeinsamen vieler Fälle vor und versucht es terminologisch unter Beiseitelassung individueller Tönungen zu fassen. Jene die ganze moderne Psychiatrie weitgehend spaltende Alternativfrage nach der Somato- oder Psychogenese des zu untersuchenden einzelnen Zustandsbildes muß also bei Anwendung der Jasperschen Technik erst relativ spät, nachdem die Funktionsstörung als solche und in ihrer Allgemeingültigkeit für die ganze Gruppe der wahnhaften Phänomene erfaßt wurde, gestellt werden, weshalb ein breiter Raum für die Sammlung von Erkenntnissen über den Wahn bleibt. MINKOWSKI unterscheidet sich von JASPERS dadurch, daß er den Wahn nicht lediglich negativ dadurch bestimmt, daß die phänomenologische Intuition auf etwas Nicht-Einfühlbares stößt. Er versucht vielmehr, die Grundstörung im Bereiche des Raum-Zeiterlebens zu erfassen und mittels positiver Aussagen abzugrenzen. Wie JASPERS beschränkt sich MINKOWSKI jedoch nicht auf den Einzelfall, sondern sieht in dieser Grundstörung das Gemeinsame für alle Patienten gleicher Diagnose.

Ganz im Gegensatz dazu ist für BINSWANGER gerade die Einmaligkeit und Einzigartigkeit des Weltentwurfs des einzelnen Patienten Untersuchungsgegenstand. Im Sosein des Wahns im Einzelfall wird auch die Erklärung für sein Dasein gesucht. Indem BINSWANGER seine Untersuchungen rein auf das einzelne Individuum einstellt, kann ihnen auch kaum ein allgemeiner Erkenntniszuwachs über den Wahn oder die ihm zuordenbaren Phänomene entspringen. GUIRAUD erkennt offenbar richtig, daß damit der weiteren Forschung auch keine Basis gegeben wird, die Möglichkeit eines organischen Prozesses als Grundlage für die pathologische Weise des In-der-Welt-Seins zu diskutieren, für die so nur mehr heredo-konstitutionelle oder psychodynamische Faktoren in Frage kommen.

JASPERS und BINSWANGER können als Pole der phänomenologisch-anthropologisch-existenzanalytisch orientierten Psychiatrie gelten, zwischen die sich alle übrigen Auffassungen dieser Richtung einordnen lassen. So geht es z. B. auch ZUTT um die Herausarbeitung einer für den Wahn allgemeingültigen Grundstörung, deren organische Bedingtheit er durchaus in Rechnung stellt. Seiner Meinung nach erfährt die Umwelt für den Kranken einen wahnhaften Bedeutungswandel gleichzeitig mit einer wahnhaften Veränderung seines Persönlichkeitsbewußtseins. Dieses werde hervorgerufen durch eine Lösung der inneren Haltung aus ihren normalen Beziehungen zum Ich, wobei ZUTT unter innerer Haltung offenbar die Aufsichnahme derjenigen Rollen versteht, die der Mensch im Leben zu spielen hat. Die durch die Grundstörung veränderte innere Haltung könne dann weder von außen noch durch Willensimpulse vom Ich her gesteuert werden. Dadurch würden die Umweltbegebenheiten in gleichsinniger Weise umgedeutet und daher schließlich einförmig in ihrem Bedeutungsgehalt.

Manche der BINSWANGER nahestehenden Autoren gelangen übrigens unter Hintanstellung der individuellen Besonderheiten ebenfalls zu allgemeineren Formulierungen der Persönlichkeitsveränderung, die wieder die Diskussion einer Primärstörung eröffnen könnten, wie z. B. KUNZ wenn er das eigentlich Primäre des schizophrenen Wahns in einer regelrechten Existenzumwandlung sieht und alle inhaltlichen Wahnkonkretisierungen nur als sekundär auffaßt. In der Regel greifen diese Autoren jedoch nicht die Möglichkeit einer organischen Grundlage der Veränderung auf, sondern gelangen eher zu finalen Gesichtspunkten: Die Flucht in die Krankheit im Adlerschen Sinne liegt dann auch der Flucht in den Wahn zugrunde, was besonders KRONFELD herausstreicht. Ebenso faßt O. KANT den Wahn final als Schutzmaßnahme der Persönlichkeit auf. Er diene dazu, die nach außen projizierten eigenen Schuld- und Haßtendenzen einer Abreaktion zuzuführen. Man muß diesen Thesen wohl wieder die Frage entgegenhalten, ob sie nicht nur das Sosein sekundärer Inhalte treffen. Abgesehen davon, haben jedoch gerade die beiden zuletzt zitierten Autoren durch Detailbeobachtungen das Material bereichert, das dazu herangezogen werden kann, die Grundstörung wahnhafter Phänomene besser zu fassen. Das trifft besonders auf den von KRONFELD beschriebenen Objektivierungsakt zu, worunter er jenen Schritt versteht, der vollzogen wird, wenn eine Sache Objekt des Bewußtseins wird. Die Untersuchung der Wahnphänomene in dieser Hinsicht durch KRONFELD, O. KANT und RÜMKE zeigt, daß der Objektivierungsvorgang beim Wahnkranken als solcher gestört sein kann, wobei sich wieder die Frage nach der Ätiologie dieser Störung stellt.

Trotz aller Verschiedenheit der Herkunft und des angestrebten Zieles haben die meisten Autoren der phänomenologischen Richtung schließlich Beiträge zu einem gemeinsamen Thema geliefert, das auch von den klinischen Beschreibern der Paranoia immer wieder aufgegriffen wurde: Zur Pathologie der Beziehung des Wahnkranken zu seinen Mitmenschen. So kommt MATUSSEK zu dem Schluß, daß alle von daseinsanalytischer und philosophisch-anthropologischer Seite über den Wahn geäußerten Meinungen zu der Feststellung konvergieren, daß es sich um eine Störung der menschlichen Begegnung handle. MATUSSEK nimmt für seine eigenen Erörterungen zu diesem Thema die Auffassung MÜLLER-SUURS zum Ansatz, daß wahnähnliche Erlebnisse dann auftreten, wenn der Mensch seines Andersseins, seiner Individualität als Mensch emotional innewerde, Wahn aber dann, wenn er das nicht ertragen könne. Der Wahnkranke könne seine Einzigkeit und Einmaligkeit nicht aushalten, die eigene Individualität emotional nicht annehmen; er verstehe sich nie aus sich selbst heraus, sondern immer nur über die anderen, d. h. uneigentlich. Dadurch werde seine Möglichkeit der Begegnung auf eine einzige Modalität eingeschränkt, nämlich die der Anziehung und Abstoßung. Daher seien für den Wahnkranken beim Aufbau der mitmenschlichen Kontakte die Merkmale von entscheidender Bedeutung, die einen in die Augen springenden Bezug zu den anderen ermöglichen, d. h. besonders alle in der leiblichen Erscheinung anzutreffenden Merkmale. Indem der Kranke so zur „alleinigen Mitte allen Geschehens" werde, entstünden zwei verschiedene Arten der Begegnungsstruktur: einerseits versuche der Kranke alles, die anderen in eine unfreie Abhängigkeit zu bringen, besonders durch auffallende, in die Augen springende, am Leibe erscheinende Merkmale und Leistungen. Andererseits komme es zu jenen Begegnungsweisen, in denen sich der Patient zunächst passiv betroffen und im weiteren dann beobachtet, verspottet und verfolgt fühle und in denen er selbst als „Unfreier im Banne der grenzenlosen Freiheit des anderen" stehe.

Im Hinblick auf diese von der Phänomenologie gelieferten neuen Wesensbestimmungen meint MATUSSEK, daß man in Analogie zur alten Auffassung, die den Wahn als rationalen Irrtum definierte, jetzt den Wahn aufgrund der neueren Forschung als „Irrtum der mitmenschlichen Begegnung" charakterisieren könne. Die Kriterien dieser neueren Sicht seien aber nicht diejenigen der objektiven Wahrnehmungswelt, sondern der Vertrauens- und Glaubensfähigkeit. Die modernen phänomenologischen Erkenntnisse lassen jedoch die Beziehung zwischen Wahn und Glauben in einer Sicht erscheinen, die der alten deskriptiven Auffassung auf diesem Gebiet genau entgegengesetzt ist: „Der Wahnkranke hat keineswegs zu viel Glauben, auch setzt er keine unbegründbaren Glaubenserkenntnisse anstelle einer rationalen Erkenntnis." Er habe vielmehr zu wenig Glauben und Vertrauen und versuche, diesen Mangel durch rationale, auf objektivierbaren Kriterien aufbauende Erkenntnis zu ersetzen. MATUSSEK erläutert dies am Beispiel der Eifersuchtsparanoia, bei welcher die Patienten von vornherein schon die Überzeugung haben, daß man den Frauen im allgemeinen nicht vertrauen könne und bloß „einen glaubenslosen Zweifel durch ein beweisbares Wissen beruhigen" wollen. MATUSSEK unterstreicht jedoch, daß der Glaubens- und Vertrauensverlust des Wahnkranken im Bereiche der zwischenmenschlichen Beziehungen zwar ein zentraleres Phänomen des Wahns sei, als der bislang als Kriterium angeführte Verlust rationaler Erkenntnisfähigkeit. Mit dieser Feststellung sei jedoch noch lange keine Wahndefinition gegeben, da der Unterschied zum „normalen" Zweifel eben nicht festgelegt sei.

Fragt man sich nach einem solchen Überblick danach, inwiefern die Phänomenologie verschiedenster Prägung unser Wissen bereichert hat, so muß man mit MATUSSEK zunächst feststellen, daß sie die Frage nach dem Wesen des Wahns nicht gelöst hat. Das Positive dieser Forschungsrichtung liege, wie auch RÜMKE hervorhebt, abgesehen von dem vertieften Verständnis für den Einzelfall, in der Eröffnung neuer Möglichkeiten, feinere Unterscheidungen zu treffen und Kriterien herauszuarbeiten, die den üblichen diagnostisch-deskriptiven klassischen Methoden überlegen sind. Diese Verbesserung der Methodik wird für das Wahnproblem dort von entscheidender Bedeutung, wo es um die Feststellung geht, was noch verständlich ist und wo das Unverstehbare beginnt. Insofern kann man sagen, daß die beiden in ihrer Intention eigentlich polar auseinanderstrebenden Anwendungsmodi der Phänomenologie doch an der Erhellung ein und desselben Problems arbeiten, indem der eine besser verstehen, der andere Unverstehbares besser als solches erfassen will.

Mit beiden Richtungen lassen sich jedoch nur dann Fortschritte erzielen, wenn man vorschnelle Schlüsse vermeidet. Dazu gehört einerseits, daß man nicht der von KRANZ hervorgehobenen Versuchung des besseren Verstehens erliegt, die darin besteht, wegen des weitgehend verständlichen Soseins eines Wahns auch sein Dasein verstehbar zu finden. Andererseits muß man sich davor hüten, allzu rasch mit der Feststellung der Unverstehbarkeit bei der Hand zu sein: Wenn HUBER meint, im Wahn sei im Gegensatz zur Erlebnisreaktion der sinngesetzliche Zusammenhang mit dem Präpsychotischen keinesfalls gleichzeitig ein kausaler, so ist der Beweis dafür, daß trotz sinngesetzlichen Zusammenhanges keine Kausalität vorliegt, im Einzelfall doch meist recht schwierig. K. SCHNEIDER hat dieses Problem mit der Behauptung lösen wollen, daß die Sinngesetzlichkeit der Themen niemals abreiße, die Seinsweise, in der diese Themen auftreten, beim Wahn jedoch unverständlich sei. Als Beipsiel hierfür führt er den sexuellen Beeinflussungswahn an: Das Liebesthema könne aus einem früheren

Erlebnis eventuell verstanden werden. Unverständlich jedoch bleibe, daß dieses Thema „in der Seinsweise der sexuellen Beeinflussung auftritt." Bei jedem Menschen grundsätzlich naheliegenden Inhalten, wie etwa einem logisch aufgebauten Verfolgungs- oder Eifersuchtswahn, wird diese Argumentation schon recht fragwürdig: Daß jemand das aus seiner persönlichen Erlebnisgeschichte hervorwachsende Thema der Beeinträchtigung oder des Betrogenwerdens als Intrige oder Eifersucht erlebt, ist nach Aufhellung der allgemeingültigen sowie der für den speziellen Einzelfall zutreffenden Sinngesetzlichkeit bereits so naheliegend, daß man erneut vor der Frage steht, was das „letztlich Unverständliche" jetzt nun eigentlich sei. Immerhin haben alle Forscher, sofern sie nicht der Kranzschen „Versuchung des besseren Verstehens" erlegen sind, zugegeben, auf diesen unauflöslichen Rest gestoßen zu sein, auch wenn sie nicht expressis verbis erklärten, damit auf dem Boden der phänomenologischen Intuition angelangt zu sein. Durch die Aufdeckung verständlicher Zusammenhänge haben die phänomenologischen Methoden diesen „unauflöslichen Rest" wesentlich eingeengt. Dabei bleibt offenbar nur mehr übrig, ihn — unter Berücksichtigung der bezüglich der Deskription gemachten Einschränkungen — in der „außergewöhnlichen subjektiven Gewißheit und Unbeeinflußbarkeit" zu suchen, in denen bereits JASPERS den Kern der Uneinfühlbarkeit vermutet hat. In dieser Richtung hat jedoch die Phänomenologie keine letztlich überzeugenden Aussagen gemacht. Man muß sich daher danach umsehen, ob andere Forschungsrichtungen, etwa die klinische Psychiatrie oder die Psychoanalyse, hier weitergekommen sind.

3. Primär- und Sekundärwahn

a) Die formale Zuordnung einzelner Phänomene zum Wahn

Während ein Teil der Autoren der Jaspersschen Einteilung in wahnhafte Ideen und echte Wahnideen nicht folgt, wie z. B. E. BLEULER, haben manche weiter an ihrer psychopathologischen Charakterisierung gearbeitet. So hat K. SCHNEIDER in Auseinandersetzung mit JASPERS und GRUHLE eine etwas andere psychopathologische Auffassung des Wahnproblems entwickelt. Dabei entspricht „wahnähnlich" in der Terminologie K. SCHNEIDERs dem Ausdruck „wahnhaft" bei JASPERS, während SCHNEIDER unter „wahnhaft" alles dem echten Wahn Zugehörige versteht. Zu diesem echten Wahn rechnet er jedoch ausschließlich die „*Wahnwahrnehmung*" und den *Wahneinfall*, wobei er die Begriffe Wahnidee, Wahnvorstellung und Wahnbewußtheit wegen ihrer ungenügenden Präzision fallen läßt. Das Kriterium für das Vorliegen einer echten *Wahnwahrnehmung* liegt letztlich auch für K. SCHNEIDER in der Unmöglichkeit des mitvollziehenden Verstehens: Er spricht von Wahnwahrnehmung, wenn wirklichen Wahrnehmungen ohne rational oder emotional verständlichen Anlaß eine abnorme Bedeutung, meist in Richtung der Eigenbeziehung, beigelegt wird. In dieser Definition ist bereits SCHNEIDERs Auffassung über die besondere zweigliedrige Struktur der Wahnwahrnehmung enthalten: „Das erste Glied geht vom Wahrnehmenden bis zum wahrgenommenen Gegenstand, das zweite Glied vom wahrgenommenen Gegenstand zur abnormen Bedeutung." SCHNEIDER findet also in dem ersten Glied keine pathologische Veränderung und daher auch keine Möglichkeit einer Abgrenzung von der normalen Wahrnehmung. Erst nach dieser komme es beim Wahn zu einer Verbindung zwischen der Wahrnehmung mit einer nur für den Erlebenden gültigen Bedeutung. Er hält also, ähnlich wie GRUHLE, der vom Zwang der Symbolerfassung spricht, erst jenen Vorgang für pathologisch, der vom wahrgenommenen Gegenstand bis zur abnormen Deutung reicht und ihm „eine Wahnbedeutung: einen Wahn-Sinn“ verleiht.

Im Gegensatz zur Wahnwahrnehmung ist der *Wahneinfall* für K. SCHNEIDER ein eingliedriger Akt, der nur vom Denkenden zum Einfall reiche, daher keine spezifische Struktur aufweise und sich dementsprechend auch nicht grundsätzlich von anderen Einfällen jeder Art — etwa von überwertigen und Zwangsgedanken — aber auch von Einfällen Nichtpsychotischer abheben lasse. Eben wegen der Abwesenheit eines zweiten Gliedes treffe das Postulat GRUHLEs der Beziehungssetzung ohne Anlaß für den Wahneinfall nicht zu. Auch das Kriterium des psychologisch letztlich Unableitbaren versage bei den Wahneinfällen. Das Fehlen eines unmittelbar erkennbaren Anlasses sei ja auch bei anderen Einfällen häufig festzustellen. Da es Wahneinfälle gäbe, die grundsätzlich durchaus Mögliches betreffen und umgekehrt andere, nicht dem Wahn zugehörige Einfälle Unmögliches zum Inhalt haben können, sei eine eindeutige Charakterisierung des Wahneinfalles auch von der inhaltlichen Seite her nicht möglich. K. SCHNEIDER steht damit ganz auf dem Boden von WEITBRECHT, der betont, daß der Wahneinfall nur durch außerhalb seiner selbst liegende Kriterien als Wahn erkennbar sei. Signifikant für das Vorliegen eines echten Wahns ist also für K. SCHNEIDER nur die durch ihre besondere Struktur gekennzeichnete Wahnwahrnehmung, die allein als „primär“ im Sinne des psychologisch Unableitbaren aufzufassen sei. Die Wahnwahrnehmung lasse sich nämlich auch nicht aus der „ihr wohl stets vorangehenden“ *Wahnstimmung* verständlich ableiten; — sie sei höchstens in sie eingebettet. Während JASPERS die Wahnstimmung als Quelle des Wahns auffaßte, billigt ihr K. SCHNEIDER nur die Rolle eines Vorbereitungsfeldes zu. Sie sei eine Vorstufe des Wahns wie andere, noch schwerer zu fassende „Formen von erlebter Wahnbereitschaft“. Die Ansicht, daß die Wahnstimmung nicht als Motiv der Wahnbildung gelten kann, ist nicht nur von einer Reihe von Autoren (HUBER, KRANZ, LOPEZ IBOR) ebenfalls vertreten worden, sondern vermeidet auch das Auftreten theoretischer Schwierigkeiten im Hinblick auf die besonders von KRANZ und RÜMKE betonte Beobachtung, daß Wahnstimmungen in vielen Fällen von Wahnwahrnehmung völlig fehlen können.

Die spezifische Struktur der Wahnwahrnehmung ist nun aber für K. SCHNEIDER in ihrer Zweigliedrigkeit gegeben, wobei der entscheidende, vom Normalen abweichende Vorgang im zweiten Glied liegt. SCHNEIDER gibt zwar zu, daß man bei Symbolerlebnissen des nicht-psychotischen Lebens ebenfalls von einem derartigen zweiten Glied des Vorganges sprechen könne, das vom wahrgenommenen Gegenstand bis zum Symbolerleben reicht; hierbei handle es sich jedoch um ein individuell oder kollektiv verständliches Geschehen „und solche verständliche Deutungen gehören für uns noch zum ersten Glied ... Erst ‚hinter‘ all solchen verstehbaren Deutungen beginnt ‚ohne Anlaß‘ für uns das zweite, die Wahnwahrnehmung kennzeichnende Glied.“ Indem man dergestalt gewisse Bedeutungs-Verbindungen einfach dem ersten Glied des Vorganges zuordnet, wird jedoch unseres Erachtens die Behauptung einer spezifischen Struktur des Phänomens hinfällig und das Kriterium des Wahnhaften wird erst recht wieder im Inhaltlichen gesucht. Dabei mag es möglich sein, die kollektiv verständlichen Beziehungssetzungen als solche zu erkennen und abzugrenzen. Über die individuelle Verstehbarkeit aber können die Meinungen, wie im Abschnitt über die Phänomenologie dargestellt wurde, schon sehr erheblich auseinandergehen, womit man wieder auf die Intuition angewiesen ist, in deren Gebiet sich SCHNEIDER ganz unzweifelhaft begibt, wenn er fortfährt: „Übrigens ist auch die Qualität des Betroffenseins bei der Wahnwahrnehmung wohl eine andere, wenn sie auch begrifflich nicht zu fassen ist. Sie scheint ein Numinoses von ganz besonderer Art zu sein."

Kommt man jedoch zu dem Schluß, daß selbst der Wahnwahrnehmung letztlich eine spezifische Struktur abgeht, dann besteht auch keine Veranlassung mehr, sie im Hinblick auf ihre Signifikanz grundsätzlich anders als den Wahneinfall zu bewerten. Glaubte K. SCHNEIDER, in der Wahnwahrnehmung „eine der absoluten Grenzen zwischen schizophrener Psychose und abnormer Erlebnisreaktion" gefunden zu haben, so wird diese Auffassung also von zwei Seiten her in Frage gestellt: Einmal durch die von SCHNEIDER selbst zugegebene Beobachtung, daß Wahnwahrnehmungen auch bei anderen Psychosen als der Schizophrenie vorkommen und sich dann dieser Grundkrankheit nur durch den Nachweis anderer, für eben diese Erkrankung typischer Symptome und nicht durch formale Kriterien zuordnen lassen, und andererseits durch die eben ausgeführten Zweifel daran, daß die Wahnwahrnehmung wirklich eine spezifische Struktur aufweist. Auch anderen Autoren, wie z. B. GRUHLE, JAHRREISS, WESTERTERP, die ähnlich wie K. SCHNEIDER den echten Wahn in der abnormen Beziehungssetzung erkennen wollten, gelang es nicht, deren spezifische Struktur überzeugend darzustellen. Das gleiche gilt auch für die exakte Erfassung der Wahnstimmung, um die sich seit JASPERS und GRUHLE die meisten Wahnforscher bemüht haben. Letztlich ist man nicht über die von KOLLE zitierte und bestätigte Feststellung MÜLLER-SUURS hinausgekommen, daß weder die Wahnstimmung noch das Bedeutungserleben ein den Wahn als solchen spezifisch begründendes Kriterium enthalten. So muß man sich schließlich bei ehrlicher Prüfung unseres Wissens damit abfinden, daß auch die Zuordnung einzelner Phänomene zum Wahn bisher nur mittels der phänomenologischen Intuition erfolgen kann, gleichgültig, ob man sich offen zu dieser Methode bekennt oder nicht.

Die begreifliche Abneigung vieler Autoren, sich mit der Feststellung zufriedenzugeben, daß ein echtes Wahnphänomen dann vorliegt, wenn unser mitvollziehendes Verstehen auf ein „radikal Fremdes" und daher „Primäres" stößt, hat sie zur Aufstellung bestimmter Forderungen geführt, die erfüllt sein müssen, um ein Phänomen dem Wahn zuzuordnen. Das trifft zunächst für das Vorliegen einer Psychose zu: Bei Anerkennung des Postulates gewisser Forscher, daß Unverstehbares nur bei Psychosen vorkomme, könnte man sich diesbezüglich ohne weiteres noch begrifflich darüber einigen, in solchen Fällen von einer Psychose zu sprechen. Der weiteren unvoreingenommenen Forschung abträglich ist erst der Standpunkt mancher Autoren, nur dann den Begriff Wahn zu verwenden, wenn der Nachweis einer bekannten Psychose durch außerhalb der Wahnbildung liegende Kriterien gelingt, oder echte Wahnphänomene überhaupt nur bei einer bestimmten Psychose, meist der Schizophrenie, anzuerkennen. Im ersteren Fall verschiebt sich die Forschung im Grunde auf andere Gebiete, im zweiteren gerät man zusätzlich in die Gefahr, mit der Feststellung, daß man mit seinem Verstehen und Einfühlen zu einem Ende gekommen ist, schon eine präzise Diagnose zu verbinden, was einer petitio principii gleichkommt. Aus diesen Gründen hat sich wohl schon BUMKE scharf dagegen gewandt, den Wahn so zu formulieren, daß er schließlich nur mehr bei der Schizophrenie vorkommen kann. Andere wieder haben die genau gegensätzliche Auffassung vertreten und alle jene Fälle, bei denen das zur Diskussion stehende Wahnphänomen von eindeutigen Symptomen einer bekannten

Psychose begleitet ist, nicht zum echten Wahn zählen wollen. Legt man sich hier jedoch in der einen oder anderen Richtung fest, so erkauft man die leichtere Klassifizierungsmöglichkeit durch Preisgabe einer umfassenderen Sicht bei der Suche nach dem „Wesen des Wahns" im Sinne MATUSSEKS.

Häufig — aber durchaus nicht immer — steht hinter dieser Forderung oder Ablehnung der Beziehung zwischen Wahn und Psychose die Gegensätzlichkeit zwischen somatischer oder psychogener Bedingtheit echter Wahnphänomene: Wollen die einen nur beim Vorliegen einer organischen Störung von echtem Wahn sprechen, so ist für die anderen gerade der Nachweis einer solchen der Grund, das Phänomen vom echten Wahn auszuschließen. Der letztere Standpunkt beruft sich auf Überlegungen, die von SCHMID präzise formuliert wurden: Wenn es gelänge, „den Primärwahn aus einem der zweifellos oft mit ihm unzertrennbar verknüpften anderen Primärsymptome oder aus irgendeiner ‚Grundstörung' eindeutig als Motiv abzuleiten, so wäre es kein primärer, sondern ein sekundärer Wahn, und es gäbe keinen echten Wahn." Allerdings darf man nicht übersehen, daß die gleiche Argumentation auch für die psychogenetische Ableitung des Wahns ihre Gültigkeit hat. Sie ist dementsprechend auch mutatis mutandis der Anlaß für viele Forscher, die lebensgeschichtlich verständlichen „Entwicklungen" im Sinne JASPERS' — aber natürlich auch akute vom auslösenden Ereignis her verständliche wahnartige Reaktionen — vom echten Wahn abzugrenzen. Dieser müßte dann folgerichtig von zwei Seiten her eingeengt werden: Einerseits müßten von ihm jene Phänomene ausgeschlossen werden, bei denen die Ableitung aus einer organischen Grundstörung mittels der somatischen Forschung gelingt. Andererseits müßte man es auch ablehnen, dort von echtem Wahn zu sprechen, wo eine eindeutige Motivation durch das auslösende Ereignis oder die lebensgeschichtlichen Zusammenhänge gegeben ist. Übrig blieben dann als echter Wahn nur — wenn überhaupt etwas — die von JASPERS erwähnten „psychischen Prozesse nichtorganischer Natur". Da diese aber bisher noch von niemandem eindeutig erfaßt wurden, kann heute auch noch nicht von einer stichhaltigen Zuordnung von Einzelphänomenen zum echten Wahn die Rede sein.

Methodologisch ist es daher zur Zeit nur möglich — trotz der Gefahr am Ende feststellen zu müssen, daß es keinen echten Wahn gibt, — die geschilderte Einengung weiter voranzutreiben und dabei, unter vorläufigem Verzicht auf jegliche Zuordnung, von jenen Fällen auszugehen, bei denen man intuitiv auf das Nicht-weiter-Einfühlbare, Primäre zu stoßen meint. Der erste Schritt müßte dann darin bestehen, dieses Primäre von allem sekundären Beiwerk zu säubern. Dabei muß man sich jedoch darüber klar sein, daß hier unter primär zunächst mit JASPERS nur etwas deskriptiv bzw. phänomenologisch Nicht-weiter-Reduzierbares verstanden werden darf und nicht schon etwas zeitlich Primäres. Es ist nämlich gar nicht gesagt, daß es sich dabei, wie etwa WEITBRECHT oder KRANZ das formulieren, um die Störung dreht, die am Anfang steht. Das Uneinfühlbare könnte sich vielmehr auch erst später einer an sich nicht abnormen Reaktion zugesellen, wenn man z. B. von E. BLEULERS Feststellung ausgeht, daß nur die Fixierung des Irrtums krankhaft sei. Dieser fixierende Vorgang müßte ja durchaus nicht unbedingt auch mit jenem identisch sein, der nach E. BLEULER die „unrichtige Vorstellung" in Form eines „inneren Bedürfnisses" geschaffen hat. Deshalb ist es nötig, dem Primären in diesem Sinne in akuten, rezidivierenden und chronischen Zuständen nachzuspüren. Falls man das Uneinfühlbare dann wirklich irgendwie präziser gefaßt hat, müßte man es daraufhin untersuchen, ob es sich jeweils um gleichartige oder ganz verschiedene Elemente handelt. Daran erst könnte sich die Suche nach einer Basisstörung schließen, deren organische oder nichtorganische Genese und Beziehung zu einer etwaigen Grundkrankheit dann schließlich erörtert und erforscht werden könnte. Darum muß man sich zunächst darüber Rechenschaft geben, wie weit die bisherige Forschung auf diesen verschiedenen Gebieten fortgeschritten ist.

b) „Sekundäres" im Wahn

JASPERS faßt alle verständlich aus anderen Motiven ableitbaren Erlebnisse als sekundär auf. Da ihr Dasein durch das zugrundeliegende Motiv als hinlänglich geklärt betrachtet wird, richtet sich das weitere Interesse dann mehr auf ihren Inhalt, ihr Sosein. Dessen Begründung mag in jenen Fällen, in denen Erlebnisse das Motiv darstellen, sogar mit derjenigen des Daseins des Phänomens zusammenfallen. Beim echten Wahn, dessen Dasein als durch die angenommenen Primärphänomene bedingt erachtet wird, hat dann die Untersuchung des Sekundärwahns auch wieder das Sosein zum Gegenstand. Dieses Sekundäre müßte dann in einer Verarbeitung der Primärerlebnisse im Sinne von wahnhaften Fehlinterpretationen bestehen.

Die genaue Analyse der Wahninhalte führte die meisten Autoren dazu, das Inhaltliche in seiner Gesamtheit als sekundär aufzufassen. Dabei ziehen diese Schlußfolgerung in gleicher Weise Forscher, die von ganz verschiedenen Ansatzpunkten an das Wahnproblem herangehen: So faßt z. B. KUNZ, der von der Phänomenologie herkommt, jede inhaltliche Wahnkonkretisierung als sekundär auf. Ganz ähnlich sieht — mutatis mutandis — der „Organiker" DE CLERAMBAULT im Inhalt aller Wahnbildungen normale Reaktionen des unbeschädigt gebliebenen Anteils der Hirnfunktion, wobei es sich um den Versuch einer Anpassung auf die zugrundeliegende cerebrale Erkrankung handle. Manche Autoren bezeichnen nun jene nicht vom Inhalt her zu bestimmenden Phänomene, wie etwa die Wahnstimmung, in denen sie meist den faßbaren Ausdruck der Grundstörung sehen, als primär. So vertritt z. B. auch GRUHLE den Standpunkt, daß der Inhalt des Wahns gar nicht das eigentlich Pathologische sei. Andere verwerfen diese Unterscheidung, stellen die Grundstörung unmittelbar ohne Zwischenschaltung von Primärerlebnissen den Sekundärbildungen gegenüber und lassen nur für diese den Begriff „Wahn" gelten. „Le délire n'est qu'une superstructure" (DE CLERAMBAULT). In ähnlicher Weise bestreitet RÜMKE die Existenz eines Primär- und Sekundärwahns.

Unabhängig davon, wie man in dieser terminologischen Auseinandersetzung Position ergreift, muß man aber untersuchen, welcher Art dieses Inhaltliche ist und woher es kommt. Schon GRIESINGER stellte fest, daß sich Wahnvorstellungen nach den ursprünglichen Auffassungen des Patienten richten und daß fast alle fixen Ideen ichbezogen und in ihren letzten Anfängen Ausdruck entweder einer Beeinträchtigung oder einer Befriedigung der eigenen Gemütsinteressen sind. Ähnlich haben sich auch viele andere Autoren festgelegt (z. B. JASPERS, KRAEPELIN, MASSERMANN etc.). Angesichts der zahlreichen Untersuchungen über den Inhalt der Wahnbildungen verschiedenster Art kommt RÜMKE dann zum Schluß, daß wir in den Themen des Wahns *stets* die großen Motive des menschlichen Lebens wiederfinden. Die Gültigkeit dieser Behauptung für alle Wahnbildungen ließ sich jedoch erst aus der von RÜMKE ergänzend angeführten Feststellung erweisen, daß diese Themen oft in Symbolform oder nach Art formelhafter Verkürzung ausgedrückt werden. Die Erhellung dieser Zusammenhänge, die Entschlüsselung der betreffenden Symbole und Formeln ist Verdienst der psycho- und daseinsanalytischen Forschungsrichtungen, die der verstehenden Psychologie helfend beigesprungen sind. Hier erhebt sich nun aber sofort die Frage, warum diese allgemein menschlichen Themen das eine Mal in der jedem verständlichen Sprache des Alltags, das andere Mal als Symbol oder verkürzte Formel zum Ausdruck gebracht werden. Daß gewisse Wahnbildungen verdrängten Komplexen entstammen, „katathym" im Sinne H. W. MAIERs sind, läßt erklären, warum sie manchmal, wenn man die psychodynamische Vorgeschichte nicht kennt, als Fremdkörper in der sonstigen Gedanken- und Erlebniswelt des Betreffenden imponieren. Die Psychoanalayse hat nun den Nachweis erbracht, daß es Katathymes bei jedem Menschen gibt und daß es bei allen Arten von psychischen Störungen ebenso wie beim Normalen in symbolhafter Verkürzung in Erscheinung treten kann. Eine formale Differenzierung der gebotenen Symbole und formelhaften Verkürzungen und damit eine Zuordnung gewisser Typen von ihnen zu bestimmten Grundstörungen oder Erkrankungen ohne Zuhilfenahme anderer eventuell vorhandener zusätzlicher Symptome ist bisher nicht überzeugend gelungen: Symbole, die dem Traum, einem hysterischen Delir oder z. B. einer schizophrenen Psychose entstammen, lassen sich als isoliertes Phänomen nicht voneinander unterscheiden. Deshalb kann man in ihnen selbst nicht schon ein Kriterium des Wahns sehen und sie auch nicht als primär im Sinne des Nichtweiter-Reduzierbaren auffassen. Sie sind in dieser Hinsicht ebenso sekundär wie die „Alltagsthemen".

Mit dieser Feststellung wird man allerdings nicht jenen Forschern gerecht, die das Kriterium des Primären nicht auf eine psychologische Motivlosigkeit des Inhalts, sondern auf die Art und Weise beziehen, wie die betreffende Idee in Erscheinung tritt. So bezeichnet E. BLEULER die fertig, plötzlich ins Bewußtsein tretenden Wahnideen als primordial, betont aber zugleich, daß sie „motivlos und Letztes ... nur im Erleben des Patienten selbst" sind, dem Beobachter aber durch die Vertiefung in die Komplexe des Kranken durchaus verständlich werden. Folgerichtig kommt er zu dem Schluß, daß damit „die Eigenart der ‚primordialen' Wahnideen" im Hinblick auf ihre Motivlosigkeit wegfällt und es daher auch keinen Sinn habe, „diese allein als ‚echte' zu bezeichnen". Primär — allerdings in ganz anderem Sinne — könnte man solche Ideen dann nennen, wenn sie nachweislich nicht das Resultat einer Verarbeitung eines anderen Grunderlebens — etwa die Erklärung einer Stimmung — sind, sondern durch eine Grundstörung selbst, unmittelbar ins Bewußtsein eingeschwemmt werden.

Genau genommen geht es hier also zunächst um die Frage, ob Inhaltliches im Wahn immer eine Reaktion auf etwas — eine „Grundstörung", ein „Primärerlebnis" — sein muß oder ob bereitliegende Inhalte von einer Grundstörung „eingefangen" und aktualisiert werden können. Den ersteren Standpunkt nehmen jene Autoren ein, die den Wahn in toto als „Erklärungswahn" auffassen und in ihm eine Art „Rationalisierung" sehen. Solche Gedankengänge finden sich schon bei GRIESINGER: Um den psychischen Schmerz, der ein sensorisches Phänomen sei, zu erklären, erfinde der Kranke falsche Ideen. Ähnlich erklärt WESTPHAL das Auftreten paranoider Ideen bei Hypochondrien. WERNICKE hat 1906 diesen Mechanismus als Erklärungswahn beschrieben. In diesem Sinne bezeichnet KAHN den Wahn überhaupt als „Lückenbüßer", der das früher gesunde Leben mit dem jetzt veränderten Dasein, aber auch den Kranken mit seiner gesunden Umwelt verbinde. Für diejenigen Forscher, die nicht alles Inhaltliche als „Erklärung" auffassen, beginnt der Mechanismus des Erklärungswahns erst eine Stufe später — sofern er überhaupt zum Einsatz kommt: Ins Bewußtsein tretendes katathymes Gedankengut kann dann in gleicher Weise zum Ausgangspunkt von sekundären Interpretationen werden wie etwa abnorme Körpersensationen oder Wahnstimmungen.

Unabhängig davon, ob man das „Primäre" in diesem Sinne schon im Vorinhaltlichen oder im ersten faßbaren Inhalt ansetzt, sind sich aber die Autoren auch nicht immer darüber einig, was weitere „Verarbeitung" ist und was trotz zeitlicher Nachfolge doch unmittelbares Teilphänomen des ersten Inhalts ist. Am anschaulichsten wird dies am Beispiel des Größenwahns: MEYNERT meinte, daß sich der Wahn vom Beobachtungs- über den Verfolgungswahn zum Größenwahn entwickle. WERNICKE faßte den Größenwahn als logische Folge des primären Beziehungs- und sekundären Verfolgungswahnes auf. Er sprach daher von einem „konsekutiven Größenwahn" und sah in ihm einen Erklärungsversuch für die Verfolgungen. In gleicher Richtung bewegt sich die Anschauung ZIEHENS. Gegen diese klassische Auffassung stellte sich bereits SPECHT, der Größen- und Verfolgungswahn aus der gleichen Wurzel des an und für sich schon gehobenen Selbstgefühls ableitet und beide Wahnrichtungen als untrennbar zusammengehörig auffaßt. Auch für KEHRER stellen der Höhenwahn und der Erniedrigungswahn zwei untrennbare sich in einer Schwingung befindliche Zustände dar. MATUSSEK hat schließlich diese Zusammengehörigkeit auf die beiden, von vorneherein im Wahnkranken vorhandenen Weisen der Begegnung zurückgeführt, die im Erlebnis der eigenen Unfreiheit und dem Bedürfnis, den anderen in unfreie Abhängigkeit zu bringen, gelegen sind. Diese Entwicklung der Auffassungen über den Größenwahn zeigt, wieviel die verschiedenen Forschungsrichtungen immerhin dazu beigetragen haben, die weiterhin offenen Fragestellungen präziser zu formulieren: Mit der, aus den tiefenpsychologischen und phänomenologisch-anthropologischen Methoden erwachsenden Erkenntnis, daß der Größenwahn nicht ein „sekundäres" oder gar „tertiäres" Verarbeitungsprodukt eines ersten Wahninhaltes ist, sondern nur ein anderer Aspekt desselben, ist man der Grundstörung wieder erheblich näher gerückt.

Wenn die Entstehung von Größenideen, der Platz, den sie einnehmen, und der Zeitpunkt, zu dem sie sich als Wahninhalt einschalten, von der Psychodynamik abhängen, so gilt aber das gleiche nicht schon von vorneherein für ihre Erscheinungsform: Zweifelsohne gehören Größenideen dem dereistischen Denken zu, dessen Charakteristikum es nach E. BLEULER ist, „daß es Widersprüche mit der Wirklichkeit nicht vermeidet." Für gewisse Grade dieses Realitätsverlustes aber könnte tatsächlich eine besondere Grundstörung verantwortlich sein, von der erst geklärt werden müßte, ob sie psychodynamischer oder anderer Natur ist. Das gleiche gilt bezüglich des Auftretens der Größenideen in formelhafter Symbolverkürzung, die angesichts der Eigenheiten des dereistischen Denkens in unmittelbarem Zusammenhang mit dem Grad des Realitätsverlustes stehen und daher vielleicht auch Ausdruck der nämlichen Grundstörung sein könnte. Schließlich beantwortet die Erkenntnis, daß Größenideen infolge einer besonderen Psychodynamik „bereit liegen" noch nicht die früher gestellte Frage, ob sie als Erklärung auf ein vorinhaltliches, „primäres", verändertes Erleben im Sinne KAHNS der „Selbstwertrettung" dienen oder durch die Grundstörung lediglich ins Bewußtsein eindringen.

Faßt man also die möglichen Aussagen über das „Sekundäre im Wahn" zusammen, so lassen sich folgende Feststellungen machen: Definiert man das Primäre als ein

„Motivlos-Letztes", „Nicht-weiter-Einfühlbares", so ist alles Inhaltliche als sekundär zu bezeichnen. Das phänomenologisch intuitiv erfaßte „Radikal Fremde" muß daher anderswo, z. B. in der schon von KRAEPELIN beschriebenen „besonderen paranoischen Gestaltung" der Inhalte gesucht werden. Versteht man hingegen unter primär das erste faßbare Phänomen und unter sekundär dessen Weiterverarbeitung, so ergibt sich die bisher noch nicht eindeutig beantwortete Frage, ob die Grundstörung, welcher Art sie auch sei, stets zunächst inhaltslos erlebt wird und jeder Inhalt eine aus psychodynamischen oder aktuellen Gründen naheliegende Erklärung ist, oder ob die Grundstörung nur bereitliegendes Katathymes ins Bewußtsein bringt, beziehungsweise Aktuelles „einfängt", ohne daß sie dabei selbst immer in irgendeiner vorinhaltlichen Form erlebt werden müßte. Sollte sich die letztere Auffassung als richtig erweisen, so gäbe es Inhalte, die im Bleulerschen Sinne als primordial zu bezeichnen und in die gleiche Kategorie wie die inhaltslosen „Primärerlebnisse" — etwa die diffuse Wahnstimmung — einzureihen wären. Daß all diese ersten faßbaren Phänomene Gegenstand weiterer Verarbeitung werden können, steht außer Zweifel, wenngleich vieles, was früher als „Sekundärverarbeitung" aufgefaßt wurde, sich im Lichte neuerer Forschung als Teilaspekt des ersten Inhalts erweist. Weiterhin unentschieden bleibt schließlich noch, ob der Grad der Realitätsferne eines Inhaltes oder sein Auftreten in Symbolverkürzung mit bestimmten Grundstörungstypen in Zusammenhang steht oder nur Folge lebensgeschichtlicher Einflüsse ist, die noch keinen Rückschluß auf die Grundstörung erlauben. Da aber das Symbol ebenso wie das allgemein verständliche, realitätsnahe Alltagsthema bezüglich seiner Motivabhängigkeit „sekundär" ist, kann dieses Problem erst aufgerollt werden, wenn geklärt ist, was beide in bestimmten Fällen „zum Wahn macht" — das heißt, was dann das „Letztlich-nicht-weiter-Einfühlbare" bei ihnen ist.

c) Das „Primäre" und seine Beziehung zu „Grundstörungen"

Nicht nur die bisher gesammelten Erkenntnisse über das „Sekundäre" im Wahn haben das Gebiet, in dem man das „Primäre" im Jaspersschen Sinne suchen muß, wesentlich eingeengt. Das Gleiche gilt auch für die Kritik an den deskriptiven Kriterien der Definition und an dem Versuch, die dem Wahn zuordenbaren Phänomene strukturell näher zu fassen. Damit bleibt nur mehr eine überschaubare Zahl von Eigenschaften der Wahnphänomene über, in denen man das Nicht-weiter-Reduzierbare unserem heutigen Wissen gemäß vermuten kann:

Sofern man sich auf inhaltlich noch nicht bestimmte Phänomene bezieht, muß man K. SCHNEIDERS Standpunkt teilen, daß hier bisher nur die Wahnstimmung einigermaßen faßbar ist. Als qualitativ veränderte Erlebnisweise entzieht sie sich der weiteren Einfühlbarkeit und wird dementsprechend auch von den meisten Autoren als „echtes" Wahnphänomen aufgefaßt. Man kann sich selbstverständlich dann darauf einigen, Inhalte, die nachweislich mit einer Wahnstimmung in Beziehung stehen, dem Wahn zuzuordnen, gleichgültig, ob man diese Inhalte als Erklärung oder als anderen Aspekt der gleichen Grundstörung auffaßt. Da es sich hierbei jedoch — ebenso wie bei der Zuordnung auf Grund anderer Symptome einer bekannten Psychose — um eine indirekte Bestimmung handelt, kommt man hiermit dem „Wesen des Wahns" nicht näher. Daher muß man sich auf der Suche nach dem „Nicht-weiter-Einfühlbaren" der inhaltlich geformten Wahnphänomene an diejenigen unter ihnen halten, bei denen eine derartige Beziehung zu einer Wahnstimmung nicht nachweisbar ist.

Die kritische Auseinandersetzung mit den deskriptiven Definitionsversuchen des Wahns hat gezeigt, daß die betreffenden Be- und Umschreibungen, sofern sie nicht überhaupt auf Mißverständnissen beruhen, keine absolute Gültigkeit haben. Dennoch mußte vermutet werden, daß sich hinter diesen, von so zahlreichen Autoren angegebenen Kriterien das eigentliche „Wesen des Wahns" verberge. Um dieses enger zu fassen, geht man am besten wieder von der Jaspersschen Trias „Unmöglichkeit des Inhalts — subjektive Gewißheit — Unkorrigierbarkeit" aus. Untersucht man dann, was jeweils einen Autor dazu veranlaßt, vom Vorliegen eines Wahns zu sprechen, so zeigt sich, daß diese drei Kriterien durchaus nicht immer sämtlich vorhanden sein müssen, sondern vielmehr vikariierend füreinander einspringen können: Während in besonderen Fällen — etwa bei einem fixierten Größenwahn — alle drei Elemente nachweisbar sind, kann in anderen das Vorliegen einer „abstrusen Idee", die hohe Gewißheit einer Beziehungssetzung oder das unbeirrbare Festhalten an einem grundsätzlich nicht „unmöglichen" Inhalt allein zur Annahme eines Wahnphänomens verleiten.

Angesichts dessen, was früher über den „pathologischen Irrtum" und über die Motivabhängigkeit alles Inhaltlichen gesagt wurde, kann man offenbar nur dann von der *„Unmöglichkeit eines Inhaltes"* sprechen und vermutungsweise auf das Vorliegen eines Wahnphänomens schließen, wenn dieser in einem entsprechend hohen Grad von Realitätsferne oder in Symbolverkürzung auftritt. Das „Nicht-weiter-Einfühlbare" liegt bei dem offensichtlichen Vorliegen von Widersprüchen zur Realität zunächst scheinbar in deren Ausmaß, im „Materialen" (Jaspers) und nicht im Formalen. Um dieses richtig abschätzen zu können, muß man selbstverständlich der Mayer-Großschen Forderung gemäß Alter, Erziehung und Milieu des Patienten in Rechnung stellen: Es entspricht der Erfahrung jedes Psychiaters, daß er die prima vista gestellte Diagnose eines Wahnphänomens oft fallen lassen muß, wenn er sich darüber klar wird, daß er es mit einem Individuum zu tun hat, das aus Gründen der Herkunft oder sonstiger Einflüsse im magisch-animistischen Denken verhaftet geblieben ist. Bei Symbolverkürzungen hingegen resultiert der erste Eindruck der Uneinfühlbarkeit daraus, daß Inhalte in dieser Form — gleichgültig ob ihr Thema realitätsnahe oder -ferne ist — in der Regel nicht ins normale Wacherleben zu treten pflegen und in diesem daher fremd empfunden werden.

Der Grad der Realitätsferne beziehungsweise der Symbolverkürzung allein ist jedoch noch nicht das wirklich Ausschlaggebende. Unsere Beurteilung hängt des weiteren noch davon ab, welche Stellung der Patient selbst zu diesen Inhalten bezieht. Erscheinen sie ihm selbst ebenso „radikal fremd" wie dem Beobachter, so empfindet dieser die Einstellung des Patienten als einfühlbar und rechnet das Phänomen nicht dem Wahn, sondern der Neurose zu. Hier haben die meisten Grenzziehungen zwischen Zwangsneurosen und Wahn ihren Ansatzpunkt (Kehrer, Mayer-Gross, Müller-Suur). Realitätsferne Inhalte werden also dann ohne Zuhilfenahme anderer Kriterien als dem Wahn zuordenbar empfunden, wenn sie in bestimmter Weise an die Persönlichkeit gebunden sind. Es hängt dann vom Grad des Widerspruchs zur Realität — nicht einfach zur „dinghaften" im Sinne Matusseks, sondern zu derjenigen, die für den jeweiligen Patienten durch Kulturkreis und persönliche Entwicklung gegeben ist, — ab, wann dem Untersucher die „Identifizierung" des Patienten mit seiner Idee nicht mehr einfühlbar ist. In gleicher Weise verschließt sich in der Regel ein derartiger Einbau von Symbolverkürzungen in die Persönlichkeit dem Einfühlungsvermögen. Mit dieser Erkenntnis läßt sich der Trugschluß vermeiden, daß mit der verständlichen Ableitung des Inhalts aus tiefenpsychologisch oder daseinsanalytisch erhellbaren Motiven auch schon die Uneinfühlbarkeit beseitigt sei: Der Wahl und Formulierung des Inhalts kann z. B. bei einem Wahn- und einem Zwangsphänomen mit analogem Thema eine gleiche Motivableitung zugrunde liegen.

Zum weiteren Verständnis ist also im Auge zu behalten, daß eine Koppelung von „unmöglichem Inhalt" und „Identifizierung der Persönlichkeit" mit demselben im Sinne MAYER-GROSS' vorliegen muß, um den Eindruck der Uneinfühlbarkeit zu erwecken: Bei „möglichen" Inhalten ist ja die Tatsache, daß sich der Patient mit ihnen identifiziert, durchaus nicht uneinfühlbar. Aus den vorangegangenen Überlegungen geht hervor, daß die „Unmöglichkeit" des Inhalts entweder im Grad seiner Realitätsferne oder in seiner Formulierung gegeben sein kann. Die Symbolformulierung ist, da es sich um formale Kriterien handelt, zumindest theoretisch einer psychopathologischen Beschreibung und exakten Erforschung zugänglich und bereitet daher von seltenen Grenzfällen abgesehen weniger Schwierigkeiten, deren völlige Beseitigung man sogar von einer verfeinerten Psychopathologie noch erwarten dürfte. Die Wertung des Widerspruchs zur Realität hingegen wird stets zu einem gewissen Grad von der subjektiven Beurteilung des Untersuchers abhängen. Irrt man sich hier, so ist im Einzelfall das Unglück auch dann nicht von großer Bedeutung, wenn man die endgültige Diagnose „Wahn" vom Längsschnitt des Zustandbildes abhängig macht, indem man das unkorrigierbare Festhalten im weiteren Verlauf als zusätzliches Kriterium berücksichtigt. Verhängnisvoll für eine weitere Aufklärung des Wahnproblems kann es hingegen werden, wenn man generell gewisse Inhalte auf Grund vorgefaßter Meinungen als „unmöglich" oder „möglich" klassifiziert.

Inwieweit und warum dies oft geschieht, kann erst später näher analysiert werden, weil hierfür auch Fragestellungen, die mit den anderen Wahnkriterien in Zusammenhang stehen, von Bedeutung sind. Hier muß lediglich festgehalten werden, daß auch Inhalte, die nicht im Widerspruch zur Realität stehen, dann „uneinfühlbar" sind, wenn sie in Symbolgestalt in die Persönlichkeit spezifisch eingebaut werden. Hat man somit festgestellt, wo das „Radikal-Fremde" liegt, so wird die Suche nach der Grundstörung für die mit dem Kriterium der „Unmöglichkeit des Inhalts" allein zu definierenden Wahnphänomene auf einige wenige Fragenkomplexe eingeengt.

Der erste betrifft die Herkunft der „unmöglichen Inhalte", die ja in ihren beiden Typen dem dereistischen Denken angehören: Liegen diese Inhalte bei gewissen Personen in realitätsferner oder symbolverkürzter Gestaltung an und für sich schon bereit — etwa bei einer entspechenden neurotischen Vorentwicklung oder einem aus sonstigen Gründen im magisch-animistischen Denken verhaftet gebliebenen Individuum? Oder ist diese Gestaltung selbst Folge einer spezifisch veränderten Grundfunktion, die z. B. als Denkstörung von einem bestimmten Zeitpunkt an Inhaltliches in verstärktem Ausmaß zu Symbolformeln verkürzt? Der zweite Fragenkomplex hat die „Identifizierung" des Patienten mit den „unmöglichen Inhalten" zum Gegenstand: Handelt es sich darum, daß man selbst große Widersprüche zur Realität einfach nicht zur Kenntnis nimmt und welche Mechanismen sind für ein solches Verhalten verantwortlich? Oder ist die Grenze zwischen Realität und Irrealem durch eine „Umwandlung der Persönlichkeit" (JASPERS), ein in toto verändertes Erleben verwischt, wie HOFF dies als Eindringen des Traumerlebens in den Wachzustand beim schizophrenen Wahn beschreibt? Schließlich ist drittens noch zu klären, ob sich die Herkunft der

„unmöglichen Inhalte" und die „Identifizierung" mit ihnen aus einer gemeinsamen Wurzel ableiten läßt oder ob es sich um das Zusammentreffen voneinander unabhängiger Vorgänge handelt.

Da Erlebnisse *„hoher subjektiver Gewißheit"* auch dem Normalen nicht fremd sind, können sie qualitativ auch nicht als uneinfühlbar aufgefaßt werden. Eine Begrenzung der Einfühlbarkeit durch den Grad der Gewißheit, also mittels quantitativer Methoden, ist bisher nicht gelungen und im Hinblick auf kurzdauernde unerschütterliche Gewißheitsgefühle bei hoher Affektspannung, wie sie bei jedermann vorkommen können, auch wohl kaum zu erwarten. Bei den eingliedrigen Phänomenen im Sinne K. SCHNEIDERS ist es dem Beobachter zunächst uneinfühlbar, wenn die „Identifizierung" des Patienten mit „unmöglichen Inhalten" von einem unerschütterlichen Gewißheitsgefühl getragen wird. Aber auch dort, wo es sich um die Identifizierung mit „möglichen" Inhalten handelt, kann die Tatsache, daß diese als unerschütterlich gewiß erlebt werden, dazu führen, daß man sich einem „Radikal-Fremden" gegenüber fühlt. Unverständlich ist dabei eben, daß etwas, was grundsätzlich nur eine Möglichkeit darstellt, zu einer keines Beweises bedürftigen Bestimmtheit wird. Diese ist als Kriterium aber zweifelsohne zuverlässiger als die mit der hohen Unsicherheit subjektiver Beurteilung behaftete Feststellung der „Unmöglichkeit" eines Inhalts. Bei den meisten zweigliedrigen Wahnbildungen wird jedoch eine auf Wahrnehmungen aufgebaute Beweisführung angeboten. Geht man hier erst von jenen Beziehungssetzungen aus, die durchaus im Rahmen der Möglichkeit gelegen sind, so ergibt sich die Uneinfühlbarkeit zunächst anscheinend wieder daraus, daß aus vielen Möglichkeiten eine allein herausgegriffen wird, die alle anderen unerbittlich ausschließt: Das gerötete Gesicht der Gattin, das dem Eifersuchtsparanoiker bei seiner Heimkehr auffällt, könnte nicht bloß, unter Umständen, den Verdacht auf einen eben stattgehabten Ehebruch erwecken — es ist der Beweis und andere Möglichkeiten gibt es nicht. Da derartige Außerachtlassungen von anderen Möglichkeiten unter ausschließlicher Zuwendung zu einer einzigen aber auch beim Gesunden in Zuständen starker Affekteinengung vorkommen, muß der Eindruck des Uneinfühlbaren für den Beobachter eigentlich doch von anderen Bedingungen abhängen, die zusätzlich gegeben sein müssen: Entweder liegt das „Letztlich Unverständliche" in dem ungewöhnlich langen Anhalten der Affektspannung — dann handelt es sich jedoch bereits um ein dem Kriterium der Unkorrigierbarkeit zugehöriges Problem. Oder man empfindet gerade das Fehlen einer besonderen affektiven Einengung im Hinblick auf die alles andere ausschließende Gewißheit als uneinfühlbar.

Diese Ausschließlichkeit bei fehlender affektiver Einengung scheint auch bei „unmöglichen" Beziehungen ein verläßlicheres Kriterium für die Uneinfühlbarkeit als die „Unmöglichkeit" selbst, deren objektive Beurteilung ja auf so große Schwierigkeiten stößt. Das läßt sich aus der näheren Betrachtung der Beziehungssetzung ableiten: Jede Wahrnehmung bringt im Wahrnehmenden eine Sphäre im Sinne KRETSCHMERS zum Anklingen. Aus der Fülle der in ihr enthaltenen möglichen Beziehungssetzungen wird dann jenen der Vorzug gegeben, die dem jeweiligen „Thema" des Betreffenden näher liegen. Die Sphäre enthält aber auch Symboldeutungen allgemeiner Art sowie Bedeutungsverknüpfungen, die vorangegangenen persönlichen Erfahrungen entstammen und daher nur für den Betreffenden Gültigkeit haben. Unverständlich ist sodann nicht, daß Symboldeutungen in den Dienst des naheliegenden Themas gestellt werden, sondern wieder die absolute Ausschließlichkeit, mit der dies geschieht: Daß die Begegnung mit einer schwarzen Katze — um bei einem Beispiel K. Schneiders zu bleiben — den Eifersüchtigen an einen Ehebruch der Gattin denken läßt, ist einfühlbar. Uneinfühlbar wird nur, wenn dieser Beziehungssetzung eine Beweiskraft zugesprochen wird. Das gleiche kann grundsätzlich auch von rein persönlichkeitsgebundenen katathym gesteuerten Verknüpfungen gesagt werden, die dem Beobachter ohne eingehendste Kenntnis der Vorentwicklung als „unmöglich" erscheinen.

Für die Suche nach der Grundstörung ist jedoch die Frage, ob realitätsferne „unmögliche" Beziehungssetzungen tatsächlich stets katathymen Ursprungs sind, von prinzipieller Wichtigkeit. Unter dem Zwang der Symbolerfassung muß man nämlich durchaus nicht von vorneherein jenen Vorgang verstehen, der eine katathym vorgezeichnete Beziehungssetzung zum unerschütterlichen einzigen Beweis werden läßt. Für Gruhle liegt hier vielmehr eine Beziehungssetzung ohne Anlaß vor, bei der die Verknüpfung mit einem Thema erst im Moment der Wahrnehmung selbst erfolgt. Die Verschiedenheit der Fragestellung sei an der Schilderung eines unserer Patienten dargestellt: „Auf dem Weg zur Arbeit fiel mir plötzlich auf, daß der Himmel so eigenartig klar war. Da wußte ich: jetzt betrügt sie mich." Daß der Patient zu der Wahrnehmung eines klaren Morgenhimmels das ihm naheliegende Eifersuchtsthema assoziiert, könnte einer katathymen Verknüpfung entspringen, nicht aber das damit verbundene Gewißheitsgefühl. Andererseits aber könnte diese Beziehung auch erst im Moment selbst rational oder emotional „anlaßlos" gesetzt worden sein. Schenkt man in diesem Zusammenhang dem Wort „eigenartig" in der Darstellung des Patienten mehr Aufmerksamkeit, so ergibt sich sofort die Frage, ob nicht eine qualitativ veränderte Wahrnehmung für die Beziehungssetzung und vielleicht auch für ihre Beweiskraft verantwortlich gemacht werden könnte. Dann muß man aber des weiteren fragen, ob die Gewißheit bei „möglichen" Beziehungen in gleicher Weise zustande kommt. Leitet der Eifersuchtsparanoiker den als Beweis angesehenen Zusammenhang zwischen dem geröteten Gesicht der Gattin und einem stattgefundenen Ehebruch vielleicht daraus ab, daß das Gesicht „eigenartig" gerötet war, auch wenn der Patient dies nicht verbalisiert? Muß man speziell dann an einen solchen Vorgang denken, wenn eine offensichtliche Affekteinengung bei derartigen „möglichen" Beziehungssetzungen nicht nachweisbar ist? Selbst wenn eine Veränderung der Wahrnehmung in gewissen Fällen für Beziehungssetzung und Gewißheitsgefühl als Begründung angenommen werden dürfte, könnten bei anderen Wahnkranken für jedes dieser Phänomene aber auch andersartige Veränderungen z. B. des Erlebens oder Assoziierens in Betracht kommen.

Da es bei dem Kriterium der „subjektiven Gewißheit" um die Ausschließung des Zufälligen und die Festlegung auf eine einzige Möglichkeit bei fehlender Affekteinengung geht, muß die Suche nach der Grundstörung jene Mechanismen betreffen, die zu einer derartigen Einschränkung der Freiheitsgrade der Persönlichkeit führen können. Setzt man voraus, daß das Thema aus Gründen der persönlichen Pyschodynamik naheliegt, so ergeben sich folgende Fragen: Kann das Thema von solcher Wichtigkeit für das seelische Gleichgewicht sein, daß es selbst diese Ausschließung aller anderen Möglichkeiten bedingt? Oder wird ihm der Absolutheitscharakter erst durch das Hinzukommen eines anderen überzeugungskräftigen Geschehens, etwa einer Veränderung in der Wahrnehmung oder der Gesamtpersönlichkeit im Sinne Jaspers, zuteil? Handelt es sich um Wahnwahrnehmungen, so muß diese Frage auch auf die Herstellung der Beziehung zwischen dem Wahrgenommenen und dem Thema ausgedehnt werden: Wird diese Verknüpfung vom Thema her aufgebaut oder kann vielmehr umgekehrt zum Beispiel ein aus anderen Gründen verändertes Erleben das gerade Wahrgenommene in Beziehung zum naheliegenden Thema bringen? Schließlich muß hier geklärt werden, ob Zusammenhänge zwischen der „Unmöglichkeit“ bzw. „Möglichkeit“ der betreffenden Ideen oder Beziehungssetzungen und diesen beiden Alternativen bestehen.

Da die *Unkorrigierbarkeit* sich nur dann sinnvoll von der subjektiven Gewißheit abheben läßt, wenn man darunter ein länger dauerndes Festhalten an einem Inhalt versteht, darf sie per definitionem nicht zur Kennzeichnung akuter Wahnbildungen herangezogen werden. Sofern man in allen Wahnphänomen etwas Einheitliches sehen will, kann sie daher nur dann ein dem Wesen des Wahns zugehöriges Element enthalten, wenn sie eine unmittelbare und wesensgleiche Fortsetzung dessen ist, was das akute Geschehen zum Wahn macht. JASPERS hat wohl einen derartigen Zusammenhang im Auge, wenn er von einem Festhalten der Evidenz bei vorhandener Reflexion und Kritik spricht. Genauer müßte man hier jedoch ein Weiterbestehen der Evidenz fordern, denn das Festhalten könnte ja auch in einem vom akuten Evidenzerlebnis unabhängigen Mechanismus bestehen. JASPERS, dem es um die Klärung der Frage geht, „ob Unkorrigierbarkeit wesensverschiedene Arten hat“, meint auf eine solche besondere Art im Falle der weiterbestehenden Evidenz zu stoßen und spricht dann auch von einer „spezifisch schizophrenen Unkorrigierbarkeit“, wobei er betont, daß diese bisher weder beschreibbar noch begrifflich zu formulieren sei.

Beschränkt man sich jedoch in der Wahnforschung auf solche Fälle, in denen die phänomenologische Intuition im Untersucher das „Präcox-Gefühl“ RÜMKES hervorruft, so läßt man „echten“ Wahn wieder nur bei der Schizophrenie gelten und geht so an der Tatsache vorbei, daß auch andere Arten der Unkorrigierbarkeit uneinfühlbar sind. Deshalb muß man erst einmal genauer untersuchen, wann sich die Unkorrigierbarkeit unserem Einfühlungsvermögen entzieht: Das trifft zunächst zu, wenn für das Fixierte jene Bedingungen erfüllt sind, die wir als das Wesentliche für die Uneinfühlbarkeit hinter den Kriterien der „Unmöglichkeit des Inhalts“ und der „hohen subjektiven Gewißheit“ herausgearbeitet haben. In der Regel legt man hier jedoch weit weniger strenge Maßstäbe für diese anderen Kriterien an: Erweist sich ein „unmöglicher“ Inhalt tatsächlich einmal als bloßer Irrtum oder die als Beweis angesehene Ausschließlichkeit einer an sich möglichen Beziehungssetzung als Folge einer akuten Affekteinengung, so sind wir dennoch geneigt, das Festhalten an diesen Phänomenen als uneinfühlbar zu empfinden. Die Unkorrigierbarkeit springt hier vikariierend für die Schwäche der anderen Kriterien ein und wird zum ausschlaggebenden Element. So kommt E. BLEULER dazu das „Krankhafte“ nur in der „Fixierung des Irrtums“ zu sehen.

Ist aber das Wesentliche auch nur gewisser Wahnbildungen allein in der Unkorrigierbarkeit zu finden, dann müßte im Grunde auch überall dort Uneinfühlbarkeit vorliegen, wo irgend ein beliebiges anderes Phänomen, auf das die beiden übrigen Wahnkriterien nicht zutreffen, unerschütterlich festgehalten wird. Dafür bestehen nun tatsächlich bedeutsame Hinweise: Wenn sich viele Forscher so intensiv um die Grenzziehung zwischen Wahn und Zwang bemüht haben und KEHRER unterstreicht, daß die Zwangskrankheit der Paranoia im nosologischen System am nächsten steht, so geschieht dies offensichtlich im Hinblick auf die starre Fixierung der Symptomatik bei beiden Erkrankungen. Aus dem gleichen Grunde wird offenbar in der Begutachtungspraxis „fixierten Neurosen“ Psychosewert zuerkannt. Letztlich steht man ja auch bei jeder starr festgehaltenen „überwertigen Idee“, selbst wenn sie auf einer wahren Einsicht beruht, vor einem Uneinfühlbaren. Die Ursachen dafür, daß man die Uneinfühlbarkeit bei solchen Fixierungen übersieht, sind mannigfaltig. Zum Teil beruhen sie darauf, daß man an der Bestimmung des Wahns durch das obligatorische Vorhandensein der beiden übrigen Kriterien festhält, dann aber unbemerkt Wahn mit Uneinfühlbarkeit dergestalt gleichsetzt, daß man diese überhaupt nur dort zur Kenntnis nimmt, wo die betreffenden anderen deskriptiven Wahnkriterien vorliegen. Dahinter kann die Tatsache stehen, daß man der „Versuchung des besseren Verstehens“ erlegen ist: Beinhaltet eine Idee keinen Irrtum, so kann ihre Verstehbarkeit über das Uneinfühlbare ihrer Fixierung hinwegtäuschen. Analoges gibt es zum Beispiel bei dem verständlichen Naheliegen hypochondrischer Vorstellungen. Desgleichen kann man das Uneinfühlbare in der Fixierung einer Zwangsidee übersehen, weil auch der Patient sie als fremd empfindet und man diese Stellungnahme versteht. Die Vertiefung unseres Verstehens durch die psycho- und daseinsanalytischen Methoden hat dieser Fehlerquelle nur noch mehr Bedeutung verliehen: Sind einmal die Mechanismen verständlich, die zum Beispiel den Aufbau eines Zwangssymptoms bedingen, dann verknüpft man ihr Vorhandensein, meist unbedenklich, mit dem Begriff Neurose und verliert den Blick für die Uneinfühlbarkeit der Fixierung des Symptoms, weil man das starre Festhalten aus der gleichen Wurzel wie die Symptomwahl ableitet. Demgegenüber muß man jedoch feststellen, daß der Beweis hierfür — zumindest allgemeingültig — ebensowenig erbracht ist wie bei jenen Wahnbildungen, deren inhaltliche Gestaltung durch die Psycho- und Daseinsanalyse verständlich gemacht wurde.

Wenn man aber zugibt, daß jede starre Fixierung letztlich uneinfühlbar ist und andererseits gewisse Wahnbildungen durch die Unkorrigierbarkeit allein definiert werden, weil die anderen Kriterien versagen, so kann das Gemeinsame für alle Wahnphänomene nur in der Uneinfühlbarkeit schlechthin liegen, für deren Zustandekommen im übrigen bei akuten und chronischen Wahnbildern ganz unterschiedliche Bedingungen verantwortlich sein können. Ehe auf diese wichtigen Probleme eingegangen wird, seien jedoch wieder die bezüglich der „Grundstörung“ aufzuwerfenden Fragen formuliert: Im Gegensatz zu den anderen Kriterien, wo das „Primäre“ irgendwo „hinter“ der klinischen Beschreibung lag, erweist sich also die Unkorrigierbarkeit selbst als „primär“. Liegt dann diese Fixierung im Weiterbestehen einer unmittelbaren Evidenz, die wieder auf Wahrnehmungs- oder Erlebnisveränderungen zurückgeführt werden müßte? Oder ist nur der Grad der Bedeutsamkeit des Themas für das Individuum dafür verantwortlich, daß die akute subjektive Gewißheit ihre Ausdehnung in die Zeit erfährt? Dabei muß zusätzlich geklärt werden, ob das Thema katathym, also von der Psychodynamik her so affektbesetzt ist, daß es sich gleichsam selbst in Gang hält, oder ob im Sinne des synthymen Wahns eine allgemeine Verstimmung über das normale Maß akuter Verstimmungszustände hinaus das Thema im Vordergrund hält. Bei allen bisherigen Fragen würde eine positive Antwort gleichzeitig bedeuten, daß zwischen der Fixierung und dem entscheidenden Element im jeweiligen akuten Geschehen auch Wesensgleichheit bestehen kann. Man muß sich aber schließlich noch fragen, ob es nicht von allem Akuten unabhängige und wesensverschiedene Störungen gibt, die Inhalte jedweder Art fixieren und so „zum Wahne machen“ können.

Von den sonstigen Beschreibungsversuchen scheint keiner Wesentliches für die Aufspürung des „Primären“ zu enthalten. Die hier am ehesten in Frage kommende Plötzlichkeit des Auftretens wird von E. BLEULER mit Recht als Indizium abgelehnt, weil „dieser Mechanismus“ auch beim Gesunden etwas sehr häufiges sei. Zusammenfassend muß man aber noch die Aufmerksamkeit auf folgendes lenken: Sind im Einzelfall zwei oder drei der Wahnkriterien gegeben, so kann das „Primäre“ in jedem von ihnen grundsätzlich natürlich mit einer anderen Grundstörung in Verbindung stehen. Dieser Gesichtspunkt enthält die nötige Flexibilität, um die möglichen und bekannten Grundstörungstypen mit den hierzu aufgeworfenen Fragen in Beziehung zu bringen. Zuvor ist jedoch noch eine entsprechende Revision im terminologischen Bereich nötig.

d) „Intuitive“ und „konventionelle“ Zuordnung zum Wahn

Alle Unstimmigkeiten in bezug auf die Zuordnung zum Wahn lassen sich im Grunde darauf zurückführen, daß man sich zwar mehr oder minder über die Unzuverlässigkeit der deskriptiven Kriterien im Klaren ist und sich letztlich nur auf das Gefühl stützen kann, vor einem „Nicht-weiter-Reduzierbaren“ zu stehen, aber doch nicht den Mut hat, die weitere Forschung völlig auf die aus der phänomenologischen Intuition gewonnene Gruppierung der Phänomene aufzubauen. Daher versucht man es mit Rückversicherungen verschiedenster Art. Diese bestehen darin, daß man beschreibbare spezifische Strukturen herausarbeiten will, nachweisbare Beziehungen zu bekannten Psychosen fordert oder die intuitiv erkannte Zusammengehörigkeit gewisser Phänomene dadurch untermauern will, daß man — bewußt oder unbewußt — für die Zuordnung zusätzlich und einschränkend noch die Erfüllung von Bedingungen verlangt, die der deskriptiven oder tiefenpsychologischen terminologischen Übereinkunft entstammen. Gerade das letztere Problem bedarf noch einer gesonderten Betrachtung:

Wir haben die Behauptung aufgestellt, daß bei den beiden ersten deskriptiven Kriterien des Wahns Uneinfühlbarkeit nur unter gewissen Bedingungen vorliegt, während die „Fixierung“ an sich uneinfühlbar sei. Dem könnte man entgegenhalten, daß eine Fixierung nur dann nicht nachempfunden werden könne, wenn tatsächlich ein zu korrigierender Irrtum festgehalten werde, während das Festhalten anderer Inhalte einfühlbar sei. Ein solcher Einwand entspringt nicht der Beobachtung und schon gar nicht der Intuition, sondern dem Versuch, der klassisch-deskriptiven Wahndefinition doch auch Rechnung zu tragen. Widerlegt wird ein solcher Standpunkt einfach schon durch die Tatsache, daß es sich bei vielen Wahnphänomenen gar nicht um Irrtümer handelt. Stichhaltiger wäre ein derartiger Einwand, wenn er als conditio sine qua non für das Vorliegen eines Wahns forderte, daß auch das Festgehaltene im Hinblick auf Inhalt und Gewißheit uneinfühlbar sein müsse. Das ist aber schon wieder eine Frage der Übereinkunft und ändert nichts daran, daß man bei jeglicher Fixierung vor einem „Radikal-Fremden“ steht. Da nun Uneinfühlbarkeit nur mittels der Intuition faßbar wird, ist sie auch nicht unmittelbar zu beweisen oder zu widerlegen. Sie kann nur dadurch etwas aus dem Zustand der subjektiven Unzuverlässigkeit herausgehoben werden, daß eine größere Zahl von Beobachtern angesichts des gleichen Phänomens ebenfalls den Eindruck hat, vor einem „Radikal-Fremden“ zu stehen. Dabei muß man im Auge behalten, daß die phänomenologische Intuition nicht auf die Feststellung „einfühlbar“ oder „uneinfühlbar“ beschränkt bleiben muß, sondern grundsätzlich noch zu weiteren Unterteilungen gelangen kann, indem sie innerhalb der von ihr als uneinfühlbar erfaßten Phänomene „wesensverschiedene Arten“ voneinander abhebt. Der Beweis, auf dem rechten Wege gewesen zu sein, als man gewisse Zustände als „uneinfühlbar“ klassifizierte, wird erst möglich, sobald man auch noch die beschriebene weitere Unterteilung vorgenommen hat: Er wäre dann erbracht, wenn sich die intuitiv als verwandt erkannten Phänomene je nach ihrem Verwandtschaftsgrad zunächst mit in ihrem Effekt untereinander verwandten Funktionsstörungen und schließlich mit entsprechenden Grundkrankheiten in eine relevante Beziehung setzen ließen. Ein solches Vorgehen wäre eine klare und legitime Arbeitsmethode. Wie sehr ihre konsequente Durchführung durch die erwähnten Rückversicherungsversuche behindert werden kann, läßt sich am besten verstehen, wenn man nochmals von der Unkorrigierbarkeit ausgeht:

Da eine Reihe von Autoren direkt zugibt, bei der Fixierung jedweden Inhaltes vor einem „Uneinfühlbaren“ zu stehen, während andere indirekt diesen Schluß erlauben, indem sie die Inhalte der klassischen fixierten Wahnbildungen als ubiquitär entlarven, ist es durchaus naheliegend, daß jene Forscher, die das „Radikal-Fremde“ der Fixierung an sich nicht hervorheben, es aus bestimmten Gründen „übersehen“. Die Ursachen hierfür wurden früher mit der „Versuchung des besseren Verstehens“ in Zusammenhang gebracht. Dabei scheint es sich um ein inkonsequentes Verhalten im Hinblick auf verschiedene Zuordnungssysteme zu handeln. Dem „Übersehen“ der „Uneinfühlbarkeit“ bei jenen fixierten Inhalten, für welche die beiden ersten deskriptiven Wahnkriterien nicht zutreffen, liegt häufig die gleiche Kurzsichtigkeit zugrunde, die KRANZ gewissen Wahnforschern vorwirft und die darin besteht, daß sie wegen des „weitgehend verständlichen Soseins“ auch schon das Dasein des Phänomens verständlich finden. KRANZ rechnet Form und Inhalt zum Sosein des Wahns, während sein Dasein formal und inhaltlich neutral sei. Er betont, daß bisher „keine noch so tiefgründige psychologische und keine noch so subtile somatologische Spekulation das Dasein des Wahns hinreichend verständlich machen konnten.“ Unter Form ist hier also die Gestaltung des Inhalts zu verstehen — phänomenologisch gesprochen — die Seinsweise in der er auftritt, oder in der Sprache der Psychoanalyse der Abwehrmechanismus, mittels welchem das Ich das Thema bewältigt. Zum Dasein gehört hingegen zweifelsohne die zeitliche Ausdehnung, in der ein Phänomen „da ist“ und der Platz, den es im Leben des Betreffenden einnimmt. Die Frage nach dem Dasein muß also auch jeweils beantworten, warum das Phänomen einmal nur als flüchtiger Gedanke, das andere Mal als kurzfristig anhaltende „Reaktion“ und in einem dritten Fall als dauernd bestehender, das Sinnen, Trachten und Verhalten des Kranken völlig erfüllender fixierter Wahn „da ist“. Gerade für den letzteren Sachverhalt ist darauf bislang noch keine befriedigende Antwort gegeben worden. Dasselbe gilt aber auch für die „fixierten“, „schweren“ neurotischen Syndrome.

Warum entschließt man sich aber bei den letzteren so selten dazu, den Begriff „Wahn“ in Erwägung zu ziehen? Die Begründung hierfür liegt zunächst darin, daß man sich daran gewöhnt hat, beim Vorliegen gewisser Abwehrmechanismen — zum Beispiel derjenigen der Reaktionsbildung und der Konversion — von Neurose zu sprechen, während man andere — wie die Außenprojektion — mit dem Wahn in Zusammenhang bringt. Dabei darf man freilich nicht übersehen, daß KRANZ die Verstehbarkeit der Form immerhin mit einem Fragezeichen versieht, wohl weil die Wahl des Abwehrmechanismus, beziehungsweise die Frage, ob tatsächlich bei allen Inhalten ein solcher im Sinne der Psychoanalyse vorliegt, durchaus noch nicht in jedem Fall als geklärt betrachtet werden kann. Grundsätzlich sind wohl keine Einwände dagegen zu erheben, dergestalt gewisse Abwehrmechanismen als „neurotisch" zu bezeichnen und anderen Inhalten, für die man den Begriffskreis „Wahn" bereithält, gegenüberzustellen. Man muß sich nur stets darüber im klaren bleiben, daß man hier auf der Basis einer terminologischen Übereinkunft gruppiert, das heißt, eine „konventionelle" Zuordnung vornimmt. Um zu verstehen, wie diese mit der „intuitiven" Zuordnung in Konflikt geraten kann, muß man akute und chronische Zustände gesondert betrachten. Für die diesbezüglichen Erwägungen seien die Abwehrmechanismen der Reaktionsbildung, der Konversion und der Außenprojektion als Beispiele herausgegriffen, weil sie am weitesten ins „Pathologische" hineinreichen, sich somit stärker von den „alltäglich im Gebrauch stehenden" Abwehrmechanismen abheben und daher auch besonders gut zur schematischen Darstellung des Zuordnungsproblems eignen. Da es hier um Prinzipielles und nicht um Detailfragen geht, haben wir bei dieser Schematisierung auf die komplizierten Verquickungen verschiedenster Abwehrmechanismen, die bei den einzelnen neurotischen Syndromen von der tiefenpsychologischen Forschung festgestellt wurden, bewußt nicht Rücksicht genommen, sondern simplifizierend nur die jeweils hervorstechendsten im weitesten Sinne ihrer Definition herausgehoben.

Die Abb. 1 hat das Schema der eben skizzierten „konventionellen" Zuordnung bei akuten Phänomenen zum Gegenstand:

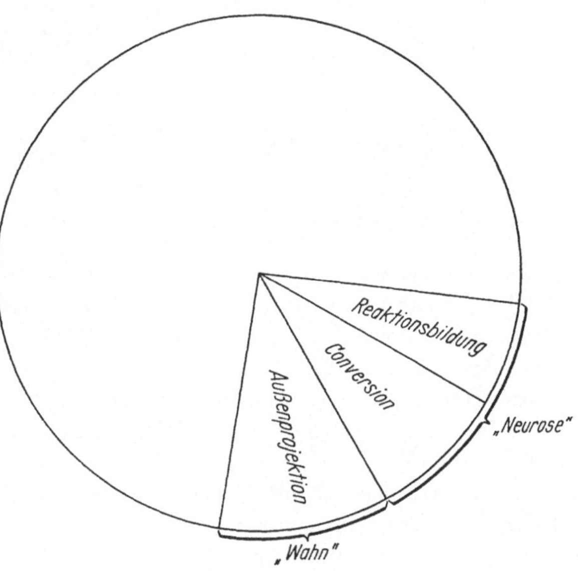

Abb. 1. „Konventionelle" Zuordnung akuter Phänomene

Der Kreis veranschaulicht die Summe aller Inhalte verschiedener Gestaltung, die zu einem bestimmten Zeitpunkt Gegenstand der „seelischen Zustände" jedes einzelnen Individuums eines gegebenen Kollektivs sind. Aus all diesen Inhalten lassen sich sektorenförmig diejenigen herausgreifen, bei denen die drei betrachteten Abwehrmechanismen vorliegen. Jemand, der zum Zeitpunkt des Querschnitts eine Beachtungsidee hegt, würde sich also im Sektor „Außenprojektion" befinden, während ein anderer, der sich gerade mit einer Zwangsvorstellung quält, im Sektor „Reaktionsbildung" zu finden wäre. Der „konventionell" zuordnende Beobachter würde angesichts dieser Aufteilung beim Sektor „Außenprojektion" eher an „Wahn", bei den Sektoren „Reaktionsbildung" und „Konversion" eher an „Neurose" denken. Selbstverständlich handelt es sich hier um das Beispiel einer „konventionellen" Zuordnung auf Basis psychoanalytischer Kategorien. Man könnte andere derartige Schemata über die „konventionelle" Zuordnung auf rein deskriptiver Grundlage zeichnen, die als einfachstes Beispiel — etwa „Verfolgungsideen", „Größenideen" etc. zum Wahn, „Zwangsideen", usw. zur Neurose in Beziehung setzen würden. Im Gegensatz zu solchen „konventionellen" sind die „intuitiven" Zuordnungsmuster schematisch in den Abbildungen 2 und 3 dargestellt, wobei der „Uneinfühlbarkeit" die Rolle des entscheidenden Kriteriums beigemessen wird.

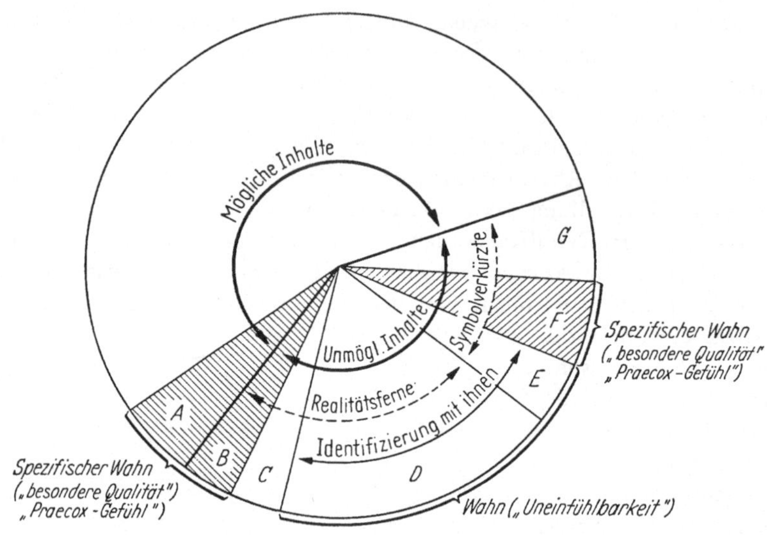

Abb. 2. Intuitive Zuordnung akuter Phänomene quoad „unmöglicher Inhalt"

Abb. 2 stellt die entsprechenden Verhältnisse im Hinblick auf das „Uneinfühlbare" hinter dem Kriterium des „unmöglichen Inhalts" dar. Der Kreis hat die gleiche Bedeutung wie in Abbildung 1. Seine Aufgliederung erfolgt zunächst nach „möglichen" und „unmöglichen" Inhalten. Die letzteren (Sektor B bis G) werden in „realitätsferne" (B, C, D) und „symbolverkürzte" (E, F, G) untergeteilt. Uneinfühlbarkeit liegt nur dann vor, wenn sich das betreffende Individuum mit diesen „unmöglichen Inhalten" „identifiziert". Deshalb wird die Zuordnung zum Wahn schlechthin nur bei den Sektoren D und E vorgenommen. Realitätsferne oder symbolverkürzte Inhalte, mit denen man sich nicht identifiziert — zum Beispiel, wenn sie einem Zwangssymptom zugrundeliegen — werden generell nicht als uneinfühlbar empfunden (Sektor C bzw. G). Nun gibt es jedoch auch „realitätsferne" oder „symbolverkürzte" Inhalte, mit denen sich der Betreffende nicht identifiziert, die aber dennoch eine zumindest derzeit noch nicht beschreibbare „besondere Qualität" aufweisen, wie etwa K. Schneider dies bei den schizophrenen Wahneinfällen feststellt. Diese „besondere Qualität" ist zwar nur intuitiv zu erfassen, aber doch nicht mit der „allgemeinen" Uneinfühlbarkeit gleichzusetzen. Sie ermöglicht es dem erfahrenen Untersucher hinter einem bestimmten Phänomen eine Schizophrenie zu „wittern", weshalb Rümke in diesem Zusammenhang von einem „Präcox-Gefühl" spricht. Tritt dieses Gefühl bei realitätsfernen oder symbolverkürzten Inhalten, mit denen sich das Individuum nicht „identifiziert" (Sektor B und F) oder bei grundsätzlich überhaupt möglichen Inhalten (Sektor A) auf, so gelangt man unter Überspringung der allgemeinen Uneinfühlbarkeit auch zu einer Zuordnung zum Wahn, wobei man jedoch bereits eine bestimmte Unterform desselben erfaßt. Innerhalb des Sektors der generellen „Uneinfühlbarkeit“ kann selbstverständlich dieselbe Untergruppe durch eine weitere intuitive Aufschlüsselung festgestellt werden, was im Schema jedoch nicht gesondert zur Darstellung gebracht wurde.

Abb. 3 kennzeichnet die analogen Verhältnisse bei der „subjektiven Gewißheit“. Aus den früher erörterten Gründen wird hier zunächst nach „möglichen“ und „unmöglichen“ Inhalten und Beziehungssetzungen getrennt. Uneinfühlbarkeit liegt im letzteren Falle dort vor, wo es „das Zufällige nicht mehr gibt“, das heißt, wo Beweise nicht mehr benötigt bzw. andere Möglichkeiten als die einer bestimmten Beziehungsverknüpfung ausgeschlossen werden (Sektor C). Die gleiche Eliminierung des Zufälligen hat aber im Bereich des Möglichen nur dann Uneinfühlbarkeit zur Folge, wenn eine entsprechende Affekteinengung fehlt. Daher ist hier nur der Sektor B dem Wahn zuordenbar. Die Ausschließung des Zufälligen im Bereich des Möglichen unter starker Affektspannung (Sektor A) ist ebenso einfühlbar, wie „unmögliche“ Inhalte und Beziehungssetzungen es sind, wenn sie nicht auf Beweise verzichten bzw. nicht alle anderen Möglichkeiten rundweg ausschließen (Sektor D).

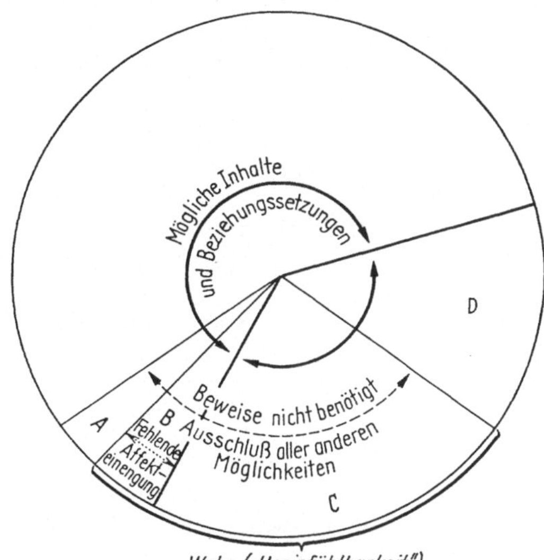

Abb. 3. Intuitive Zuordnung akuter Phänomene quoad „subjektive Gewißheit“

Die Widersprüche zwischen „konventioneller“ und „intuitiver“ Zuordnung fallen bei den akuten Phänomenen bei oberflächlicher Betrachtung meist nicht sehr auf, weil sich ihre Resultate zum Teil decken: Ein Zwangssymptom wird zum Beispiel „konventionell“ wegen des verwendeten Abwehrmechanismus und „intuitiv“ wegen der fehlenden „Identifizierung“ mit dem Inhalt, sei er noch so unmöglich, nicht dem Wahn zugeteilt, — außer es entsteht infolge „besonderer Qualität“ der früher geschilderte Verdacht auf ein schizophrenes Geschehen. Anders liegen die Verhältnisse aber schon bei der Außenprojektion: Beziehungs- und Beeinträchtigungsideen werden z. B. häufig „konventionell“ in toto mit dem Wahn in Zusammenhang gebracht. Uneinfühlbarkeit und somit „intuitive“ Zuordenbarkeit zum Wahn liegt jedoch bei diesen Phänomenen nur dann vor, wenn etwa die Handlung eines Mitmenschen bei fehlender Affekteinengung nicht nur als mögliche, sondern als absolut sichere, gezielte Beeinträchtigung gewertet wird. Besonders kraß aber werden die Konflikte zwischen „konventioneller“ und „intuitiver“ Zuordnung, wenn man das längere oder dauernde Weiterbestehen der Phänomene in der Zeit in die Betrachtung hereinzieht, wie dies in Abb. 4 veranschaulicht wird:

Die Basis des hier dargestellten Kegelstumpfes entspricht der Abb. 1: sie veranschaulicht wieder die Summe aller Inhalte verschiedenster Gestaltung, die Gegenstand der seelischen Zustände jedes einzelnen Individuums eines gegebenen Kollektivs sind. Dabei werden aus Gründen der Vergleichsmöglichkeit nur diejenigen berücksichtigt, die im Moment akut entstanden sind. Man kann nun das Weiterbestehen dieser Inhalte einfach in Prozenten der restlichen Lebensdauer jedes Individuums, die in der Höhe des Kegelstumpfes zum Ausdruck kommt, vergleichbar zur Darstellung brin-

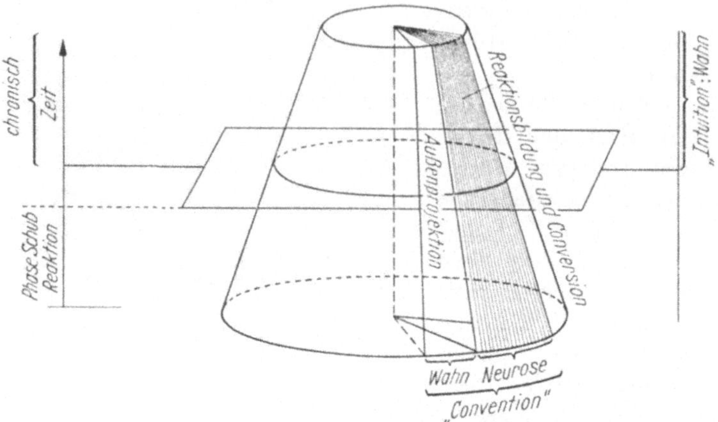

Abb. 4. „Konventionelle" und „intuitive Zuordnung" quoad „Fixierung"

gen. Der die obere Begrenzung der Figur bildende Kreis ist dann selbstverständlich wesentlich kleiner als die Basis, da die meisten Individuen die seinerzeitigen Inhalte längst fallengelassen haben und nicht bis ans Lebensende mitschleppen. Das Ausscheiden derjenigen Individuen, die ihre Inhalte geändert haben, bedingt somit die sich stets verjüngende Kegelstumpfform unserer schematischen Figur: Je größer der zeitliche Abstand vom akuten Auftreten der Inhalte, desto seltener sind sie noch anzutreffen, desto kleiner wird daher der entsprechende kreisförmige Querschnitt. (Selbstverständlich sind in dieser Darstellung verschiedene Momente nicht berücksichtigt, wie zum Beispiel das Wiederaufgreifen vorübergehend fallengelassener Inhalte.) Oberhalb einer gewissen Querschnittsebene wird nun das weitere Festhalten von allen Inhalten uneinfühlbar, was ihre „intuitive" en-bloc-Zuordnung zum Wahn bedingen müßte. Die „konventionelle" Zuordnung hingegen müßte ungeachtet aller Fixierung an der gleichen Gruppierung wie im Basiskreis festhalten. In der Praxis begegnet man allerdings einer solchen konsequenten Treue zu einem dieser Zuordnungsmodi nur äußerst selten: Auch diejenigen Forscher, die gewisse Außenprojektionen nur im Stadium der Fixierung als uneinfühlbar empfinden und daher erst dann dem Wahn zuordnen, legen meist nicht dieselben Maßstäbe bei der Reaktionsbildung oder der Konversion an, weil sie sich noch zusätzlich am System der „konventionellen" Zuordnung orientieren. Solche Zweigeleisigkeiten lassen sich vermeiden, wenn man sich vor Augen hält, daß jeder der beiden Zuordnungsmodi beim Herausgreifen der einzelnen Phänomene jeweils eine andere Schnittführung anlegt: Die Intuition kappt von der „Fixierungsebene" aufwärts den ganzen restlichen Kegelstumpf ab, während die „konventionelle" Zuordnung nur sektorenförmig begrenzte Ausschnitte herauslöst, die eine direkte Fortsetzung der bei den akuten Zuständen getroffenen Gruppierung sind.

Das Schema der Abb. 4 wirft jedoch sogleich die Frage auf: Wo wird die schnittführende „Fixierungsebene" angesetzt? Mit der Angabe eines rein zeitlichen Standardmaßes ist das Problem nicht zu lösen. Näher kommt man ihm schon, wenn man von JASPERS' Feststellung ausgeht, daß ein Beibehalten der Idee mit falschem Realitätswert nach Schwinden des Affekts nicht aus jenem psychologischen Mechanismus erklärt werden könne, der die überwertige Idee entstehen ließ. Bei derartig gelagerten Fällen, auch wenn es sich nicht um falsche Ideen handelt, müßte also die Schnittführung im Momente des Abklingens des Affektes bei weiterem Festhalten am Inhalt erfolgen. Anders liegen die Verhältnisse jedoch schon bei jenen Wahnideen, von welchen E. BLEULER sagt, daß sie nicht vor Abklingen des Zustandes, dem sie entsprungen sind, korrigierbar sind. Hier entsteht das Gefühl der Uneinfühlbarkeit also dann, wenn ein Affektzustand ungewöhnlich lange anhält. Die „Fixierungsebene" müßte bei diesen Fällen dort gelegt werden, wo man nach Abklingen eines auslösenden Ereignisses „für gewöhnlich" das Abklingen eines Affektes erwarten würde. Das setzt aber eine — zugegebenermaßen schwierige — Abschätzung des Stellenwertes dieser Faktoren voraus. Grundsätzlich müßte man hier nach dem Modell vorgehen, das FREUD mit dem Vergleich zwischen der normalen „Trauerarbeit" und der krankhaften, reaktiv ausgelösten Depression geschaffen hat. Relativ frühzeitig müßte dann die Fixierung dort festgestellt werden, wo sich ein starker, gewisse Inhalte in den Vordergrund schiebender Affekt überhaupt nicht plausibel mit einer auslösenden oder in Gang haltenden Situation in Zusammenhang bringen läßt. Selbstverständlich nähert man sich hier zugleich schon der Vermutung, daß ein „endogener" Verstimmungszustand vorliegt. Im Stadium der Zuordnung sollte man sich jedoch damit zufriedengeben, hier auf eine uneinfühlbare Unkorrigierbarkeit, vielleicht schon auf eine „spezifische Art" derselben gestoßen zu sein, deren weitere Aufhellung jedoch der späteren Korrelierung mit Funktionsstörungen vorbehalten bleiben soll. Ähnliches muß über jene Zustände gesagt werden, bei denen Inhalte ohne affektive Untermauerung in zeitlicher Ausdehnung „da sind": Wenn man auch bei ihnen relativ rasch die „Fixierung" feststellen wird, wäre eine — häufig vollzogene — diagnostische Einordnung als Schizophrenie doch als vorschnell zu bewerten. In jenen Fällen schließlich, wo sich für das akute Zustandsbild auf Grund zusätzlicher Symptome eindeutig die Diagnose einer bekannten Psychose stellen läßt, wäre die Fixierungsebene dort zu legen, wo der psychotische Zustand als abgeklungen zu betrachten ist, Inhalte jedoch weiter fixiert festgehalten werden. — Dies nicht deshalb, weil mit dem Nachweis einer bestimmten Psychose schon die Uneinfühlbarkeit beseitigt wäre, sondern weil die Aufhellung dieser Phänomene zu der Erforschung der akuten Wahnzustände gehört, deren Beziehung zur Fixierung ja einen gesonderten Untersuchungsgegenstand darstellt. Um diesen Verhältnissen Rechnung zu tragen, haben wir in unserem Schema unterhalb der „Fixierungsebene" und über den „Momentzuständen" die Begriffe Reaktion, Schub und Phase angeordnet, bei denen die Höhe der Schnittführung sich im Vergleich zu den übrigen Phänomenen bereits etwas präziser angeben läßt. Wo die „Fixierungsebene" gelegt werden soll, kann also nur in jedem Fall gesondert, unter Berücksichtigung aller Begleitumstände, entschieden werden. Dabei ist neben exakter Beobachtung stets auch ein gerüttelt Maß von Intuition beteiligt.

Der Vergleich der „intuitiven" Zuordnung zum Wahn bei akuten und chronischen Zustandsbildern bestätigt den früher geäußerten Verdacht, daß sie sich lediglich auf den gemeinsamen Nenner der Uneinfühlbarkeit bringen lassen. Das läßt sich ohne weiteres aus unseren schematischen Darstellungen entnehmen. Man könnte nämlich auch Kegelstümpfe konstruieren, deren Basis in den Kreisfiguren von Abb. 2 und 3 gegeben ist. Eine über die Uneinfühlbarkeit hinausgehende Gemeinsamkeit zwischen den durch die verschiedenen Schnittführungen aus den Kegelstümpfen herausgegriffenen Phänomenen läßt sich nur dann herstellen, wenn man willkürlich gewisse Teile derselben vernachlässigt: So kann man einerseits den gesamten Abschnitt unterhalb der Fixierungsebene außer Acht lassen. Andererseits kann man aber auch oberhalb dieser Ebene nur jene Ausschnitte in Betracht ziehen, deren Begrenzung auch schon darunter durch diejenigen Sektoren gegeben ist, die im akuten Bereich die Zuordenbarkeit zum Wahn markieren. Das erstere tun jene Autoren, die das einzig Entscheidende in der Fixierung sehen. Dem muß aber grundsätzlich entgegengehalten werden, daß zum Beispiel auch bei akuten Beziehungsideen Uneinfühlbarkeit und somit intuitive Zuordenbarkeit zum Wahn vorliegen kann. Die zweite Vernachlässigungsmöglichkeit andererseits geht an der Uneinfühlbarkeit der Fixierung vorbei und läßt im Extremfall sogar nur jene Zustände gelten, die gewisse Forscher schon im akuten Stadium wegen ihrer „besonderen Gestaltung" der Schizophrenie zugeordnet hätten.

Da die Uneinfühlbarkeit so offenbar das einzig Gemeinsame verschiedener, im übrigen nur teilweise oder gar nicht zur Deckung zu bringender Phänomene ist, wäre es Aufgabe der weiteren Forschung, überall dort, wo man der Uneinfühlbarkeit begegnet, gesondert nach „wesensverschiedenen Arten" derselben zu suchen. Dazu muß man jedoch eine Gruppierung aller in Frage kommenden Phänomene nach ihren intuitiv erfaßten Verwandtschaftsmerkmalen vornehmen. Dies sei im Folgenden am Beispiel der „konventionellen" Zuordnung zum Wahn oder zur Neurose dargestellt: Beziehungsideen werden häufig „konventionell" a priori mit dem Wahn in Zusammenhang gebracht. Demgegenüber hat bereits WERNICKE eingewandt, daß die Bedingungen für das Zustandekommen von Beziehungswahnvorstellungen durchaus nicht bloß der Geisteskrankheit eigentümlich sind. Während RÜMKE, diese Feststellung noch weiter ausdehnend, zu dem Schluß kommt, daß der Wahn eine allgemein menschliche Reaktion sei, stimmen BRODSCHÖLL und STROTZKA ihre Formulierungen schon deutlicher auf Ichfunktionen ab und stellen die Beziehungs- und Beeinträchtigungsideen neben die „anderen menschlichen Grundreaktionen auf Grenzsituationen, wie Angst, Konversion, Zwang, Verstimmung etc." Wenn aber die „konventionell" dem Wahn zugeordneten Phänomene auf gleicher Ebene liegen wie jene, die konventionell der Neurose zugerechnet werden, muß man sie auch der gleichen Untersuchungsmethodik unterziehen. Deshalb scheint es fernerhin nötig, all diese Grundreaktionen — zum Beispiel die „neurotischen Mechanismen" — jeweils in der skizzierten Art durchzudenken und zu analysieren. Darüber hinaus aber wäre auch jede Aussage über die gewöhnlich mit dem Wahn in Zusammenhang gebrachten Phänomene noch im Vergleich zu analogen Untersuchungen bei anderen „Grundreaktionen" zu überprüfen.

4. Beziehungen zu Funktionsstörungen und „Grundkrankheiten"

Einer allen Autoren gerecht werdenden Darstellung der Beziehung zwischen „Wahnphänomenen" und Funktionsstörungen bzw. gar Grundkrankheiten stehen erhebliche Hindernisse gegenüber: Nicht nur, daß die einzelnen Forscher ganz uneinheitlich zuordnen und sich dabei oft an zwei oder mehreren verschiedenen Systemen orientieren, vertreten sie begreiflicherweise häufig auch elektrische oder synthetische Standpunkte. Da es uns jedoch nur darum geht, geordnete Voraussetzungen für die Untersuchung der fixierten Wahnbildungen zu schaffen, kann auf eine solche erschöpfende Aufzählung der Meinungen verzichtet werden. Die Besonderheiten der Paranoia im Kraepelinschen Sinne werden uns zudem noch später im Einzelnen beschäftigen, weshalb hier nur allgemein den „Wahn“ Betreffendes zur Sprache kommt.

a) Störungen der Intelligenz, Kritik und Urteilsbildung

Die am Beginn der Wahnforschung vorherrschende Meinung, daß beim Wahn das Wesentliche in einem Intelligenzdefekt, bzw. in einer Störung der Urteilsfähigkeit liege, wurde, wie MATUSSEK ausführt, nicht zuletzt deshalb fallengelassen, weil man erkannte, daß auch das nicht wahnhafte Denken durchaus nicht immer den Regeln der Vernunft folgt. Dabei hat, wie MAYER-GROSS unterstreicht, wohl kein ernster Beobachter jemals das Charakteristikum der paranoiden Persönlichkeit in einer *intellektuellen Unterbegabung* gesehen. Der bereits von SANDBERG gemachten Feststellung, daß Paranoiker keine geringere Intelligenz haben als Gesunde, ist auch niemals ernsthaft widersprochen worden. Allerdings hat sich auch die umgekehrte Annahme, daß Unterbegabte nicht „wahnfähig“ seien, als reiner Irrtum der Definition erwiesen. NEUSTADT stellt diesen insofern richtig, als er betont, daß Schwachsinnige trotz ihrer Disposition zur Wahnbildung keinen systemisierten Wahn entwickeln, weil sie nicht nach großen einheitlichen Prinzipien zu verarbeiten imstande sind. Das letzte Wort kann man hier JASPERS geben, wenn er sagt, daß von der Intelligenzschwäche nur die Form des Wahns abhänge. Im Hinblick auf die „Unmöglichkeit des Inhalts“ ist dies insofern von Bedeutung, als sowohl Widersprüche zur Realität, als auch symbolhafte Verdichtungen auf Basis einer Oligophrenie zustande kommen können, die auch der Identifizierung mit diesen Inhalten Vorschub leisten kann. Dabei muß man grundsätzlich von der Intelligenzschwäche das Verhaftetbleiben im magisch-animistischen Denken abgrenzen, wie es unter anderem von uns und SPIEL bei „primitiven“ Persönlichkeiten, besonders ländlicher Herkunft, beschrieben wurde. Die Orientierung in einem magisch-animistischen Weltbild kann für das Auftreten „unmöglicher“ Inhalte und ihre spezifische Verknüpfung mit der Persönlichkeit verantwortlich sein. Ob sich freilich die Fixierung, wie KRAEPELIN ursprünglich annahm, durch ein solches „infantil gebliebenes, unentwickeltes Denken“ im Sinne einer gestörten Verstandesverarbeitung erklären läßt, muß dahingestellt bleiben und wird uns später noch beschäftigen.

Ähnliche Aussagen lassen sich über den Abbau der *geistigen Leistungsfähigkeit* machen: Eine mögliche Beziehung zwischen Merkfähigkeits- und Gedächtnisstörungen einerseits und den beim Wahn anzutreffenden Erinnerungsfälschungen andererseits, wurde aus der Erkenntnis, daß es sich bei letzteren um nachträgliche Umwertungen handelt, nie ernstlich erwogen. Wohl aber läßt sich wieder die Gestaltung der Inhalte und ihre fehlende Systemisierung mit einem intellektuellen Abbau in Zusammenhang bringen, worauf jüngst KOLLE wieder hingewiesen hat.

Wenn dennoch bei manchen Autoren von einer Intelligenzstörung beim Wahn die Rede ist — wie z. B. bei KAHLBAUM, oder bei SERIEUX und CAPGRAS, — so liegt dem die von JASPERS hervorgehobene Tatsache zugrunde, daß der Wahn in „leistungspsychologischer“ Betrachtung als Denkstörung imponiert. Deren Wesen wurde mit KRAEPELIN dann meist in einer *Abschwächung der Kritik- und Urteilsfähigkeit* gesehen. Demgegenüber konnten JASPERS und GRUHLE zeigen, daß es sich nicht um eine Kritikstörung handelt, sondern daß sich nur das kritische Urteil in den Dienst des Wahns stellt. Damit wurde die Suche nach der Grundstörung auf andere Geleise geschoben, was aus E. BLEULERS Äußerung hervorgeht, daß bei Wahnideen die unrichtigen Vorstellungen nicht aus zufälliger Unzulänglichkeit der Logik, sondern aus einem inneren Bedürfnis heraus geschaffen wurden: Daraus ergibt sich die Frage, ob das Wahnbedürfnis im Sinne des Erklärungswahnes aus einem fremden Erleben stammt oder katathym bedingt ist. Wo das letztere zutrifft, läßt sich auch der oft als besonders eigenartig herausgestrichene Gegensatz zwischen einer angenommenen gestörten Urteilsbildung und jener Tendenz nach Begründung erklären, die für die meisten Wahnkranken so charakteristisch ist und von LACAN als „amour malheureux de la logique" bezeichnet wurde: Diese Tendenz entspringt dem von MATUSSEK beschriebenen Bedürfnis, einen Mangel an Glauben durch objektivierbare Erkenntnisse zu ersetzen. Daß es bei der Kritikunfähigkeit im Grunde um das Problem der „subjektiven Gewißheit" geht, hat PAULEIKHOFF herausgearbeitet. Dementsprechend sind hier dann alle jene Fragen zu stellen, die wir bezüglich des Uneinfühlbaren bei diesem Kriterium umrissen haben.

b) Denkstörungen

Die Rolle von Denkstörungen bei den Wahnbildungen betrifft zunächst wieder die „Unmöglichkeit des Inhalts". Dabei ergibt sich zunächst die Frage, ob die Inhalte dem dereistischen Denken des normalen Seelenlebens entstammen oder ob die assoziativen Verknüpfungen selbst einem pathologischen Vorgang entspringen. So nimmt z. B. BERZE an, daß es infolge einer solchen Denkstörung im engeren Sinne zu einer Gedankenverschmelzung komme. Aus diesem Vorgang leitet er zugleich auch die subjektive Gewißheit dadurch ab, daß der einer Wahrnehmung zugehörige Charakter der unmittelbaren Evidenz auch auf einen mit der Wahrnehmung verschmelzenden Gedanken übertragen werde. Eine ähnliche Auffassung vertritt C. SCHNEIDER, für den der primäre Wahn ein Sonderfall des schizophrenen Bedeutungserleben, der schwebenden Sachverhaltsverknüpfung ist. Auch E. BLEULER anerkennt das Vorliegen solcher Mechanismen bei der Schizophrenie, wodurch es zu einem „krankhaften" Zusammenhang der Assoziationsketten kommen könne.

Diesen Theorien einer pathologischen Beziehungssetzung stehen jene Auffassungen gegenüber, die den krankhaften Vorgang darin sehen, daß dereistisches Denken in das normale Wachbewußtsein eindringen kann. Eine Reihe von Autoren erklärt dies durch Insuffizienzhypothesen. Das trifft z. B. für E. BLEULER zu, der bei der Schizophrenie — neben dem früher geschilderten Mechanismus der Denkstörung sensu strictiori — aber auch bei anderen Arten der Assoziationsschwäche annimmt, daß diese den Affekten eine größere Herrschaft über die Gedankengänge erlaube und so einem übertriebenen dereistischen Denken die Bahn frei mache. Ähnlich sieht H. EY die Entstehung des Wahns in einer Freisetzung tieferer Schichten der Persönlichkeit infolge des Ausfalls der höheren Instanz.

Während man die Denkstörungsthesen im engeren Sinne als grundsätzliche Möglichkeit für die Entstehung „unmöglicher Inhalte" deren „subjektive Gewißheit", sowie die „Identifizierung" mit ihnen in der Regel akzeptiert, haben die Insuffizienztheorien zu mancherlei Kritik herausgefordert, die uns hier jedoch nur insoweit zu beschäftigen hat, als sie das Wahnproblem direkt betrifft. In dieser Hinsicht ist zunächst GUIRAUDs Einwand zu unterstreichen, daß die „moments féconds" im Sinne H. EYs am Beginn von Wahnphänomenen bei weitem nicht die Regel sind. Ferner scheint es GUIRAUD ebenfalls fraglich, ob man auf einen systemisierten Wahn bei offensichtlich intakter höchster psychischer Funktion die Eysche Theorie beziehen kann, daß durch Wegfall eines höheren psychischen Niveaus das tiefere seine eigengesetzliche Aktivität entfaltet. Wenn auch der angenommene Kontrollausfall unter Umständen wieder die „Identifizierung" und „Gewißheit" neben der „Unmöglichkeit des Inhalts" erklären könnte, so wäre dieser Mechanismus der angeführten Kritik entsprechend doch wieder nur für gewisse Fälle heranzuziehen. Schließlich ist mit allen diesen Theorien die Fixierung nach Abklingen der akuten Funktionsstörungen in keiner Weise geklärt.

Andere Forscher führen die dereistische Gestaltung der Wahninhalte im Grund auf den Mechanismus des Erklärungswahns zurück. So nimmt z. B. HESNARD an, daß die eigentliche Ursache des Wahns eine humorale oder autotoxische Schädigung terminaler vegetativer Zentren sei, wodurch es zu einem Zustrom einer „extraphysiologischen Affektivität" komme, die sich nur in Wahnsymbolen ausdrücken lasse. Einen ähnlichen Standpunkt vertritt GUIRAUD. Die Kritik dieser Thesen muß später im Zusammenhang mit den ihnen zugrunde gelegten hypothetischen „Affektivitätsstörungen" abgehandelt werden.

c) Erlebnisvollzugs- und Wahrnehmungsstörungen

Bei den meisten der bisher erörterten Störungen ergab sich die Frage, ob sie nicht selbst auf andere, grundlegendere Funktionsabänderungen zurückzuführen seien. Als solche kommen zunächst *Erlebnisstörungen in Frage*, wie dies für C. SCHNEIDERS Auffassung über die schwebende Sachverhaltsverknüpfung zutrifft. Diese Gedankengänge wurden in letzter Zeit von ARNOLD aufgegriffen, der den schizophrenen Wahn aus einer im Versagen des Leistungsstoffwechsels gewisser Ganglienzellen begründeten Erlebnisvollzugsstörung ableitet. Einen gewissen Anschluß an die Insuffizienztheorien finden diese Überlegungen in der von HOFF vertretenen Auffassung, daß es durch das Leistungsversagen der Ganglienzellen im hypothalamischen Schaltbereich zu einem funktionellen Überwiegen des Allocortex auch im Wachzustand komme, in welchen so das Traumerleben mit seiner Eigengesetzlichkeit infiltrierend eindringen könne. Die uneinfühlbaren Momente bezüglich „unmöglicher Inhalte" und „subjektiver Gewißheit" könnten mit derartigen Störungen zweifelsohne in Beziehung gesetzt werden. Nicht geklärt wird dadurch jedoch die Fixierung, für die man dann ähnliche Argumente heranziehen müßte wie JANZARIK, der — wenn auch von einer ganz anderen Sicht der Grundstörung herkommend — für das Überdauern von Wahnbildungen eine psychotisch angeregt bleibende Umstrukturierung des „Wertgefüges" annimmt.

Des weiteren ergab sich aus unseren Überlegungen über das „Uneinfühlbare" in den Wahnphänomenen die Frage, ob und inwieweit *Wahrnehmungsstörungen* — eingebettet in eine Gesamt-Erlebnisstörung oder für sich allein — zu seiner Entstehung beitragen könnten. Während besonders JASPERS, GRUHLE und K. SCHNEIDER darauf bestehen, daß bei der Wahnwahrnehmung der Wahrnehmungsakt als solcher nicht gestört sei, erachtet es z. B. MAYER-GROSS für prinzipiell durchaus möglich, daß pathologisch veränderte Wahrnehmungen zu dem charakteristischen Bedeutungsbewußtsein führen könnten. WERNICKE meinte im Sinne seiner hirnpathologischen Auffassung, daß solche Wahrnehmungsstörungen auf einem krankhaften Reizzuwachs beruhen, der an derselben Stelle einwirke, an welcher es auch zur Auslösung von Halluzinationen kommen könne. In letzter Zeit hat MATUSSEK von gestaltpsychologischen Ansätzen herkommend das Problem wieder aufgegriffen. Das Pathologische der Wahnwahrnehmung liege nicht im Wahrnehmungsinhalt sondern in dem gesteigerten Hervortreten von dem wahrgenommenen Gegenstand innewohnenden Wesenseigenschaften. Bedeutungserlebnisse führt MATUSSEK dann darauf zurück, daß es zu einem Vorrang von Wesenseigenschaften bei gleichzeitiger Lockerung des Wahrnehmungsfeldes komme. Gewisse Symbolerlebnisse könnten so durch eine erlebte Wesensidentität, etwa zweier verschiedener Situationen, Gegenstände oder Personen erklärt werden. MATUSSEK betont jedoch, daß keinesfalls jeder schizophrene Wahrnehmungszusammenhang nur auf diese Art entstehe. Insbesondere bei chronischen und defekten Schizophrenen sich bildende wahnhafte Beziehungen seien mehr im Vorstellen und Denken als in der Wahrnehmung begründet. Er möchte diese wahnhaften Beziehungssetzungen eher mit dem Ausdruck „Symbolbewußtsein“ belegen, da ein aus dem Inneren kommender Mechanismus diese Patienten zwinge, einem Wahrnehmungsgegenstand eine bestimmte Bedeutung zuzulegen.

Wie wir findet MATUSSEK keinen Unterschied zwischen der Struktur des psychotischen und nichtpsychotischen Bedeutungsbewußtseins. Für ihn wird die abnorme Bedeutung infolge des veränderten Wahrnehmungsaktes selbst am Gegenstand unmittelbar erlebt und nicht erst im zweiten Glied eines zweigliedrigen Aktes vollzogen. Die Matussekschen Thesen könnten zunächst für gewisse Fälle das Zustandekommen von „unmöglichen“ Inhalten und Beziehungssetzungen verständlicher machen. Die von verschiedenen Seiten an ihnen geübte Kritik läuft jedoch im wesentlichen auf die Frage hinaus, ob hiermit schon ein spezifisch pathologisches Phänomen als solches ausreichend erfaßt werde. So betont KRANZ, daß es MATUSSEK nicht gelinge, das letztlich Unverständliche der Wahnwahrnehmung völlig aufzudecken. In diesem Sinne bezweifelt auch KOLLE, daß ein gegenüber dem Normalen gesteigerter und erweiterter Vorrang von Wesenseigenschaften an bestimmten Wahrnehmungsgegenständen ein Spezifikum der Wahrnehmung, beziehungsweise daß eine Lockerung oder Auflösung des natürlichen Wahrnehmungszusammenhanges ein krankhafter Vorgang sei. Er verweist hierbei auf die „Liebe auf den ersten Blick“, bei der auch aus Wahrnehmungen Bedeutungserlebnisse werden, wobei der Wahrnehmungszusammenhang nicht nur aufgelockert, sondern sogar völlig zerfallen sei. In gleicher Weise kritisiert er G. SCHMIDT, der in seiner Studie über den Liebeswahn von einer abnormen Bedeutungserfülltheit spricht, indem er zeigt, daß diese ebenso Merkmal der Liebe oder Eifersucht wie des Liebes- oder Eifersuchtswahns ist.

Aus derartigen kritischen Einwänden und der Tatsache, daß MATUSSEK sich auf Untersuchungen an Schizophrenen stützt, läßt sich der Schluß ziehen, daß in gewissen seelischen Ausnahmezuständen, ebenso wie bei der akuten Schizophrenie, Veränderungen der Wahrnehmung auftreten. Daraus müßte man weiter auf die Möglichkeit schließen, daß diese Änderung der Funktion jeweils auf verschiedene „Grundstörungen“ zurückgeführt werden muß, wobei einerseits Zustände starker Emotion, andererseits die hypothetische schizophrene Grundstörung in Frage kommen, sofern man diese nicht auch im emotionalen Bereich vermutet. Das forschende Interesse muß sich dann weiter der Frage zuwenden, wie es unter solchen veränderten Wahrnehmungsbedingungen zur Setzung „abnormer“ Bedeutungen kommt und wie sich diese von den „normalen“ Bedeutungserlebnissen abgrenzen lassen. KRANZ sieht das Wesentliche beim Wahnkranken darin, daß er eine „Fühligkeit für ‚Pseudo‘-Wesenseigenschaften eines Gegenstandes“ hat, die tatsächlich keine solchen sind, sondern ausschließlich seinem eigenen Erleben angehören. Dadurch unterscheide sich die Wahrnehmung von anderen Bedeutungserlebnissen. Er greift damit auf K. SCHNEIDERS Unterscheidung zwischen Symbolwahrnehmung und zweigliedriger Wahrnehmung zurück. Unsere Einwände gegen den Standpunkt K. SCHNEIDERS müssen daher auch hier vorgebracht werden: Daß dem früheren persönlichen Erleben entstammende Bedeutungsgehalte aus der „Sphäre" — CONRAD spricht von der „Wolke der Wesenseigenschaften" — herausgegriffen werden, scheint nicht das Wesentliche zu sein. Dieses liegt vielmehr zunächst wieder in den mit dem „Wahnbedürfnis" zusammenhängenden Fragen: Bei der Verliebtheit oder Eifersucht entstehen die Lockerung des Wahrnehmungsfeldes und der Vorrang von Wesenseigenschaften doch wohl aus dem Affektzustand selbst; sie werden aus dem „Bedürfnis" heraus geschaffen. Bei gleichartigen — oder, wenn man KOLLE folgt, zumindest heute noch nicht deskriptiv davon abgrenzbaren — Änderungen der Wahrnehmung bei Wahnphänomenen im Rahmen der Schizophrenie oder anderer bekannter Psychosen könnte hingegen angenommen werden, daß die Funktionsänderung unmittelbar durch die organische Krankheit verursacht werde. Daß die verändert wahrgenommenen Gegenstände dann mit einem aus aktuellen oder katathymen Gründen naheliegenden Thema in Zusammenhang gebracht und mit einer entsprechenden Bedeutung versehen werden, würde nur der Aktualisierung eines latenten „Bedürfnisses" unter besonderen Wahrnehmungsbedingungen entsprechen, die selbst nicht von diesem Bedürfnis geschaffen wurden.

MATUSSEK unterstreicht nun, daß bei einer Lockerung des Wahrnehmungszusammenhanges Wahn nur dann entstehe, wenn einzelne Wesensbestandteile sozusagen „eingerahmt" werden und die Aufmerksamkeit auf ein einzelnes Objekt im Sinne der „Wahrnehmungsstarre" gerichtet wird. Ob diese allerdings von der hypothetischen Grundstörung oder dem aktualisierten „Bedürfnis" her zu erklären ist, muß einstweilen noch unentschieden bleiben. Das gleiche gilt von der — bereits zum Problem der Fixierung überleitenden — Frage, ob das „Symbolbewußtsein" bei chronischen oder defekten Schizophrenen von solchen akuten Wahrnehmungsveränderungen in ähnlicher Weise aus einer psychotisch angeregten Umstrukturierung des Wertgefüges abzuleiten ist, wie es bei den Erlebnisstörungen angedeutet wurde. In diesem Zusammenhang sind die Ergebnisse der Raushschen Experimente von Bedeutung, die zeigen, daß paranoide Schizophrene einmal getroffene visuelle Feststellungen viel stärker als normale Versuchspersonen perseverieren und somit keine adäquate Realitätserfassung vollziehen können. Im Gegensatz dazu seien die nicht paranoiden Schizophrenen durch eine überhöhte Unstabilität gekennzeichnet. Wenn auch mit diesen Beobachtungen noch nichts darüber ausgesagt ist, ob die Perseveration vom Inhalt bedingt wird oder durch einen von anderen Verlaufsformen der Schizophrenie abweichenden Typ der Grundstörung zu erklären ist, zeigen die Untersuchungen doch, daß bei der paranoiden Schizophrenie einerseits und den nicht paranoiden Formen andererseits eine unterschiedliche Störung der Wahrnehmungsfunktion vorliegt, deren Vorhandensein bei anderen Wahnphänomenen noch einer Überprüfung bedarf.

d) Störungen der Affekt- und „Antriebs"-sphäre

Versuche, die Wahnphänomene mit Störungen der Affektsphäre in Verbindung zu bringen, hat es seit Beginn der Wahnforschung gegeben. Sie lassen sich deshalb auf keinen einheitlichen Nenner bringen, weil der klinische Begriff „Affektivität" viel zu verschwommen gebraucht wird, um ihn zum Ausgangspunkt einer einheitlichen

Grundlagenforschung zu machen. Bereits ZIEHEN stellt die Defektpsychosen den ohne Intelligenzdefekt einhergehenden Affektpsychosen gegenüber, wobei er zu den letzteren auch die Paranoia und die Zwangsvorstellungen rechnet. Im weiteren Verlauf der Forschung haben sich die meisten „Affekttheorien" des Wahns mit der Paranoia im engeren Sinne beschäftigt, während nur wenige Aussagen über den Wahn im allgemeinen machen. Dabei lassen sich grundsätzlich zwei Richtungen unterscheiden: Die eine sieht das Wesentliche in *triebenergetischen und psychodynamischen Störungen,* während die andere ihre Wahntheorien auf das Vorliegen primärer Gefühlsstörungen aufbaut.

Die erstgenannte Auffassung wird am besten durch die Formulierung KEHRERS charakterisiert, daß die „Starrheit der Komplexverkrampfung" das „letztlich ausschlaggebende jedes Wahns" sei, wobei er eine Verquickung gestörter Triebanlagen mit schicksalsbedingten Ereignissen annimmt. Diese Komplexverkrampfung wird dann zur Erklärung sämtlicher Kriterien des Wahns herangezogen. So meint E. BLEULER, daß ein affektiv gesteuertes Wahnbedürfnis zu den unrichtigen Vorstellungen führe. Damit wird nicht nur die Entstehung „unmöglicher Inhalte" im Sinne einer affektiven Verknüpfung gänzlich heteronomer Gegenstände (ZWIRNER), bzw. einer erhöhten „Formbarkeit des Vorstellungslebens nach gefühlsbetonten Komplexen" (WIGERT) erklärt, sondern auch die „subjektive Gewißheit" und „Unkorrigierbarkeit", da die betreffenden Inhalte „für den psychischen Haushalt des Kranken notwendig" seien (MASSERMANN). Abgesehen von den allgemeinen Formulierungen des Wahns als Sonderfall der „Flucht in die Krankheit" hat sich die weitere rein psychogenetische Forschung einerseits auf Einzelfälle — insbesondere Schizophrene — konzentriert und dabei, wie M. und C. MÜLLER betonen, weitgehend Spekulationen über eine spezifische Triebdynamik zugunsten der Untersuchung der gestörten mitmenschlichen Beziehungen fallengelassen. Andererseits hat sie sich nur auf die Besonderheiten der Paranoia bezogen. Das trifft auch auf KRETSCHMER zu, der die Wahnentstehung auf die Verflechtung verschiedenster endogener und exogener Komponenten zurückführt, wobei jedoch das jeweils Spezifische in der „Dynamik typischer Reaktionsweisen zwischen Charakter, Milieu und Erlebnis" liege, während die verschiedensten Grundstörungen „das Variable" darstellen, „das in verschiedener Form oder auch gar nicht da sein kann und durch Auflockerung des endogenen Untergrunds das Aufkommen bestimmter Komplexe erleichtert."

Daß psychodynamische Faktoren am „Wahn" beteiligt sind, wird kaum von einem Autor bezweifelt. Die Auseinandersetzungen gehen vielmehr darum, welche Bedeutung man ihnen beimessen soll. Standpunkte wie derjenige KRETSCHMERS haben verschiedentlich dazu verleitet, diesbezügliche Entscheidungen vom Einzelfall abhängig zu machen, indem man wie etwa JAHRREIS eine „Reihe von Wahnbildungen" aufstellt, in der an einem Ende starke affektive Spannungen eine leichte Veränderung der Bedeutungsgefühle erzwingen, bis zum anderen Ende, wo die Wahnidee aus einer primären Veränderung der Bedeutungsgefühle hervorgeht und affektive Gefühlsmomente nur mehr eine sekundäre Rolle spielen. Auch solchen Feststellungen wird kaum grundsätzlich widersprochen. Hingegen entbrennt an ihnen der Streit, ob diese Phänomene in toto bzw. welche von ihnen als Wahn zu bezeichnen sind. Läßt man sich hier vom „intuitiven" Zuordnungsmodus leiten, so wird die Rolle, die Affektstörungen dieser Art beim Vorliegen eines Wahnphänomens spielen können, bereits einigermaßen eingeengt: Die „états passionels" sind eben einfühlbar und daher nicht dem Wahn zugehörig. Die eigentliche Problematik liegt nicht bei den akuten Affektzuständen, sondern zuerst in der Frage, ob die komplexgebundene, ansonsten nicht augenfällig in Erscheinung tretende Affektivität zu derartigen Veränderungen der Wahrnehmung und des Gewißheitsgefühles führen kann. Eindeutige Beweise dafür, daß derartige Phänomene außerhalb akuter Reaktionen oder „Krisen" auf rein psychodynamischer Basis jene Qualitäten erhalten, die eine intuitive Zuordnung zum Wahn erlauben, liegen bisher noch nicht vor.

Andererseits aber ergibt sich die Frage, ob die Fixierung auf ein psychodynamisch bedingtes „Bedürfnis" zurückgeführt werden kann. Während eine Reihe von Autoren die Fixierung einfach aus dem akuten Erleben ableiten, was JAHRREIS auf die Formel bringt: „der Wahn ist unkorrigierbar, weil er als unerschütterlich gewiß erlebt wird", haben andere eine katathym gesteuerte Weiterführung des Wahns zumindest für gewisse Fälle erwogen: Für C. SCHNEIDER hängt bereits das Gewißheitsgefühl und in weiterer Folge dann die Fixierung — unter Umständen — von der Psychodynamik des betreffenden Kranken ab. Das „prozeßbedingte Wogen und Zerfließen der Gehalte" wirke nämlich an sich der Dauerhaftigkeit des Wahns entgegen. Primäre wahnhafte Gedanken werden nach diesem Autor nur dann zum systemisierten Wahn, wenn sie durch eine große Gewißheit ausgezeichnet sind. Dieser Gewißheitsgrad könne einerseits wohl aus der Letztheit des Erlebnisses stammen, andererseits sei er jedoch auch auf der Persönlichkeit innewohnende Eigenschaften und Tendenzen zurückzuführen. JANZARIK kommt zu dem Schluß, daß die Gefahr der Fixierung psychotischer Inhalte um so geringer sei, je weniger sie mit den alltäglichen Erlebniszusammenhängen verzahnt sind. Freilich muß man bei derartigen Erwägungen auch die Möglichkeit im Auge behalten, daß eine in ihrem Erleben und Handeln im „état passionel" umstrukturierte Persönlichkeit in dieser Haltung des weiteren ebenso psychodynamisch und milieugesteuert fixiert werden könnte wie diejenige, die eine psychotische Periode mit ähnlichen Funktionsstörungen hinter sich hat. Da solche Fälle ihre Parallele in gewissen neurotischen Verläufen haben müßten, ist eine Klärung der fixierenden Rolle der Psychodynamik eng mit dem Problem der „fixierten" Neurose verknüpft.

Diejenigen Thesen, die den Wahn aus *primären Gefühlsstörungen* ableiten, gehen im wesentlichen von HAGEN aus, der den Wahn auf primäre Stimmungsanomalien zurückführte. NEISSER behauptete, daß die veränderte Stimmungslage die Ursache für die wahnspezifische krankhafte Eigenbeziehung sei. SPECHT baute diese Gedankengänge weiter dahin aus, daß der pathologische Affekt den eigentlichen unableitbaren Krankheitsprozeß darstelle, während der Wahn sich verständlich aus dieser Stimmungsanomalie ableiten lasse, wobei er speziell auf den Mischaffekt des Mißtrauens hinweist. Weiter entwickelt wurde diese Theorie besonders von EWALD, KLEIST und STÖCKER: Der letztere führt alle Wahnvorstellungen auf vier affektive Grundlagen — nämlich depressive oder manische Verstimmung, Angst oder Mißtrauen — zurück, KLEIST nennt zusätzlich noch die Mischaffekte des Ärgers, Zorns und der Empörung, während EWALD den Anschluß an die Antriebstheorien mit seiner Auffassung findet, daß im manisch-depressiven Krankheitsgeschehen eine „biotonische Temperamentsstörung" vorliege, die vermutlich in den vegetativen Zwischenhirnzentren zu lokalisieren sei.

Während insbesondere EWALD und KEHRER die Ausbildung von Wahnphänomenen bei „cycloiden" Zuständen auf deren Kombination mit bestimmten Entwicklungen zurückführen, lehnen andere mit GRUHLE hierfür den Ausdruck „Wahn“ ab und bezeichnen sie bestenfalls als „wahnartig“. Allerdings erhebt sich hier die Frage, ob man beim eindeutigen Vorliegen von Verstimmungszuständen einfach deshalb nicht von Wahn spricht, weil man diesen Begriff für andere Zustände, insbesondere die Schizophrenie, reserviert. In dieser Hinsicht muß man KOLLES Hinweis berücksichtigen, daß es psychopathologisch keine rechte Möglichkeit gebe, die bei organischen und cyclothymen Psychosen auftretenden Wahnstimmungen und Bedeutungserlebnisse von denjenigen bei Schizophrenen abzugrenzen. Im Hinblick auf die intuitive Zuordnung ergibt sich allerdings tatsächlich für viele derartige Phänomene die Einfühlbarkeit aus der Verstimmung selbst, wenn auch gerade die Mischzustände häufig übersehen werden, bzw. sich als solche dem Einfühlungsvermögen entziehen, was insbesondere für die „Unkorrigierbarkeit“ von Bedeutung werden kann.

Im Gegensatz zu den bisher besprochenen Auffassungen faßt GIRAUD, die Vorstellung MONAKOWS und MORGUES' weiterführend, den Wahn als partielle oder globale Anomalie des „dynamisme psychique primordial“ auf. Das Wesentliche sei dabei, daß Veränderungen des „primordialen, psychischen Dynamismus“ —, der sich aus dem „élan vital“, einer Tönung in Richtung des Angenehmen oder Unangenehmen und einer Triebkomponente zusammensetzt, — höheren Funktionen des Ich nicht angepaßt werden könnten. Darin liegt für GUIRAUD auch das Zuordnungskriterium: Bei einfachen Hypochondern zum Beispiel sei das Existenzgefühl auf der somatischen Ebene gestört. Die unangenehme Tönung dieses Zustandes werde aber vom Ich als etwas aus der eigenen Persönlichkeit Kommendes anerkannt. Beim hypochondrischen Wahn hingegen werde die unangenehme Gefühlsstörung nicht als etwas der eigenen Persönlichkeit Entspringendes akzeptiert, sondern als durch fremde Einflüsse hervorgerufen — als „xenopathisch“ empfunden. Der heikle Punkt dieser Theorie liegt, wie GUIRAUD selbst zugibt, in der Frage, warum eine gestörte Komponente der primordialen Aktivität nicht normal integriert und an die Realität angepaßt werden kann. Bei jenen Fällen, für die eine Hypoaktivität des primordialen Dynamismus als Ursache angenommen wird, scheint ihm diese eine ausreichende Begründung für die Nichtanerkennung durch das Ich. Schwieriger fällt GUIRAUD bereits die Erklärung jener Wahnformen, die er auf eine Hyperaktivität zurückführt. Er greift hier auf psychologische Begründungen zurück, wie z. B. daß gewisse Erotomanien deshalb nach jahrelangem Bestehen eines normalen Liebestriebes plötzlich ins Wahnhafte umschlagen, weil das Liebesbedürfnis des Patienten in der Realität nicht genügend Befriedigung gefunden hat und nun seine Kompensation im Wahn suchen muß. Ferner sei in solchen Fällen die Qualität der primordialen anomalen psychischen Übererregung sicherlich nicht mit der normalen Aktivität des Ichs in Einklang zu bringen. Das anatomische Substrat für die primordiale psychische Aktivität liegt für GUIRAUD in den terminalen vegetativen Zentren. Jede dort entweder funktionell oder direkt zerstörend einwirkende Noxe könne Wahnphänomene zur Folge haben, wofür sowohl psychische wie auch organische Störungen in Frage kämen. Bezüglich der Wahnbildungen bei toxischen oder posttraumatischen Zuständen haben auch andere Forscher, insbesondere KRETSCHMER, ähnliche Erwägungen angestellt. Die konstitutionelle „Hypobiotrophie“ der höheren vegetativen Zentren, die ebenfalls wiederholt Gegenstand von Spekulationen war, ist bisher jedoch noch niemals wirklich eindeutig gefaßt worden. Das soll noch nicht besagen, daß mit der Verwendung der Xenopathie als Zuordnungskriterium nicht ein tatsächlich beobachtbares Unterscheidungsmerkmal hervorgehoben wird. GUIRAUD faßt damit in Anlehnung an DE CLERAMBAULT offenbar Phänomene zusammen, bei denen er einen letztlich organisch bedingten Funktionswandel des Gehirns im Sinne CONRADS annimmt. Ob dieser allerdings in den vegetativen Zentren lokalisiert werden kann, ist ein noch durchaus offenes Problem. Freilich muß man aber auch noch zusätzlich im Auge behalten, daß jene Zustände, bei denen man von Xenopathie sprechen kann, nur eine — vielleicht wesensverwandte — Gruppe innerhalb der Phänomene darstellen, die man dem Wahn zuordnet, wenn man die Uneinfühlbarkeit als Kriterium verwendet.

Ein umfassendes Konzept über die Ableitung der verschiedenen Wahnphänomene aus bestimmten *dynamischen Grundkonstellationen* hat JANZARIK entwickelt, wobei er unter Dynamik das Gesamt von Impulsen, Intentionen, Bereitschaften, Gerichtetheiten und emotionalen Zuständlichkeiten versteht. Von dieser hebe sich die „Repräsentation" ab, womit die Inhalte gemeint sind, „die den kontinuierlichen Strom seelischer Dynamik gliedern und die dynamischen Geschehnisse im einzelnen determinieren." Diesen beiden Aspekten des Seelischen entsprächen ein impressiver und ein repräsentativer Wahrnehmungsmodus. Der erstere erfasse „dynamisch relevante Gehalte, etwa Physiognomien, unmittelbar und unabhängig von ihrem sachlichen Stellenwert", der zweite richte sich „erkennend auf den gegenständlichen Aspekt" und distanziere sich vom „Anmutungsgehalt des Wahrgenommenen". Die dynamisch geprägten repräsentativen Bestände nennt JANZARIK „Werte". In Form des „Wertgefüges" stellen sie die individuelle seelische Struktur dar. Endogene Psychosen lassen sich für ihn „ausschließlich aus einer aktuellen bzw. bleibenden Störung der Dynamik" ableiten, während in körperlich begründbaren Psychosen daneben noch eine „Beeinträchtigung des repräsentativen Bereichs" nachweisbar sei.

JANZARIK knüpft an das Konzept der Einheitspsychose an und führt die Unterschiedlichkeit manisch-depressiver und schizophrener Verläufe auf die Verschiedenartigkeit der dynamischen Störung zurück. So sei die dynamische Reduktion, die bei der Depression auftrete, durch ihre Stetigkeit ausgezeichnet; erst wenn durch den Einbruch elementarer psychotischer Angst die dynamische Konstellation labil werde, komme es zu Beeinträchtigungsinhalten vom schizophrenen Typus. In der dynamischen Expansion bei manischen Zustandsbildern werde zunächst auch nur das unversehrte Wertgefüge dynamisch aktiviert. Erst in schweren Zuständen komme es daneben auch zu einer Entzügelung des impressiven Wahrnehmungsmodus. Während aber auch in manischen Zuständen immer noch ein erlebnismäßiges Gleichgewicht zwischen innerem Raum und begegnender Welt bestehe, werde dieses durch ein Unstetigwerden des dynamischen Geschehens gestört, was in der Wahnstimmung zum Ausdruck komme.

Die einzelnen Wahnphänomene lassen sich dann für JANZARIK in eine Übergangsreihe zwischen die, dem impressiven Wahrnehmungsmodus zugehörigen, „reinen Anmutungserlebnisse" und die, unabhängig von Wahrnehmungen in den Erlebniszusammenhang tretenden „Aktualisierungen" einordnen. Während die letzteren den Wahneinfällen entsprächen, stünde zwischen beiden Polen die K. Schneidersche Wahnwahrnehmung, bei der impressive Entzügelung und gesteigerte Aktualisierungsbereitschaft gleichzeitig gegeben seien: In ihr „werden die Aktualisierungen in den begegnenden Anmutungen bestätigt und gewinnen die Anmutungen in den Aktualisierungen besondere Bedeutung". Diese Sicht JANZARIKS überbrückt geschickt die in der früher formulierten Frage, ob in der Wahnwahrnehmung die Beziehungssetzung vom

Thema oder von der veränderten Wahrnehmung her aufgebaut werde, enthaltene Gegensätzlichkeit und erklärt zugleich die „Verstehbarkeit“ der Wahnphänomene. Da auch beim Normalen durch unzureichende Anlässe ausgelöste Aktualisierungen vorkommen, liegt das Wahnkriterium bei JANZARIK erst in der ihnen anhaftenden subjektiven Gewißheit. Diese komme aus den Bereitschaften, die zur Aktualisierung drängen, während die aktualisierenden und zugleich bestätigenden Anlässe demgegenüber weitgehend unauffällig seien. Allerdings könnten derartige Wahnerfahrungen nur dann „hochkommen“, wenn der strukturelle Erlebnishintergrund durch unvorbereitet in die Erlebniszusammenhänge einbrechende Anmutungen und isolierte Aktualisierungen bereits beeinträchtigt sei. Die Möglichkeit, daß man aus einem psychotischen Zustand auf Dauer als ein Veränderter hervorgeht, — womit das Problem der Fixierung aufgeworfen wird — ist für JANZARIK in zweierlei Weise gegeben: Einerseits könne es zu einer Veränderung des Wertgefüges kommen, andererseits sei es möglich, daß die dynamische Ausgangskonstellation nicht mehr erreicht werde. So wird die Restitution nach depressiven Phasen damit erklärt, daß die stabilisierende Reduktion während der Phase gleichförmig und durchgängig das Erlebnisfeld durchsetzt und das Wertgefüge aktuell so verforme, daß schon Ansätze zur kritischen Korrektur unmöglich werden. Mit Besserung des Zustandes könne das ursprüngliche Bezugssystem dann wieder in alter Weise in Funktion treten. Bei der Schizophrenie komme es hingegen eher „zu einem Alternieren von psychotischer Dynamik und der in den Wertzusammenhängen des gesunden seelischen Lebens gebundenen Dynamik“, wodurch das Wertgefüge bleibend verändert werden könne. Solche nur „psychotisch angeregte“ Umstrukturierungen seien speziell bei der klassischen Paranoia nach Abklingen der dynamischen Störung ohne nachfolgende „dynamische Entleerung“ für das Persistieren des Wahns verantwortlich zu machen. In ähnlicher Weise könnten jene Depressionen Relikte hinterlassen, bei denen die Verformung des Wertgefüges nicht bis zu wahnhaften Inhalten vordringe, sondern überwertige Sorgen und Befürchtungen in den Vordergrund schiebe. Umgekehrt hätten jene schizophrenen Psychosen Aussicht auf völlige Restitution, bei denen es infolge des stürmischen Verlaufes nicht zu einer „wechselseitigen Durchdringung von Wahn und überdauernden repräsentativen Beständen des gesunden Seelenlebens“ komme. Werde hingegen die ursprüngliche dynamische Konstellation nach depressiven Phasen nicht wiedererlangt, so sei mit chronischen hypochondrisch-morosen Verstimmungen zu rechnen, während nach Rückbildung der dynamischen Expansion Zustandsbilder zurückbleiben könnten, die durch Enthemmung, Entdifferenzierung, querulatorische Überreiztheit, euphorische Selbstüberschätzung „oder ähnliche Dauerhaltungen“ gekennzeichnet seien. Bei bis zur „dynamischen Entleerung“ forgeschrittenen schizophrenen Psychosen schließlich werde die verbliebene Dynamik nur mehr in der Aktualisierung des durch den psychotischen Einbruch umgestalteten Wertgefüges abgesättigt. Dadurch werde in diesen Fällen der Wahn weitgehend identisch mit der weiteren Erlebniskontinuität.

JANZARIK sieht in den endogenen Psychosen ein multikonditionales Geschehen, in welchem es „biologisch verankerte Dispositonen“ zu den verschiedenen Entgleisungstypen des dynamischen Geschehens gäbe. Von diesen sei jedoch die konstitutionell vorgegebene seelische Dynamik grundsätzlich abzutrennen, die bei pyknomorph-syntoner Konstitution als stabilisierender Faktor einer „Progression des dynamischen Geschehens zur Unstetigkeit und Entleerung“ entgegenwirke, während leptomorph-dysplastische Konstitutionen als Faktor der Instabilität solche Entwicklungen fördern.

Neben oder unabhängig von derartigen Dispositionen zieht JANZARIK jedoch auch die Entstehung einer Bereitschaft zu dynamischen Fehlsteuerungen durch erworbene organische Schädigungen in Betracht, wobei er die Lokalisation der Dispositionen und Schädigungen mit der „dynamischen Zone“ W. R. HESS’ im diencephal-rhinencephal-mesencephalen Bereich in Zusammenhang bringt. Im Hinblick auf die pneumencephalographischen Befunde G. HUBERS bei Schizophrenen erwägt er hierbei, die Disposition für ein Entgleisen des dynamischen Geschehens in einer Diencephalopathie zu sehen.

JANZARIKS Beobachtungen und Überlegungen sind offenbar dazu geeignet, eine Erklärung für sämtliche Wahnphänomene und das „Uneinfühlbare“ in ihnen anzubieten. Problematisch bleibt nach wie vor die Abgrenzung gegen nicht-psychotische Zustände: JANZARIK hält es nämlich für möglich, daß in gewissen Fällen „die phänomenal erlebnisunabhängige psychotische Dynamik primär von besonderen seelischen Konstellationen angeregt worden sein könnte.“ Hier ergibt sich die Frage, ob solche seelische Auslöser nicht auch außerhalb des Rahmens der eigentlichen Psychosen Veränderungen der Dynamik hervorrufen können, die sich als „gesteigerte Aktualisierungsbereitschaft“ des Wertgefüges und Entzügelung des impressiven Wahrnehmungsmodus auswirken. Angesichts dieser Möglichkeit müßte man zumindest erwägen, ob es nicht neben einer spezifisch psychotischen Dynamik auch andere Veränderungen der biologischen Untergrundsdynamik geben könnte, wie sie JANZARIK übrigens auch am Beispiel der Pubertät demonstriert. Besonders kritisch wird diese Fragestellung bei den der Paranoia zugehörigen Zusandsbildern: JANZARIK nimmt hier an, daß eine dynamische Unstetigkeit am Beginn zu einer „richtunggebenden Umorientierung des Wertgefüges“ führe, und rechnet die Paranoia daher den schizophrenen Psychosen zu. Unseres Erachtens muß aber offen gelassen werden, ob man hier generell von einer „psychotisch angeregten Umstrukturierung“ sprechen kann. Mit der Erwägung, daß die Dynamik des biologischen Untergrundes in ihrer Konstellation „psychogen“ verändert werden könnte, begibt man sich allerdings schon weit in das noch recht wenig abgeklärte Gebiet psycho-physischer Schaltungen und Zusammenhänge. Immerhin werden Veränderungen der dynamischen Konstellation bei nichtpsychotischen oder bisher als „nicht organisch bedingt“ erkannten Zuständen auch durch deren Verlauf insofern nahegelegt, als hier Befunde erhoben wurden, die sich mit den von JANZARIK beschriebenen Folgen der psychotischen Störungen der Dynamik — insbesondere mit der „dynamischen Entleerung“ — in Beziehung bringen lassen. So findet ERNST bei seinen katamnestischen Neuroseuntersuchungen sehr deutliche Entsprechungen zwischen den neurotischen Residual- und den schizophrenen Defektzuständen ohne einen Wesensunterschied zwischen beiden feststellen zu können. Er beschreibt bei den Neurotikern eine parathyme und maskenhafte Mimik, manieriert-süßliches Gehaben, affektive Nivellierung. Die Verstehbarkeit der eigenartigen, oft Wahnniveau erreichenden Ideen der Neurotiker unterscheide sich nicht von derjenigen, die man auch dem gut untersuchten Defektschizophrenen entgegenbringen könne. Insbesondere hebt ERNST die Komplexabspaltung im Sinne der Jungschen „partiellen, apperzeptiven Verblödung mit einer Gemütsverbildung für alle anderen, nicht zum Komplex passenden Reize“ hervor. Diese Befunde lassen sich doch wohl recht gut mit einer Umstrukturierung des Wertgefüges bei ausbleibender Wiederherstellung der dynamischen Ausgangslage erklären. Ob man daraus die „Somatogenese“ der Neurose oder die „psychogene“ Bedingtheit derartiger dynamischer Veränderungen ableitet, ist dann noch eine andere, hier nicht zur Diskussion stehende Frage.

e) Lokalisierte Hirnschädigung und cerebraler „Funktionswandel“

Die Auffassung, daß der Wahn ein „organisch cerebrales, nicht ableitbares, nicht einfühlbares Symptom“ (GRUHLE) sei, hat ihre Vertreter verschiedentlich dazu veranlaßt, Hypothesen über die Art der zugrundeliegenden Hirnschädigung aufzustellen. Sie greifen dabei meist auf Wahnphänomene bei bekannten, eindeutig organischen Cerebralschädigungen zurück und neigen — je nach ihrer grundsätzlichen Einstellung — jeweils mehr der eng lokalisierten „Werkzeug“- oder der „Ganzheitsstörung“ zu.

Im deutschen Sprachraum repräsentiert die Wernickesche Schule die erstgenannte Richtung: Mit der Abtrennung des Erklärungswahns wollte WERNICKE die Voraussetzung für eine hirnpathologische Erklärung des „echten“ Wahns schaffen, die nach dem Aphasiemodell ihre Stützen in der Theorie der Sejunktion und der direkten Reizung der Projektionsfelder findet. KLEIST hat diese Gedankengänge weiter ausgebaut, die schizophrenen Paraphasien mit der sensorischen Aphasie, die paralogische Denkstörung mit der occipito-temporalen Übergangsregion, die „Phantasiophrenie“ und die „Entfremdungspsychose“ mit dem Zwischenhirn in Beziehung gebracht. Erst mit LEONHARD hat die Betrachtung der psychologischen Entstehungsweise der klinischen Symptome auch in dieser Schule wieder an Bedeutung gewonnen und ein Abrücken von einem allzu eng umschriebenen Lokalisierungsbestreben bewirkt. In Frankreich stellt DE CLERAMBAULT mit seiner Lehre vom „automatisme mental“ das Gegenstück zur Wernicke-Kleistschen Richtung dar, indem er eine pathologische Reizung verschiedener zentral-nervöser Strukturen für das Auftreten von Wahnphänomenen verantwortlich macht. Die Kritik an diesem „organicisme à outrance“ (GUIRAUD) stützt sich im Wesentlichen darauf, daß der Beweis für die lokalisierte Schädigung circumscripter Regionen bei bestimmten Wahnbildungen bisher noch nicht gelungen ist. Auch die experimentelle Psychiatrie hat, wie MORSELLI feststellt, keine schlüssigen Aussagen über den „Wahn“ im Hinblick auf „Werkzeugstörungen“ machen können.

Die Ganzheitsstörung wurde anhand der Wahnphänomene bei organischen Schädigungen von den einzelnen Autoren wieder auf verschiedenste Gründe zurückgeführt. So sieht KRETSCHMER die Rolle exogen-organischer Ursachen in der Erzeugung einer reizbaren Schwäche, die eine Erhöhung der Wahndisposition bewirke und so durch Zusammenspiel von Noxe, Erlebnis und Charakteranlagen den Wahn entstehen lasse. Ähnlich liegt auch für andere Forscher das Wesentliche der organischen Störung darin, daß eine entsprechende Charakterstruktur auf Krankheitsebene gehoben werde, wie dies KLEIST für die Involutionsparanoia annimmt. KEHRER führt so die Wahnbildungen bei exogenen und endogenen Schädigungen auf Störungen der Stimmung und vor allem des Selbstwertgefühls zurück. Andererseits wurden auch Veränderungen der Bewußtseinslage für die Wahnbildung verantwortlich gemacht (HUGENHOLTZ, RÜMKE).

In seinen Studien über die symptomatischen Psychosen und die beginnende Schizophrenie hat CONRAD die somatische Genese der Wahnbildungen zu einem einheitlichen System zusammengefaßt. Er gliedert die Prodrome der somatischen Psychosen in zwei Typen, wobei der eine in die Richtung der Bewußtseinstrübung, der andere in die des Wahns weise, wofür er die Begriffe der „ptolemäischen“ und „kopernikanischen“ Wendung einführt. Die erstere, die darin besteht, daß der Mensch „aus der Hingabe an die ‚Welt‘ zu sich zurückkehren“ kann, werde bei der Bewußtseinstrübung unmöglich. Die kopernikanische Wendung hingegen stelle einen „Überstieg“ auf einer höheren Stufe dar, wobei das Bezugssystem insofern gewechselt werde, als man sich dann nicht mehr als Mittelpunkt seiner eigenen Welt, sondern gleichsam aus der „Vogelperspektive“ sehe. Treffe der „protopathische Gestaltwandel“, der bei den Bewußtseinsstörungen zu einer Erschwerung der „ptolemäischen Wendung“ führe, zunächst jene Seite des Erlebens, die der „kopernikanischen Wendung“ entspricht, dann resultiere nicht Bewußtseinstrübung, sondern Wahn. Die verschiedenen Stadien dieser Entwicklung in der Richtung des Wahns hat CONRAD bei der Schizophrenie dargestellt: Im „Trema“ erscheine der „Überstieg“ zunächst gefährdet, wodurch Beeinträchtigungs- und Mißtrauensgefühle entstünden. Daran schließe sich die „Apophänie“ als Erlebnis eines abnormen Bedeutungsbewußtseins und als Gefühl, im Mittelpunkt des Geschehens zu stehen, das CONRAD als „Anastrophe“ bezeichnet. Der Ausbruch der Apophänie werde durch die Wahnstimmung eingeleitet, in der es zu einer „Änderung der Physiognomie des psychischen Gesamtfeldes“ komme. Weitere Zeichen des in der Apophänie fortschreitenden Destruktionsprozesses sei das „Vordrängen der Wesenseigenschaften“ im Sinne MATUSSEKS. In der „Apokalyptik“ schließlich komme es zu einer solchen Destruktion des Erlebnisfeldes, daß dieses demjenigen des Träumenden ähnlich werde. Bei der nachfolgenden Konsolidierung würden die gleichen Stufen rückläufig durchschritten, wobei CONRAD klinisch das paranoide Erleben der Apophänie, das katatone der Apokalyptik zuordnet. Die Restitution bestehe darin, daß dem Kranken der „Überstieg“ wieder möglich werde, während beim Zurückbleiben von Residuen paranoide oder katatone Verlaufsformen entstehen könnten. Während es also Apophänie bei allen echten, das heißt für CONRAD letztlich organisch bedingten Wahnbildungen gäbe, liege das spezifisch Schizophrene in einem „energetischen Potentialverlust“. Dieser verursache, wenn er während der Psychose einen „höheren Grad“ erreiche, ein Steckenbleiben des Konsolidierungsprozesses „auf halbem Wege“ und damit ein Persistieren von Resten der jeweiligen Phase, in der die Rückbildung stehen blieb.

Ein für die Aufhellung des Wahnproblems bedeutungsvoller Ansatz scheint in CONRADS Feststellungen zu liegen, daß apophänes Erleben durch formale und nicht durch thematische Kriterien charakterisiert und durchaus nicht ein auf die Schizophrenie beschränktes Geschehen sei. Es finde sich vielmehr auch bei bekannten organischen Hirnschädigungen als Ausdruck des pathologischen Funktionswandels. Dieser sei als Ganzheitsstörung aufzufassen und durch einen „Verlust an Freiheitsgraden“ charakterisiert, der sich eben in der Unmöglichkeit des „Überstiegs“ auswirke. In dem protopathischen Funktionswandel sieht CONRAD die eigentliche Abgrenzung von den psychogenen Wahnformen. Diese Grenze werde allerdings leicht erreicht: „Der Eifersüchtige kann schon durch die Alkoholintoxikation des Gehirns zu einem Eifersuchtswahnkranken werden, der Mißtrauische durch den Altersabbau des Gehirns zu einem Paranoischen. Immer aber *muß doch eine Grenze überschritten werden, die letztlich im Somatischen liegt.*“

Setzt man die Kennzeichen dieses Funktionswandels mit den für die Uneinfühlbarkeit verantwortlichen Bedingungen „hinter“ den klassisch-deskriptiven Wahnkriterien in Beziehung, so ergibt sich, daß es hier zunächst um die „subjektive Gewißheit“ geht: Formulierungen wie „Unmöglichkeit des Überstiegs“ oder „Verlust der Freiheitsgrade“ treffen genau das, was wir bei der subjektiven Gewißheit als unerbittlichen Ausschluß anderer Möglichkeiten kennengelernt haben. Die einzelnen Phasen des Gestaltwandels machen selbstverständlich auch wieder die Entstehung „unmöglicher“ Inhalte in der gleichen Weise verständlich, wie sie schon im Zusammenhang mit MATUSSEKs gestaltpsychologischem Ansatz erörtert wurde. Wir haben früher auseinandergesetzt, daß die „Unmöglichkeit des Inhalts“ im Vergleich zu der „subjektiven Gewißheit“ ein ziemlich unverläßliches Kriterium ist. Aus CONRADs Untersuchungen lassen sich zwei weitere Gründe dafür ableiten, daß man den „unmöglichen“ Inhalten nur eine recht untergeordnete Bedeutung in der Wahndiagnostik beimessen darf: Das „Vordrängen der Wesenseigenschaften“, das für den Aufbau solcher „unmöglicher“ Inhalte hier in Frage kommt, ist Ausdruck fortgeschrittener Stadien des Funktionswandels, die eben durchaus nicht in jedem Fall erreicht werden müssen. Andererseits sind gerade die Physiognomierung, das Vordrängen von Gestaltsqualitäten auch bei den Bewußtseinstrübungen vorhanden, die sich nach CONRAD vom eigentlichen Wahn durch die andersartige Einschränkung der Freiheitsgrade unterscheiden. Damit wird der Wahn enger gefaßt, die Erwägungen über die Rolle einer Bewußtseinstrübung bei der Wahnentstehung dahingehend umformuliert, daß es bei Wahn *und* Bewußtseinstrübung zur Physiognomierung kommen könne, während das eigentlich Spezifische für den Wahn, der sich eben durch Bewußtseinsklarheit auszeichne, die Unfähigkeit zum „Überstieg“ sei.

Wird somit die Frage nach der „subjektiven Gewißheit“ durch CONRADs Erwägungen in den Vordergrund der Wahnproblematik gerückt, so wird sie bei jenen Fällen höchst brennend, wo die „Grenze zum Somatischen“ gerade eben überschritten wird. Da „subjektive Gewißheit“ nur bei fehlender Affekteinengung uneinfühlbar ist, könnte man sich fragen, inwieweit eine solche Konstellation durch die nach CONRAD letztlich im Somatischen liegende Unfähigkeit zum „Überstieg“ gegeben ist: Diese könnte etwa beim Beispiel des „echten“ Eifersuchtswahns dem Beobachter in erster Linie „ins Auge fallen“ und das intuitive Erfassen der Uneinfühlbarkeit bedingen, während bei der „gewöhnlichen“, „neurotischen“ oder „psychopathischen“ Eifersucht der Affekt im Vordergrund steht, weil sich für den Beobachter nicht vor oder neben ihn das Gefühl einschiebt, einer „andersartigen“ — in ihrer psychischen Funktion veränderten — Persönlichkeit gegenüber zu stehen. CONRAD betont freilich, daß der protopathische Funktionswandel sich durch formale Kriterien erkennen lasse, und erläutert dies in einer Auseinandersetzung mit dem Problem des sensitiven Beziehungswahns anhand von konkreten Fällen, wobei er besonders auf das Vorhandensein von echtem apophänem Erleben achtet. Ist dieses nicht nachweisbar, so greift er auf das Fehlen einer verständlichen Ableitung aus der Situation und auf das Wahrscheinlichmachen hormonaler Störungen zurück, die den „somatischen Einbruch“ erklären könnten. Gerade bei den Fällen, wo nur eine minimale Grenzüberschreitung zum Somatischen hin angenommen werden muß, scheint diese vorderhand also noch nicht so eindeutig formal faßbar zu sein, weshalb wir hier doch noch immer von Intuition sprechen möchten. Immerhin läßt CONRAD selbst auch bei einem seiner Beispielfälle die Frage offen, daß es sich um einen abortiven Schub und nicht bloß um eine „wahnähnliche paranoische Persönlichkeitsreaktion“ gehandelt haben könnte. Die bestechende These CONRADs, daß die Unverstehbarkeit des Wahns durch eine somatische Gehirnstörung bedingt sei, die durch den pathologischen Funktionswandel nachgewiesen werden kann, regt aber zu dem Versuch an, diesen auch bei jenen Grenzfällen greifbar zu machen, wo wir bislang doch noch auf die Intuition angewiesen sind.

CONRADs Untersuchungen werfen aber auch wieder die Frage nach den Gründen der Fixierung auf. Bei den schizophrenen Fällen sieht er eine Ursache für das Weiterbestehen der Symptomatik im energetischen Potentialverlust. Andererseits erwägt er jedoch auch die Möglichkeit einer „psychogenen Wahnfixierung". Wenn man CONRAD in der Annahme folgt, daß es eine große Zahl von nicht schizophrenen Wahnformen gibt, die ebenfalls durch den pathologischen Gestaltwandel ausgezeichnet sind, so liegt die Vermutung nahe, daß bei manchen von ihnen der „Hirnabbau" in einer bleibenden Schädigung bestehen könnte. Daraus würde sich die Fixierung des Wahnsyndroms im Sinne einer auf Dauer pathologisch abgewandelten Funktion ohne weiteres ableiten lassen. Allerdings wäre auch bei diesen nicht schizophrenen Fällen die Frage der psychogenen Wahnfixierung nach Abklingen der Noxe zu untersuchen.

Indem CONRAD zeigt, daß es durch Unverstehbarkeit als Wahn zu klassifizierende Phänomene bei allen möglichen organischen Schädigungen des Gehirns gibt, befreit er die Wahnforschung wieder aus der allenthalben gepflogenen Einengung auf das Schizophrenieproblem. Erwägungen über die Unterscheidung zwischen schizophrenen, cyclischen, epileptischen und anderen Wahnphänomenen müssen dann bereits darauf abzielen, wesensverschiedene Arten des pathologischen Funktionswandels voneinander abzugrenzen. Zuvor aber müßte dieser im allgemeinen und gerade in den Grenzfällen wohl noch eindeutiger gefaßt werden.

C. Die Paranoia als Spezialfall des Wahns

1. Definition und Abgrenzung

Die Kraepelinsche Definition hat die Paranoiaforschung durch ihre Verquickung von Quer- und Längsschnittkriterien insofern belastet, als die einzelnen Autoren in der Folge den Akzent mehr auf den einen oder anderen Gesichtspunkt gelegt haben. Im Hinblick auf die Wertung des Verlaufes wurde dies noch dadurch kompliziert, als die einen das Wesentliche in der gleichmäßigen unerschütterlichen Fortdauer des Wahnsystems nach abgeschlossener „Entwicklung" sahen, währen die anderen eine kontinuierliche Fortentwicklung im Sinne einer progressiven Generalisierung verlangten. Andererseits hat die Forderung nach Erfüllung aller von KRAEPELIN für die Paranoia-Diagnose aufgestellten Bedingungen manche Forscher an der Existenz solcher Zustandsbilder überhaupt zweifeln lassen.

Geht man bei der nosologischen Abgrenzung von KRAEPELINS *Querschnittskriterien* aus, so muß man sich an das „mit vollkommener Erhaltung der Klarheit und Ordnung im Denken, Wollen und Handeln" einhergehende Wahnsystem halten. Die Unerschütterlichkeit ist hier nur insofern von Bedeutung, als sie subjektive Gewißheit meint, da sie im Sinne von dauernd bestehender Unkorrigierbarkeit bereits ein Längsschnittkriterium darstellt. Im Zentrum steht hierbei offenbar das *Wahnsystem.* Nach K. SCHNEIDER liegt ein solches dann vor, wenn zwischen den einzelnen Wahnwahrnehmungen, paranoiden Reaktionen und Wahneinfällen Verbindungen hergestellt werden. Diese Verknüpfung wird nach JASPERS vom Denken im Sinne einer „Wahnarbeit" geleistet. Die rationale Verarbeitung von Wahnerlebnissen zu einem System läßt sich nun nicht grundsätzlich von einem „Normalsystem" unterscheiden (KOLLE). Deshalb muß die Zuordnung zum Wahn offenbar von den einzelnen Elementen abhängig gemacht und auch die Gewißheit in ihnen gesucht werden und nicht in der Verknüpfung. Diese gibt nur Aufschluß darüber, daß die übrige Persönlichkeit intakt ist, worin schon SANDER die Besonderheit der „originären Verrücktheit" sah. Da die Systemisierung mit der intellektuellen Leistungsfähigkeit in Zusammenhang steht, darf sie aber offenbar nur dann verwertet werden, wenn man sich strikt an die „*Er-*

haltung der Klarheit und Ordnung im Denken, Wollen und Handeln" hält, wobei es um die Abgrenzung von diese Funktionen destruierenden Prozessen, vorwiegend der Dementia praecox, geht. Die Folgerung, daß Wahnbildungen bei Debilen etwas grundsätzlich anderes ein müßten als die echte Paranoia, weil ihnen das System fehle, geht also am eigentlichen Problem vorbei. Das gleiche gilt dort, wo Systemisierung mit Generalisierung verwechselt wird: Die Erweiterung des Systems wirft ja bereits Fragen des Krankheitslängsschnittes auf, wobei es darum geht, ob eine zunehmende „Polarisierung" der Persönlichkeit (MORSELLI) im Sinne einer „Entwicklung" statthat, bei der „normales" Erleben in den Dienst des Wahns gestellt wird, oder ob sich die „prozeßhafte" Produktion von Wahnerleben fortsetzt. Daher sollte man unter System nicht mehr verstehen wollen als die Integrierung von Wahnelementen in eine ansonsten speziell im Hinblick auf die Denkfunktion nicht veränderte Persönlichkeit unter besonderer Berücksichtigung des ursprünglichen Intelligenzniveaus.

Den *Längsschnittkriterien* wird von den einzelnen Autoren eine recht unterschiedliche Bedeutung beigemessen, was sich an einer Gegenüberstellung zweier typischer Auffassungen veranschaulichen läßt: KEHRER faßt unter Paranoia jene Fälle zusammen, bei welchen das psychische Bild — „möge es sich um Phasen, Reaktionen, Entwicklungen oder Dauerzustände handeln, — auf logisch begründete, nach Motiv und Inhalt durchwegs verständliche Wahnbildungen beschränkt bleibt". Im Gegensatz dazu spricht JANZARIK nur dann von Paranoia, wenn Wahneinfälle oder wahnähnliche Reaktionen mehr oder weniger unvermittelt entstanden sind und beharrlich für längere Zeit oder immer festgehalten werden. Bei Gemeinsamkeit der Auffassungen im Hinblick auf die „Intaktheit" der Persönlichkeit und das Fehlen von Symptomen einer bekannten Psychose, stellt also KEHRER die verständliche Ausbildung des Syndroms unter Außerachtlassung seiner Dauer in den Vordergrund, während JANZARIK gerade die unvermittelte Entstehung und die Fixierung als Kriterium hervorhebt.

Nicht minder problematisch als die Handhabung der Definition gestaltete sich bis heute die Abgrenzung von anderen Krankheitsbildern. KRAEPELIN neigte, wie KEHRER anschaulich zusammenfaßt, dazu, hier gewisse Grenzsyndrome von der Paranoia abzuheben: So faßte er die Paraphenien als letztlich doch der Schizophrenie zugehörig auf, während er den Querulantenwahn, RÜDINS Begnadigungswahn und BIRNBAUMS wahnhafte Einbildungen der Degenerierten mehr auf die Seite der Hysterie verlegte. Für FRIEDMANNS „milde" und GAUPPS „abortive" Paranoia, KRETSCHMERS „sensitiven Beziehungswahn" und die von ihm selbst beschriebenen „paranoiden Persönlichkeiten" hingegen nahm er mehr den Psychopathiebegriff in Anspruch. Diese Abgrenzungsversuche wurden von den verschiedensten Seiten her und unter mannigfaltigsten Gesichtspunkten angegriffen und verändert, wobei schließlich fast jeder Autor seine eigene Grenzziehung unter den angeführten Syndromen vornahm. Dabei lassen sich zwei Auffassungspole isolieren, um welche die einzelnen Krankheitsbilder jeweils in anderer Weise gruppiert werden: Auf der einen Seite werden die auf eine zugrundeliegende Psychose zurückgeführten Zustände, die sich aus Motiven nicht erklären lassen, zusammengefaßt. Auf der anderen Seite steht die große Gruppe der „Entwicklungen", bei denen meist die Ableitbarkeit aus Motiven gefordert wird, auch wenn man in verschiedenem Ausmaß der Möglichkeit einer besonderen Veranlagung zusätzlich Rechnung trägt. Kompliziert werden die Verhältnisse noch dadurch, daß gewisse Autoren den einzelnen Bildern, wie z. B. der Paranoia oder dem Querulantenwahn geschlossen auf der einen oder anderen Seite einen Platz einräumen, während andere ihre Auswahl von Fall zu Fall treffen und schließlich eine dritte Gruppe sogar beim einzelnen Kranken etwa die Kombination von Prozeß und Entwicklung jeweils erwägt. In diesem Streit der Meinungen wird die Paranoia dann oft im Sinne E. Bleulers nur mehr als Syndrombegriff gebraucht. Dagegen wäre methodologisch nichts einzuwenden, wenn nicht, wie dies häufig geschieht, die Zuteilung zu bekannten Grundkrankheiten allzu schnell vorgenommen würde.

2. Paranoia und Paraphrenie

Die nosologische Beziehung zwischen Paranoia und Paraphrenie birgt bereits sämtliche der geschilderten Zuordnungsprobleme in sich: Eine Gruppe von Autoren grenzt diese beiden Erkrankungen grundsätzlich voneinander ab, während die andere sie als Einheit auffaßt, wobei jeweils Quer- und Längsschnittkriterien mit verschiedener Akzentsetzung ins Treffen geführt werden. Für die *Querschnittsbeurteilung* wird meist das Fehlen von Halluzinationen bei der Paranoia (z. B. Brodschöll und Strotzka, Hoff, Kraepelin, Lange) als Unterscheidungskriterium herangezogen. Während damit aber für die einen mit Kraepelin die Trennungslinie zur Schizophrenie — oder zumindest zu einem Krankheitsprozeß — dergestalt gegeben ist, daß die Paraphrenie einer solchen „Erkrankung", die Paranoia hingegen den „abnormen Persönlichkeiten" zugeordnet wird, sehen die anderen hier keinen Wesensunterschied. Allerdings teilen sich nach dieser Feststellung die Meinungen sofort wieder, indem entweder Paranoia und Paraphrenie zusammen der Schizophrenie zugeteilt oder aber als gemeinsame, selbständige Krankheitseinheit aufgefaßt werden. Aus begreiflichen Gründen neigen gerade jene Forscher dem letzteren Standpunkt zu, die selbst auf dem Boden der „Werkzeugstörung" stehen.

Die Einbeziehung des Verstehens als Zuordnungskriterium führt dann zu Grenzziehungen in der Art Claudes, der die „verständlichen" Entwicklungen bei der Paranoia dem „unverständlichen" Prozeßgeschehen bei der Paraphrenie gegenüberstellt. Die Leitlinie der „verständlichen" Entwicklung bei der Paranoia fällt aber nicht mit der durch das Vorhandensein von Sinnestäuschungen gegebenen Grenzziehung zusammen. So warnt E. Bleuler bereits vor der vorschnellen Überwertung von Halluzinationen als Zeichen eines Krankheitsprozesses. Andererseits schließt das Fehlen von Halluzinationen nicht den Prozeß aus. Im übrigen kann bei Anwendung intuitiver Kriterien die Uneinfühlbarkeit auch bei Abwesenheit jeglicher Sinnestäuschungen gegeben sein. Oft werden für die Trennung des Krankheitsbildes auch noch Längsschnittkriterien ins Treffen geführt: So stützt sich Kraepelin bei der Abgrenzung der Paranoia von der durch „Krankheitsvorgänge" bedingten Paraphrenie auf den malignen Verlauf der letzteren zu „psychischem Siechtum". Nachuntersuchungen ergaben jedoch keine signifikanten Unterschiede und insbesondere Ausgänge in schizophrene Zustandsbilder bei beiden Gruppen (Foersterling, W. Mayer). Kehrer glaubt, daß es sich bei beiden Krankheitsbildern um zwei nahe verwandte Formen vorwiegend erblich bedingter Krankheitsanlagen handle. Die Einheitlichkeit der Erbanlage erscheint aber sogar unter reinen Paraphrenikern äußerst zweifelhaft (Kay und Roth). Im Hinblick auf ähnliche, später zu erörternde Erkenntnisse über das Erbbild bei der Paranoia scheint es günstig, bei beiden Krankheitstypen zunächst vom Syndrombegriff auszugehen. Läßt man sich dabei für die Benennung vom Vorliegen oder Fehlen von Sinnestäuschungen leiten, muß man sich allerdings der Oberflächlichkeit und Vorläufigkeit eines solchen Vorgehens bewußt bleiben.

3. „Prozeß" und „Entwicklung"

a) Jaspers' Konzept und die „psychischen Prozesse"

Die Unterscheidung zwischen „Entwicklung" und „Prozeß" wurde zunächst 1905 von Kraepelin im Zusammenhang mit dem Querulantenwahn angedeutet und von Jaspers 1910 in seiner Studie über den Eifersuchtswahn unter besonderer Berücksichtigung des Gegensatzes zwischen verständlichen und kausalen Zusammenhängen systematisch abgehandelt. Von Entwicklung spricht Jaspers dann, wenn das betreffende Zustandsbild aus der Gesamtheit der Lebensgeschichte verstehbar ist, wobei Symptome von bekannten Prozessen fehlen müssen. Der Prozeß hingegen sei durch das Auftreten von etwas Neuem charakterisiert, für das eine auslösende Ursache oder ein zureichend begründendes Erlebnis nicht festgestellt werden kann. Dem Prozeß liege also ein nicht mit dem normalen physischen Grundvorgang identisches Geschehen zugrunde, das plötzlich mit einem Knick in der Persönlichkeitsentwicklung einsetzt. Die Prozesse trennt Jaspers nun in „psychische" und „physisch-psychotische". Die ersteren seien durch eine „einmalige Aufpfropfung" eines „zu einer bestimmten Zeit aufgetretenen Neuen" charakterisiert, an der die Ableitung aus der persönlichen Vorgeschichte ihre Grenze habe. Im weiteren Verlauf finde sich jedoch eine „neue Einheitlichkeit" und ein „weitgehender rationaler und einfühlbarer Zusammenhang". Bei den „physisch-psychotischen" Prozessen komme es dagegen zu einem immer neuen „Einbrechen heterogener Momente". Im Gegensatz zu den psychischen Prozessen sei hier eine „wahllose Unregelmäßigkeit der Symptome und des Verlaufes" festzustellen.

Während die „Entwicklung einer Persönlichkeit" und die „physisch-psychotischen" Prozesse als Grundlage für weitere Untersuchungen von den meisten Forschern aufgegriffen wurden, wußte kaum jemand etwas mit den „psychischen Prozessen" anzufangen. Nun klingen Jaspers' Überlegungen zugegebenermaßen recht spekulativ, wenn er diese Prozesse mit hypothetischen Psychosen in Zusammenhang bringt, die zu einer „unheilbaren Umwandlung" führen könnten und „ihre Ursache *nicht* in entfernteren, sei es Hirn-, sei es Organprozessen haben, sondern in dem Lebensvorgang der als enorm kompliziert zu denkenden direkten Parallelprozesse des psychischen Lebens selbst (besonders in den sogenannten Dispositionen), und zwar infolge angeborener Anlage, vergleichbar z. B. den Geschwülsten auf körperlichem Gebiet." Ergänzt man diese Äußerungen jedoch durch jene Erörterungen, die Jaspers bei seinen Beispielfällen anstellt, so wird sein Standpunkt bereits verständlicher: Bei beiden Fällen sei ein umfassender rationaler Zusammenhang gegeben, der sich von einem bestimmten Zeitpunkt an über ihr ganzes Leben erstrecke. „An diesem Zeitpunkt aber ist der Ursprung dieser rationalen Einheit zurück weder rational noch einfühlbar (an ein Ereignis in ‚verständlicher' Weise anschließend), noch aus der Persönlichkeit zu verstehen, sondern setzt ohne Zusammenhang mit früheren Erscheinungen als etwas Neues ein." Da dieses anlaßlose und unverständliche „Heterogene" zu einer dauernden Veränderung führt, müsse hier von Prozeß gesprochen werden. Jaspers betont, daß in diesem Begriff nicht derjenige des „Fortschreitens" enthalten sei, sondern nur die „unheilbare Veränderung" gekennzeichnet werde. Die Beziehung zu einem Gehirnprozeß lehnt Jaspers nur „zur Zeit" im Hinblick auf den aktuellen Stand des Wissens ab. Ein solcher könnte durchaus den „psychischen Prozeß" verursacht haben, „nur wissen wir von einem physischen Prozeß, der außer dieser einmaligen Einwirkung auf die direkten Parallelprozesse sich gar nicht bemerkbar gemacht haben würde, nichts."

Betrachtet man allerdings diese Feststellungen im Lichte der neueren Beiträge zur Wahnforschung, so wäre etwa zu fragen, inwiefern man die „psychotisch angeregte Umstrukturierung“ im Sinne JANZARIKS oder den von CONRAD beschriebenen „pathologischen Funktionswandel“ bei den mannigfaltigsten Schädigungen des Gehirns zur Klärung von solchen einmaligen, zu dauernden Veränderungen führenden „Einwirkungen auf die direkten Parallelprozesse“ heranziehen kann. In systematischer Weise sind aber diese Ansätze bislang noch nicht zu einer Untersuchung des paranoischen Syndroms aufgegriffen worden. Man hat vielmehr die Mittelgruppe der „psychischen Prozesse“ im wesentlichen fallen gelassen und den Prozeßbegriff nur mehr im Sinne des „Physisch-Psychotischen“ auf die Annahme von bekannten Psychosen bezogen. Die zwischen dem so verstandenen Prozeß und der Entwicklung liegenden Fälle wurden dann jeweils der einen oder anderen Gruppe zugeteilt. So wurde entweder unter dem Eindruck der „Phänomenologie“ und Tiefenpsychologie der unverständliche „Knick“ bei jenen Fällen aus dem Auge verloren, auf welche die Jaspersscbe Beschreibung der „psychischen Prozesse“ zutrifft, oder aber gerade dieses Neu-Einsetzende a priori als Symptom einer Psychose — vorzüglich der Schizophrenie — gewertet. Des weiteren haben viele Forscher die Grenzbestimmung zwischen Prozeß und Entwicklung in den Einzelfall selbst verlagert: Man müsse in jedem Fall und in jedem Verlaufsstadium jeweils nach dem Anteil endogener und psychischer Faktoren suchen. Dabei wurden die Jaspersschen „psychischen Prozesse“ nahezu gänzlich vernachlässigt. Ihnen klinisch entsprechende Fälle werden meist als Kombination eines, in der Regel wieder als schizophrene Psychose aufgefaßten, *unverständlichen* Prozesses mit einer psychologisch *verständlichen* Entwicklung interpretiert. JASPERS' Konzept fristet dann bestenfalls dort, wo sich eine Psychose durchaus nicht nachweisen läßt, in der Annahme „einer gewissen Disposition“ ein rudimentäres Dasein als Mahnung an einen „unauflöslichen Rest“. Eingedenk der Feststellung KOLLES, daß es gerade um diesen Rest geht, muß man daher fragen, wie weit er einerseits durch die bisherige Persönlichkeitsforschung eingeengt und andererseits in einen gesicherten Zusammenhang mit bekannten Prozessen gebracht werden konnte.

b) Die Persönlichkeit des Paranoikers

JASPERS' Aufteilung des paranoischen Syndroms hat die Merkmale der Persönlichkeit des Paranoikers in den Mittelpunkt des Interesses gerückt. Dabei beziehen sich die einen auf die Besonderheiten des schon manifest Erkrankten, während die anderen mehr an die prämorbide Persönlichkeit denken, wofür seit ESQUIROL, FALRET und ZIEHEN der Begriff der „paranoischen Konstitution“ herangezogen wird. Aber auch diese Disposition, auf deren Basis Erlebnisse oder vielleicht auch „Prozesse“ den systemisierten Wahn entstehen lassen, wird entweder mehr somatisch-biologisch oder mehr psychodynamisch im Sinne frühkindlicher Entwicklungsstörungen gedeutet.

Der Versuch, die paranoische Persönlichkeit rein deskriptiv zu erfassen, gestaltete sich von Anfang an schwierig. Schon SNELL widmete sich diesem Problem und weist dabei auf den sthenischen Charakter des Paranoikers hin. KRAEPELIN sieht das Wesentliche in einem erhöhten Selbstgefühl, das einerseits zu „hochfliegenden Plänen“, andererseits zu „gesteigerter Empfindlichkeit“ und einer starken Gefühlserregbarkeit führe. Ähnliche Formulierungen finden sich bei vielen anderen Autoren. Bisher ist es offenbar jedoch noch nicht gelungen, die Pesönlichkeit des Paranoikers in einer rein auf den Querschnitt gezogenen Beschreibung auf einen einheitlichen Nenner zu bringen und vom „Normalen" abzugrenzen, was schon LANGE und WERNICKE betonten. Dieses Hindernis versuchte KRETSCHMER durch die Aufstellung einzelner *Paranoikertypen* zu überwinden, deren Entwicklung aus gesetzmäßigen Beziehungen zwischen Charakter, Milieu und Erlebnis abzuleiten sei. Dabei wird die Art, in der verschiedene Charakteranlagen — insbesondere sthenische und asthenische Züge — miteinander in Konflikt geraten, zum Einteilungsprinzip gemacht, was zur Beschreibung des Sensitiv-, Kampf- und Wunschparanoikers führte. Dieses Konzept wurde von den verschiedensten Seiten einer Kritik unterzogen: LANGE führte gegen die Einteilung in drei unterschiedliche Typen die Beobachtung eines Falles ins Treffen, der in zeitlicher Aufeinanderfolge das Bild eines Beziehungswahns, einer Kampf- und einer Wunscherfüllungsparanoia bot. KRAEPELIN lehnte die Kretschmerschen Typen überhaupt als dichterische Nachschöpfung ab, JASPERS und K. SCHNEIDER leugnen zwar nicht ihre Existenz, lassen jedoch die Frage offen, ob ihnen wirklich eine nosologische Sonderstellung zugebilligt werden könne. Im Besonderen wurde die Theorie über die Entwicklung des sensitiven Beziehungswahns aus einer entsprechenden prämorbiden Persönlichkeitsstruktur und Schlüsselerlebnissen bezweifelt (KEHRER, LANGE, K. SCHNEIDER).

Die von KRETSCHMER unter dem Blickwinkel der Milieueinwirkung gesehenen *Störungen der zwischenmenschlichen Beziehungen* des Paranoikers sind vor, neben und nach ihm einer Reihe von Autoren aufgefallen, was zu Formulierungen wie „Querstellung des Ichs zu seiner Um- und Mitwelt" (GRUHLE), „Vereinsamung" (KAHN), „gestörte Ich-Du-Beziehung" (KEHRER), „Störung des Gemeinschafts-Ich" (KLEIST), „Wir-Krüppelhaftigkeit" (SCHULTE) etc. geführt hat. Allerdings gehen die Meinungen darüber, ob es sich bei der einheitlich festgestellten Isolierung um einen pathogenetischen Faktor handelt oder ob die Vereinsamung selbst schon eine Folge der Erkrankung ist, wieder auseinander. Für die Bedeutung der sozialen Isolierung zumindest als Teilfaktor in der Paranoiagenese wurden zahlreiche Belege angeführt, insbesondere paranoide Bilder bei bestimmten Berufen (BUMKE, CRAMER, GAUPP, SPECHT, ZIEHEN), sprachlich Isolierten (ALLERS, HERSCHMANN), schwerem Siechtum (BAUMM) und Schwerhörigen (E. BLEULER, BOSTROEM, BRODSCHÖLL und STROTZKA, KAY und ROTH, KRAEPELIN, MERCKLIN). SCHULTE sieht das Wesentliche der Isolierung, die durch äußere (Schwerhörigkeit, Sprachisolierung etc.) oder innere Gründe bedingt sein kann, in der Unmöglichkeit, eine Wir-Verbindung zu realisieren. Der Kranke versuche deshalb den Anschluß an die Gruppe durch die Ausbildung von Verfolgungsideen herzustellen. Solche Feststellungen verschieben das Interesse wieder auf die Frage nach den inneren Gründen für die Unfähigkeit des Paranoikers, eine Rolle innerhalb der sozialen Gruppe zu übernehmen (CAMERON). Je nach der Orientierung des jeweiligen Autors wird die Antwort dann mehr in der Psychodynamik oder der „Disposition" gesucht, bzw. eine Kombination beider Möglichkeiten erörtert. So führt J. H. SCHULTZ die erschwerte Wir-Bildung des Paranoikers auf den Widerspruch zwischen Annäherungstendenzen und jenen Mechanismen zurück, die als Sicherungstendenzen, Fluchtreaktionen, Schutzstarre und tendenziöser Affektmißbrauch die Grundlage des „paranoischen Gehabens" seien. KAHN hingegen bringt die Vereinsamung ebenso wie HOFFMANN, KEHRER und andere mit einer zugrundeliegenden Störung des Trieblebens in Zusammenhang.

Die *Triebstörungen* des Paranoikers haben ihrerseits wieder zahlreiche Autoren beschäftigt, wobei nicht nur die Meinungen über ihre Art auseinandergehen, sondern sich auch die Diskussion über ihre psychodynamische oder anlagemäßige Bedingtheit fortsetzt: KRAEEPLIN wies bereits auf homosexuelle Tendenzen bei manchen seiner Fälle hin, E. BLEULER stellte bei seinen Paranoikern eine „sexuelle Schwäche“ fest, KRETSCHMER hob den Konflikt zwischen sexuellen Triebregungen und Moral beim sensitiven Beziehungswahn hervor und KLEIST gelangte zu ähnlichen Befunden bei der Involutionsparanoia. KEHRER spricht von einer „Grundstörung der Sexualformel“. Dabei handle es sich um komplizierte, „eigenartige Spaltungen des sexuellen Trieblebens und der seelischen Verarbeitung der Sexualgefühle“. Diese führen KEHRERs Meinung nach jedoch nicht an sich schon zur Paranoia. Eine solche entstehe vielmehr erst dann, wenn die Sexualstörung in einen spezifischen Gegensatz zu den übrigen nichtsexuellen Lebenstrieben, insbesondere zu den Gemeinschaftstrieben, trete. In Anlehnung an ALFRED ADLER sieht KEHRER in den so entstandenen Minderwertigkeitsgefühlen einen wesentlichen Faktor und meint, daß der Paranoiker sich eine bestimmte Leitlinie fürs Leben aufbaue, die zwangsläufig zu Konfliktsituationen führen müsse.

Von psychoanalytischer Seite wurde versucht, die Triebstörung des Paranoikers mit Störungen der Libido-Entwicklung in Zusammenhang zu bringen. Seit FREUDs Schilderung des Falles Schreber wird so das Wesentliche der paranoiden Persönlichkeit in der latenten Homosexualität gesehen, wobei nach BAK das Grundphänomen in der Regression liege, während sich die Wahnbildung als Heilungsversuch durch Projektion deuten lasse. Die Basis des Verfolgungsgefühls liegt für die Psychoanalyse in einer Traumatisierung im analen Stadium und in Störungen der Identifizierung mit dem gleichgeschlechtlichen Elternteil, woraus die sado-masochistischen und homosexuellen Tendenzen abgeleitet werden (FENICHEL, MELANIE KLEIN, SCHIFF, STAERKE, VAN OPHUIJSEN). Manifest würde der Verfolgungswahn oder die paranoide Reaktion dann, wenn es zu einem Umschlag dieser latenten Strebungen in den Masochismus komme (BAK, LACAN, NUNBERG). Die Homosexualitätstheorie der Paranoia hat eine lebhafte Diskussion eröffnet: Zunächst wurde eingewandt, daß sich die Annahme latenter homosexueller Tendenzen nicht ohne eine „logical sophistry“ (MAYER-GROSS) auf alle dem systemisierten Wahn zuordenbare Zustände ausdehnen lasse, sondern höchstens als theoretische Erklärung des Verfolgungs- und eventuell des Größenwahns in Frage komme. Aber auch im Hinblick auf den eigentlichen Verfolgungswahn bleiben die Meinungen geteilt: Während ADOLF MEYER die psychoanalytische These für die zutreffendste Erklärung paranoider Zustände hielt, wandte schon E. BLEULER dem Fall Schreber gegenüber ein, daß die dort zweifelsohne bestehende Problematik noch nicht *der* determinierende Faktor für die Erkrankung sein müsse. Das auch von nicht analytisch orientierten Autoren bestätigte häufige Vorliegen einer homosexuellen Thematik bei Paranoikern wird von GUIRAUD ebenso wie von MAYER-GROSS mit der weiten Verbreitung derartiger Tendenzen in Zusammenhang gebracht. Zur Stützung solcher Überlegungen wurde den bisher einigermaßen überzeugend nur an Einzelfällen demonstrierten Zusammenhängen zwischen homosexuellen Tendenzen und paranoiden Zuständen Fälle mit anderer Konfliktthematik gegenübergestellt (MAYER-GROSS, SLATER und ROTH). Die Uneinheitlichkeit der Befunde über die Triebstörung des Paranoikers hat die Aufmerksamkeit wieder mehr auf die Abwehr der Triebansprüche gelenkt. Die vorsichtige Formulierung von BRODSCHÖLL und STROTZKA, daß in den paranoiden Systemen *vorwiegend* homosexuelle Tendenzen und die Unsicherheit über die Geschlechtsrolle abgewehrt werden, legt bereits nahe, das Spezifische nicht im Triebkonflikt, sondern in der „Projektion“ zu sehen. Dagegen sprechen auch nicht Untersuchungen wie etwa diejenige SEARs, der beim Vergleich zwischen den von GARDNER bei paranoischen und STRAKOSCH bei psychopathischen Patienten erhobenen Befunden eine größere Häufung homosexueller Tendenzen bei den ersteren feststellte: Sieht man in der Außenprojektion den Ausweg aus einem nicht lösbaren inneren Konflikt, so ist nicht weiter verwunderlich, daß gerade jene Triebtendenzen, die mit sehr strengen Tabus belegt sind, wie dies für homosexuelle Neigungen zutrifft, auch besonders oft solche Konflikte verursachen. Ohne deshalb schon spezifisch sein zu müssen, ist die Häufung homosexueller Probleme gerade dort, wo die Art der Konfliktbewältigung zum Symptom wird, ohne weiteres zu erwarten. Bei der Psychopathie hingegen, die ja nicht durch eine solche innere Konfliktsituation, sondern vielmehr durch mangelnde Kontrolle der verschiedenen Triebregungen gekennzeichnet ist, wird man hingegen nicht mit einer besonderen Anreicherung einer bestimmten Triebabweichung zu rechnen haben.

Wenn solche Überlegungen auch verständlich machen könnten, warum eine homosexuelle Problematik bei Paranoikern häufig aber durchaus nicht immer zu finden ist, so bleibt doch noch die Frage offen, wodurch die Wahl der *Außenprojektion* als Abwehrmechanismus determiniert wird. Schon MENDEL hatte in der Projektion ein typisches Charakteristikum der Paranoia vermutet. Auch KAHN betont, daß der Mechanismus der Projektion bei „wahnbereiten Persönlichkeiten" im Sinne K. SCHNEIDERS besonders deutlich hervortritt. MASSERMANN meint, daß der Wahn eine Reihe von miteinander in Verbindung stehenden projektiven Funktionen des psychischen Haushalts erfüllt. Weder derartige Beobachtungen noch experimentelle Untersuchungen über die Projektion bei Normalpersonen haben jedoch bisher eine schlüssige Antwort auf die Fragen gegeben, warum der Paranoiker ausgerechnet die Projektion wählt und wodurch sich seine Projektionen grundsätzlich von jenen des Normalen unterscheiden.

Faßt man die Beiträge über die Rolle lebensgeschichtlicher Ereignisse für die Paranoiagenese zusammen, so läßt sich aus ihnen ein zu verallgemeinernder Erkenntnisgewinn offenbar nicht ableiten, sondern nur MAYER-GROSS' Feststellung bestätigen: „No critical investigator has been able to put his finger on those personality features which constitute the basis of and lead to paranoid developments". Die als prädisponierend oder auslösend angeschuldigten Lebenseinflüsse überschreiten häufig nicht die Grenze der „üblichen Banalität" des Alltagslebens (GUIRAUD). Deshalb hat eine Reihe von Forschern versucht, die spezifische anlagebedingte Disposition des Paranoikers näher zu fassen, die ihn auf diese alltäglichen Reize so abnorm reagieren läßt. Die nähere Untersuchung dieses Problems hat aber wieder eine größere Zahl untereinander recht verschiedener psychopathologischer Merkmale zu Tage gefördert, die sich lediglich dann einer gewissen Gruppierung unterziehen lassen, wenn man sie mit dem Schweregrad der Symptomatik und den Verlaufstypen in Beziehung setzt. Da man dabei aber sofort mit der Abgrenzung von den „Prozessen" bzw. von den „abortiven Psychosen" konfrontiert wird, muß deren Erörterung dem eigentlichen Problem der „Entwicklungen" vorangestellt werden.

c) Paranoia und endogene Psychosen

Für die Untersuchung der systemisierten Wahnbildungen sind jene Verläufe von vordringlichem Interesse, die den „psychischen Prozessen" JASEPRS' entsprechen und die manche Autoren a priori dem schizophrenen oder manisch-depressiven Formenkreis eingliedern wollen.

Die Argumente für ihre Zugehörigkeit zur *Schizophrenie* stützen sich zunächst darauf, daß einzelne Fälle später das typische Bild schizophrener Endzustände bieten. Daraus wird der Schluß gezogen, daß es sich bei allen Fällen von systemisiertem Wahn um „formes frustes" der Schizophrenie handle, die eben nicht jedes Mal bis zum Zerfall fortschreiten müßten. Manche Forscher haben sich dann auf die Suche nach jenen Faktoren begeben, die den angenommenen schizophrenen Grundprozeß im Sinne des „gutartigen" Verlaufes beeinflussen könnten: Abgesehen von allenthalben geäußerten Vermutungen, daß die gefestigtere Persönlichkeit des mittleren Lebensabschnittes besonders gut in der Lage sei, psychotische Einbrüche in der geordneten Form eines Systems zu halten, wurde hauptsächlich einer zusätzlichen cyclothymen Disposition die Rolle einer solchen Schutzfunktion beigemessen. Zur Stützung dieser These wird auf die Häufigkeit eines pyknischen Körperbautypus bei Paranoikern bzw. einen gutartigeren Verlauf von Schizophrenien bei Pyknikern hingewiesen (CONNOLLY, KOLLE, KRETSCHMER, MAUZ, MAYER-GROSS). Manche Autoren bezweifeln allerdings — wie in jüngster Zeit VERBEEK —, daß die den Persönlichkeitszerfall hintanhaltende cyclothyme bzw. hyperthyme Disposition mit dem manisch-depressiven Formenkreis in Zusammenhang gebracht werden darf. Andere vertreten mit KAHN die Auffassung, daß der Paranoiker zunächst einen schizophrenen Schub durchmache und seinen Wahn dann auf der Basis eines leichten Defektes entwickle. Besonders KEHRER und KOLLE haben sich jedoch gegen die Verallgemeinerung dieser Auffassung mit dem Hinweis gewandt, daß es sicher Fälle „echter" Paranoia gäbe, bei denen sich auch bei genauester Untersuchung kein Anhaltspunkt für einen vorangegangenen schizophrenen Schub feststellen läßt.

Die Versuche, Zusammenhänge zwischen Paranoia und Schizophrenie durch Erblichkeitsuntersuchungen zu untermauern, haben bisher noch kein einheitliches Bild ergeben. Wohl weisen KOLLEs Erhebungen auf die Häufung von schizophrenen Erkrankungen im Familienbild paranoischer Patienten hin. Andere Autoren gelangen jedoch zu widersprechenden Ergebnissen (BRODSCHÖLL und STROTZKA, ECONOMO, KEHRER, LANGE). Angesichts der Unmöglichkeit, die Paranoia auf Grund von Verlaufsbeobachtungen oder Erblichkeitsuntersuchungen eindeutig der Schizophrenie einzugliedern, bleibt schließlich nur mehr der Psychopathologie die Chance, hier Bindendes auszusagen. Zunächst wollte man hierbei die im Jasperschen Sinne nicht aus Motiven ableitbaren Phänomene der Schizophrenie zuordnen. Die Zuverlässigkeit dieser Methode wurde nicht nur von den psychoanalytischen und existenzanalytisch-anthropologischen Forschungsrichtungen, sondern auch durch die Beobachtung in Frage gestellt, daß selbst recht eindeutig motivabhängige Wahnbildungen später in schizophrene Zustände übergehen können (FOERSTERLING, LANGELÜDDECKE). Versuche, dort eine Schizophrenie anzunehmen, wo zumindest am Beginn „Beziehungssetzungen ohne Anlaß" bzw. „Wahnwahrnehmungen" festgestellt werden konnten, sind mit all jenen Zweifeln behaftet, die dem pathognomonischen Wert dieser Phänomene gegenüber geäußert wurden. Auch dort, wo systemisierte Wahnbildungen an Wahnstimmungen anschließen, sollte man schließlich CONRADs Feststellung nicht aus dem Auge verlieren, daß apophänes Erleben durchaus nicht nur bei der Schizophrenie vorkommt. Beim Fehlen von Wahnstimmungen oder eindeutig schizophrenen Zeichen betreffen die Argumente für die Zuordnung zur Schizophrenie im Grunde die von uns für die Uneinfühlbarkeit „hinter der subjektiven Gewißheit" angeführten Kriterien, deren Beziehung zu CONRADs Konzept der „Unmöglichkeit des Überstiegs" bereits angedeutet wurde. Versuche, aus diesen Phänomenen spezifisch schizophrene Arten der Gewißheit oder des Überstiegsverlustes herauszuarbeiten, orientieren sich im Wesentlichen an dem „energetischen Potentialverlust“, in dem CONRAD das einzige typisch Schizophrene sieht. Die Objektivierung dieser Energieeinbuße liegt allerdings auch heute noch weitgehend im Gebiete der Intuition; der eindeutigen Beschreibung haben sich die Anhaltspunkte sowohl für als auch gegen die Schizophrenie bisher entzogen. So sind z.B. die Zeichen „schizophrener Entartung“, mittels welcher SPEER die paranoischen Entwicklungen der Schizophrenie zuteilen will, wenig überzeugend: Die gemütliche Verarmung, das extreme Sonderlingswesen und die Bizarrerien werden von ERNST in recht ähnlicher Weise bei Neurotikern beschrieben.

Im Gegensatz zur Schizophrenieproblematik wurde dem *manisch-depressiven Krankheitsgeschehen* im Hinblick auf seinen Beitrag zum paranoischen Syndrom relativ wenig Aufmerksamkeit geschenkt — KEHRER führt dies darauf zurück, daß man wegen des phasenhaften Auftretens dieses Leidens auf eine so große Wesensverschiedenheit zwischen ihm und der Paranoia schloß, daß die Übereinstimmungen weitgehend unberücksichtigt blieben. Diese Parallele liegt zunächst in der mangelnden Destruktion der Persönlichkeit (KLEIST). Ferner wurde als gemeinsames Merkmal neben dem häufigen pyknischen Konstitutionstyp auch noch der „tiefe Affekt“ (LEONHARD) angeführt. Die fixierten Wahnbildungen ließen sich dann als chronische Manien auffassen, auf deren Beziehungen zur chronischen Paranoia schon HAGEN hinwies, oder zumindest mit dem Hereinwirken einer chronisch-manischen Teilkomponente in Zusammenhang bringen. Während EWALD mit der letzteren Auffassung wieder die Schutzfunktion der cyclischen Disposition zur Diskussion stellt, rechnet LEONHARD die Paranoia der für ihn auch im Erbbild eine Sonderstellung einnehmenden „affektvollen Paraphrenie“ zu, die bei blanden, den Affekt nicht voll zur Geltung bringenden Verläufen der Kraepelinschen Paranoia und der „progressiven Beziehungspsychose“ KLEISTs entspräche. Das Vorliegen eines manischen Elements, für welches EWALD besonders den „nie ermüdenden Elan in Kämpfen“ und „das geradezu ideenflüchtige Abschweifen“ anführt, wurde von vielen Autoren, insbesondere bei der Paranoia querulans, bestätigt (E. BLEULER, F. KANT, KEHRER, KOLLE, KRANZ, K. SCHNEIDER). KEHRER lehnt allerdings bei der chronischen Paranoia die Beteiligung einer manischen Komponente mit der Begründung ab, daß gerade der Mangel an Beharrlichkeit das Kennzeichen der klassischen Manie sei. Wenn man dem auch entgegenhalten kann, daß die Beharrlichkeit nur in höhergradigen Manien verlorengeht, während Hypomanien oft dadurch ausgezeichnet sind, daß die Patienten äußerst zäh um die Verwirklichung geradezu „fixer“ Lieblingsideen ringen, bleibt doch die Tatsache bestehen, daß bei weitem nicht alle Paranoiker manische oder hypomanische Züge aufweisen. Schließlich bedarf auch die ebenfalls von KEHRER aufgestellte Behauptung, daß viele der bei Paranoikern vorgefundenen Hyperthymien in keinem Zusammenhang mit dem manisch-depressiven Formenkreis stehen, noch weiterer Untersuchungen.

Sehen also manche ein manisches Element der Paranoia in einer Kombination mit schizophrenen Radikalen, so ist die manische Komponente für SPECHT nur Teil des Mischaffektes, der die Paranoia als „dritte Affektpsychose“ kennzeichnet. Während für die Spechtsche Schule der paranoide Inhalt unmittelbare Folge des Mischaffekts ist, indem das Mißtrauen als Mischung von Depression und manisch erhöhter Aufmerksamkeitsspannung erklärt wird, bezweifelt KEHRER eine solche Genese von Wahnbildungen. Seiner Meinung nach „sensibilisieren, mobilisieren und manifestieren“

autochthone Stimmungsschwankungen nur „schlummernde Trieb-Komplexe“. KEHRER wendet sich also dagegen, das Entscheidende in der Verstimmung zu sehen, sondern verlegt es wieder in die besondere Persönlichkeitsstruktur des Paranoikers. Darum betrifft seine Kritik an EWALD die obligatorische Beteiligung eines cyclischen Elementes. Anknüpfend an EWALDs Zugeständnis, daß es auch lediglich durch Erlebnisse ausgelöste paranoische Reaktionen ohne manischen Elan gäbe, betont KEHRER, daß es sich bei diesen Wahnreaktionen qualitativ doch auch um einen voll ausgebildeten Wahn handle. Mit der Feststellung, daß die Unterscheidung zwischen diesen Wahnreaktionen und dem chronischen Wahn des Entwicklungsparanoikers doch nur in der Beharrlichkeit liegen könne, tritt er allerdings in die Problematik der Art und Zuordnung chronischer Verstimmungszustände ein. Unabhängig davon, welche Stellung man hier bezieht, ist es grundsätzlich denkbar, und durch Beobachtungen erhärtet, daß es solche Dauerzustände gibt, bei welchen eine chronische hypomanische Verstimmung zu einer anhaltenden „Aktivierung des Wertgefüges“ führt. Ähnliches gilt auch von chronischen Depressionen mit paranoischer Thematik. Anders liegen die Verhältnisse allerdings schon bei chronisch-dysphorischen Zuständen, deren psychopathologische Abgrenzung viel schwieriger ist. JANZARIK bringt sie mit einer bleibenden dynamischen Niveausenkung nach dem Abklingen der eigentlichen Phase in Zusammenhang. Er verweist darauf, daß sich bei bipolaren Verläufen des manisch-depressiven Krankheitsgeschehens nach der Rückbildung der dynamischen Expansion gelegentlich „Verschiebungen des dynamischen Gleichgewichts“ feststellen ließen, die zu „Dauerhaltungen“ führen, welchen er auch die „beharrlich festgehaltenen Überzeugungen“ zurechnet. Derartige bleibende dynamische Verschiebungen findet man erst recht bei ausschließlich manischen Verläufen und auch nach depressiven Zuständen in Gestalt des „vitalen Knicks“.

JANZARIKs Konzept gibt der Vermutung, das fixierende Element bei der chronischen Paranoia in mit dem manisch-depressiven Krankheitsgeschehen in Zusammenhang stehenden dysphorischen Verstimmungszuständen zu sehen, neuen Auftrieb. Freilich muß es als fraglich erachtet werden, ob man alle fixierten Wahnbildungen so interpretieren darf (was JANZARIK selbst auch nicht tut). Immerhin lassen sich seine Beschreibungen wahrscheinlich für einen Teil jener Fälle heranziehen, die man, falls man die Phase am Beginn übersieht, deshalb den Jaspersschen psychischen Prozessen zuordnen würde, weil die erst durch das cyclische Geschehen zu Tage geförderte Thematik als etwas „Neues“ imponiert, das dann der „dynamischen Verschiebung“ sein dauerndes Weiterbestehen verdankt. Diese Überlegungen treffen natürlich nur auf jene Fälle zu, bei denen KEHRER von einer „latenten“ paranoischen Entwicklung spricht, die erst von endogenen Phasen zum „Durchbruch“ gebracht wird. Bei jenen Patienten, deren „Entwicklung“ schon vorher einsichtig ist und bei welchen KEHRER zufolge die Phase nur eine Bereicherung der Thematik mit sich bringt, könnte die nachfolgende Senkung des dynamischen Niveaus die eigenartige Versteifung der paranoischen Haltung bedingen, die auch bei den typischen Jaspersschen Entwicklungen immer wieder beschrieben wird.

Vergleicht man diese Feststellungen mit jenen, die bezüglich der möglichen Rolle der Schizophrenie für die Paranoiagenese gemacht wurden, so läßt sich daraus erneut der Schluß ziehen, daß man es bei den systemisierten Wahnbildungen mit einem Syndrom zu tun hat. Angesichts jener Fälle, bei welchen „zeitlebens endothyme Schwankungen ebenso wie auch schizophrene Denk- und Affektstörungen vermißt werden“ (BAUMM), muß allerdings vermutet werden, daß man mit der Zuordnung zu einer dieser beiden Psychosen noch nicht alle differentialdiagnostischen Möglichkeiten des Syndroms ausgeschöpft hat.

d) Verlaufsformen und „paranoische Konstitution"

Auch dort, wo der Fortschritt der Erkankung nicht in schizophrene Zustandsbilder ausmündet, ließ sich erhoffen, aus der Verlaufsbeobachtung Einsichten in die „Disposition" des Paranoikers einerseits und in die Rolle der Umwelteinflüsse für die Themenwahl andererseits zu gewinnen. Im wesentlichen gelangen fast alle Autoren dabei zu Schlüssen, die Freud für die Neurosen mit der Prägung des Begriffes „Ergänzungsreihen" gezogen hat. So ergeben sich bei der Paranoia nach Kehrer „Gruppen, welche durch das jeweilige Wechselverhältnis zwischen endogenen und exogenen Faktoren voneinander unterschieden sind". An den einen Pol stellt er dabei jene Kranke, bei denen die Bedeutung der Umwelteinflüsse gegenüber den endogenen „Wahnbildungstendenzen" zurücktritt, an den anderen die paranoischen Reaktionen, die nur durch auslösende Faktoren bedingt seien.

Birnbaums Forderung, dann von Reaktionen zu sprechen, wenn sich ein eindeutiger innerer Zusammenhang zwischen Erleben und Symptom nachweisen lasse, machte eine weitere Unterteilung der reaktiven Paranoiaformen nötig. Dementsprechend unterscheidet Kehrer zwischen paranoischen Reaktionen im engeren Sinn, die auf akute einmalige Reize auftreten und paranoischen Situationspsychosen, bei denen das Zustandsbild durch längerdauernde Situationen ausgelöst wird. Binders Trennung zwischen psychogenen Reaktionen und Entwicklungen entspringt etwa dem gleichen Anliegen. Während nun nach Brodschöll und Strotzka etwa in der Hälfte der Fälle das Wahnsystem nach Änderung der auslösenden Situation wieder abklingt, erfolgt bei anderen eine solche Rückbildung nur allmählich und erreicht nie mehr völlig den Ausgangszustand. Kretschmer rechnet solche Fälle zum Teil den dauernden Beziehungsneurosen zu, die er als reaktive Entwicklungen auf Schlüsselerlebnisse auffaßt. Andere derartige Verläufe, bei welchen die Disposition den exogenen Einflüssen gegenüber den Vorrang habe, bezeichnet er als habituelle Beziehungsneurosen. Sie entsprechen etwa den pseudo-reaktiven Selbstentwicklungen Kehrers und den psychopathischen Entwicklungen Binders. Sieht man von den durch cyclische Phasen hervorgerufenen „periodischen" Zuständen ab, so stehen den reaktiven Verläufen die chronischen gegenüber. Kehrer trennt hier wieder in chronisch progrediente, den Entwicklungen im engeren Sinne entsprechende Verläufe und Dauerzustände, von welchen sich zumindest einige vielleicht mit chronischen Verstimmungszuständen in Verbindung bringen lassen.

Erkenntnisse wären aus dem Vergleich dieser — im übrigen in mannigfaltiger Weise ineinander übergehenden — Verlaufstypen dann zu ziehen, wenn sich einerseits das allen Gemeinsame erarbeiten ließe und andererseits die einzelnen Verlaufsarten jeweils mit bestimmten Persönlichkeitsstrukturen oder Konstitutionen korrelierbar wären. Geht man bei der Suche nach dem Gemeinsamen von dem Querschnittsbild eines Wahnsystems mit erhaltener Klarheit im Denken, Wollen und Handeln aus, so ließen sich bisher über diese Auswahlkriterien hinaus keinerlei gemeinsame Wesenszüge der untersuchten Phänomene feststellen. Spezifiert man deren Inhalt etwas genauer, indem man jene Zustände ins Auge faßt, die Kehrer als krankhafte Ausdeutung der Stellung der eigenen Person innerhalb ihrer Gemeinschaft im Sinne der Erhöhung oder Erniedrigung definiert und „paranoisch" nennt, so sind die Ergebnisse kaum ermutigender. Wohl hat die verstehende Psychiatrie und insbesondere ihr daseinsanalytisch-anthropologischer Zweig gezeigt, daß Störungen der Begegnungsstruktur in den verschiedenen Verlaufsformen in gleicher Weise vorliegen. Über ihre Genese gibt jedoch auch der Verlaufsvergleich keine neuen, zu verallgemeinernden Auskünfte: Hatte man sich von der näheren Untersuchung der „Reaktionen“ erhofft, Einsichten über spezifisch und allgemeingültig den paranoischen Inhalt determinierende Auslösungsereignisse zu gewinnen, so wurde diese Erwartung enttäuscht. Ebensowenig ergab die Vorgeschichte dieser Patienten einheitliche Hinweise dafür, warum dann solche unspezifischen „Grenzsituationen“ gerade paranoisch beantwortet werden.

Das einzig Gemeinsame dieser verschiedenen Verlaufsformen scheint darin zu liegen, daß sie vorzüglich in den mittleren Lebensjahren auftreten (E. BLEULER, BOSTROEM, BRODSCHÖLL und STROTZKA, HOMBURGER, KEHRER, KRAEPELIN, KOLLE, MAYER-GROSS, SPIEL). KRAEPELIN führt dies darauf zurück, daß hier die Tendenz des reiferen Alters zum Durchschlag komme, sich zur Umwelt einzustellen und eine Weltanschauung auszubilden. Von BRODSCHÖLL und STROTZKA wird das typische Manifestationsalter mit dem von RÜMKE hervorgehobenen Knick in der Lebenslinie in Zusammenhang gebracht, während BOSTROEM in der Endgültigkeit des Rückbildungsalters die Ursache dafür sieht, daß die Verantwortung für Fehlschläge dem anderen zugeschoben werde. Manche brachten das Prädilektionsalter der Paranoia mit der Fähigkeit des Erwachsenen, zu systemisieren, in Zusammenhang, wie HOMBURGER, der glaubt, daß beim Kind deshalb keine Systemisierung erfolge, weil es sehr ablenkbar sei und daher seine Ideen nicht bis zur letzten Konsequenz durchdenke. Daß, abgesehen von dieser Feststellung, eine rein den Inhalt betreffende Beziehung zum Lebensalter besteht, geht aber aus einer Reihe von anderen Beobachtungen hervor: So führt MAYER-GROSS an, daß auch schwere Geisteskrankheiten, die in der Adoleszenz auftreten, sehr selten paranoid getönt sind und WYRSCH fand unter 100 paranoid Schizophrenen nur bei zweien einen Krankheitsbeginn unter zwanzig Jahren, während bei 79 Fällen das Leiden zwischen dem dreißigsten und fünfzigsten Lebensjahr ausbrach.

Entsprechend der Hypothese, daß die Bedeutung der Umwelteinflüsse innerhalb der Reihung der Verlaufstypen von den Reaktionen zu der chronisch-progressiven Paranoia hin abnehme, müßte man in der gleichen Richtung die quantitative Zunahme einer — bei allen Verläufen qualitativ gleichartigen — konstitutionellen „paranoischen Veranlagung“ erwarten. Manche Autoren haben versucht, Belege für diese These zu finden. So meint KEHRER, daß die „Komplexverkrampfung“ von jenen „eigenartigen Persönlichkeiten“, die auf schwerwiegende Erlebnisse mit vorübergehenden Wahnbildungen reagieren, zu den „echten“ Paranoikern hin graduell zunehme. Auch LANGE glaubt, daß es sich bei der konstitutionellen paranoischen Bereitschaft um eine Verstärkung einer allgemein verbreiteten Anlage handle, die als Degenerationszeichen zu werten sei und verschiedenen Grades sein könne. Das Wesentliche an ihr sei eine „verkrampfte Selbstgeltung“, wobei es sich im Wahn um den Versuch handle, das bedrohte Selbst zu sichern. Da eine Präzisierung der „Komplexverkrampfung“ oder „verkrampften Selbstgeltung“ bisher nicht möglich war, bleibt allerdings fraglich, ob tatsächlich verschiedene Grade der gleichen Anlage für die Verlaufsform verantwortlich gemacht werden können oder ob die Disposition zu paranoischen Reaktionen etwas grundsätzlich anderes ist als die zur Fixierung und Progredienz führenden Faktoren. Tatsächlich förderte die nähere Beschäftigung mit den paranoischen Episoden eine Fülle von eigenartigen Dispositionsmerkmalen zutage, die im Gegensatz zu den oft recht spärlichen „Degenerationszeichen“ bei manchen typischen, chronisch progredienten Verläufen steht: BONHOEFFER sprach bei derartigen episodischen Wahnbildungen von einer besonderen Labilität des Persönlichkeitsbewußtseins, KLEIST von einer reaktiv-labilen Veranlagung, SCHRÖDER in Anlehnung an die Entartungslehre der französischen Psychiatrie von einem „degenerativen Irresein“. SCHMIDT hob die „Primitivität“ dieser Persönlichkeiten hervor. KNIGGE betont, daß die wahnhaften Einbildungen des „Degenerativen“ am deutlichsten bei Debilen hervortreten und der Hysterie nahestehen, während WILMANNS sie mit der Simulation in Zusammenhang bringt. KRETSCHMER weist darauf hin, daß die Wahnbildungen der „Degenerierten“ durch Flüchtigkeit und mangelnde Geschlossenheit gekennzeichnet sind. Andere wieder führen wie BUMKE oder SCHRÖDER zumindest gewisse, episodisch auftretende Formen der „paranoischen Anlage“ auf cyclische Verstimmungszustände zurück. Selbst wenn es gelingt, diese dem cyclischen Formenkreis vielleicht nahestehenden Zustände in ihrer Eigenständigkeit durch psychopathologisch faßbare Merkmale abzugrenzen, lassen sich dennoch die bei den restlichen Fällen angeführten „Degenerationszeichen“ schwer auf einen gemeinsamen Nenner bringen. Ebenso schwierig ist es offenbar, sie mit den Eigenschaften der chronisch-systemisierenden Paranoiker zu einer Einheit mit nur quantitativen Unterschieden zusammenzufassen: Auch KEHRER gibt zu, daß man in der prämorbiden Verfassung der echten Paranoiker viel weniger Merkmale hypoparanoischer Eingestelltheit findet als bei den zu systemisierter Wahnbildung unfähigen Psychopathen.

Geht man von rein formalen Kriterien aus, so bietet sich bei den typischen Entwicklungsparanoikern ein den meisten „Episoden“ und „paranoischen Psychopathen“ gegenüber recht unterschiedliches Bild, dessen hervorstechendstes Merkmal die von LANGE hervorgehobene, dem psychologischen Verständnis nicht mehr greifbare Stabilisierungstendenz ist, die auch GAUPP anschaulich darstellt. BINDER hat die „eigenartigen Charakteranlagen“ dieser Patienten als „psychopathische Dauerzustände“ beschrieben. Dabei handle es sich um einige oder wenige Grundeigenschaften formaler Art ohne Bezug auf konkrete Inhalte. Als Beispiel führt er gradmäßige Abweichungen in der Färbung der Grundstimmung, der Stärke des Antriebs, der Ablaufsweise der Gefühle, der Nachhaltigkeit der Impulse, der Entwicklung ganzer Strebungsgebiete usw. an. Diese quantitativen Abwandlungen beträfen — von Fall zu Fall unterschiedlich — einen oder mehrere solcher Eigenschaftsbereiche. Bei derartig Gestörten könnten dann bereits alltägliche Milieureize als Traumen wirken, die unter Umständen noch in Form von Reaktionen aufgefangen würden, was jedoch gerade diesen Konstitutionstypen nur sehr schwer gelinge. Deshalb komme es bei ihnen vielmehr häufig zu „psychopathischen Entwicklungen“, innerhalb welcher die typischen paranoischen Entwicklungen eine Unterform darstellten. Bei der Beschreibung dieser psychopathischen Dauerzustände hebt auch BINDER wieder die Stabilisierungstendenz hervor, indem er betont, daß die geschilderten Eigenschaften „mit einer auffallenden Starrheit und Fixiertheit“ zutage treten.

Da gradmäßige Abweichungen von allgemein menschlichen Grundeigenschaften schwer objektiv faßbar sind und zudem auch in BINDERS Beschreibung das Variable im Vergleich der einzelnen derartig definierten „Psychopathen“ darstellen, muß man sich fragen, ob nicht diese „Starrheit“ das Wesentliche und Gemeinsame solcher Konstitutionen ist. Angesichts der zentralen Stellung, die der „Fixierungstendenz“ in der

Schilderung der „typischen Paranoia" von nahezu allen Autoren zugewiesen wird, gilt dies ganz besonders für die Suche nach der spezifischen Disposition der hierhergehörigen Kranken. Eine „paranoische Konstitution", in der die Fixierung das wesentliche Element darstellt, müßte allerdings etwas grundsätzlich anderes sein, als die Tendenz zu paranoischen Episoden und Reaktionen, was durch die unterschiedliche Beschreibung der betreffenden Persönlichkeiten bereits nahegelegt wird. Da es sich bei dem als Starrheit, Rigidität, Stabilisierungstendenz, Viskosität oder ähnlich beschriebenen Phänomenen auch um ein Persönlichkeitsmerkmal handelt, das bisher in der Regel wieder nur intuitiv erfaßt wird, müßte es eines der Hauptanliegen der Paranoiaforschung sein, diese Fixierungstendenz objektiv nachweisbar zu machen und auf seine Genese hin zu untersuchen.

e) Organische Läsion und Fixierung

Trotz der bedeutenden Rolle, die der Fixierung für die Aufhellung des Paranoiaproblems zukommen könnte, ist das darüber zusammengetragene Material bisher nur spärlich. Viele Autoren führen sie wie HEIDENHAIM auf das Weiterbestehen des wahnerzeugenden Konfliktes zurück. Dieser von der Neurosenlehre her geläufigen Art der Erklärung wurde verschiedentlich entgegengehalten, daß unbehebbare Lebenskonflikte, wie etwa LANGE sie bei der überwiegenden Mehrzahl seiner Fälle hervorhebt, auch außerhalb der Paranoia recht häufig sind und sich nicht von der „allgemeinen Verlorenheit und Verworfenheit des Menschen" (KOLLE) abheben lassen. Das gleiche Argument läßt sich selbstverständlich auch den Neurosen gegenüber ins Treffen führen: Wenn MAYER-GROSS unter dem Hinweis, daß die Projektion ein ubiquitärer Abwehrmechanismus ist, die Behauptung kritisiert, auch dort den Paranoiker zu verstehen, wo die Projektion ein fixierter, dauernd bestehender Mechanismus wird, so muß die gleiche Überlegung auch für chronische Neurosen gelten. Da die psychodynamische Begründung für die Chronifizierung und Therapieresistenz gewisser Neurosen noch des überzeugenden Beweises bedarf, ist es auch nicht angängig, eine derartige Annahme als gesichert auf die Paranoiaproblematik zu übertragen. Ohne die Möglichkeit einer derartigen Inganghaltung der Symptomatik sowohl bei der paranoischen wie auch bei den neurotischen Syndromen von vorneherein ausschließen zu wollen, ist daher zu untersuchen, ob nicht bei beiden Erkrankungstypen — zumindest in gewissen Fällen — die Fixierung auf andere Faktoren zurückgeführt werden muß. LANGES Hinweis, daß die konstitutionell verankerte, nicht weiter verständliche paranoische Stabilisierungstendenz auch bei Zwangsneurotikern und Hysterikern zu finden sei, legt die Vermutung nahe, zumindest bei den fixierten Neurosen und paranoischen Syndromen vor dem gleichen Persönlichkeitstypus zu stehen. Wenn KUBIE das Wesentliche des neurotischen Verhaltens als mangelnde Flexibilität beschreibt, so werden die Entsprechungen zum Paranoiker noch deutlicher. Ehe man sich also mit der einfachen Ableitung dieser Eigenschaften aus dem Vorliegen von Konflikten zufrieden gibt, die sich bisher noch in keiner Weise exakt von jenen unterscheiden lassen, die bei unauffälligen Menschen vorliegen, sollten erst alle anderen — konfliktunabhängigen — Begründungsmöglichkeiten für sie durchleuchtet werden.

Eine andere Möglichkeit der „neurotischen Wahnfixierung" diskutiert CONRAD: Es wäre denkbar, daß im Stadium der abklingenden Apophänie die Erlebnisse im Sinne der Finalität verwertet würden. Nicht der — letztlich eben somatisch entstehende — Wahn selbst sei als Arrangement im Sinne ADLERS zu verstehen. Er werde vielmehr dann erst in dieses eingebaut und wegen seiner Brauchbarkeit für die Wahrung der „Leitlinie“ festgehalten. Ein solcher Mechanismus mag tatsächlich bei gewissen Fällen vorliegen. Freilich müßte noch geklärt werden, ob auch bei ihnen die typischen Züge der „paranoischen Bereitschaft“ LANGES nachzuweisen sind. Diesbezügliche Zweifel ergeben sich bereits daraus, daß CONRAD derartige Fixierungen gerade bei jenen Fällen annimmt, bei welchen eine „rasche unter Umständen durch eine Aussprache erreichte Auflösung eines jahrelang bestehenden Wahnes“ beschrieben wird.

Bezüglich der Beziehung zwischen endogenen Psychosen und paranoischem Syndrom ließen sich im Hinblick auf die Fixierung verschiedene Arten derselben erwägen: Auf der einen Seite stand die Annahme einer in Gang befindlichen Erkrankung, die entweder an sich subklinisch verläuft oder nach einer akuteren Periode die Bühne im Sinne HENRI EYS verläßt, um hinter den Kulissen weiter zu agieren. Für die zum typischen Zerfall fortschreitenden Verläufe ließ sich diese Genese auf der Basis schizophrener Prozesse wahrscheinlich machen, während andere auf Grund ihrer psychopathologischen Besonderheiten als chronische Verstimmungszustände aufzufassen waren. JANZARIK und CONRAD sehen hier in beiden Fällen geringe Grade der von ihnen postulierten Störung im Sinne einer dynamischen Aktivierung des Wertgefüges bzw. eines, sich nur als Überstiegsunfähigkeit auswirkenden Funktionswandels. Auf der anderen Seite bot sich an, die Fixierung auf Residualzustände nach Abklingen der Psychose zurückzuführen. Während JANZARIK hierfür die ausbleibende Wiedererlangung der dynamischen Ausgangskonstellation sowohl bei cyclischen als auch schizophrenen Psychosen verantwortlich macht, begründet CONRAD die Fixierung mit dem für die Schizophrenie pathognomonischen energetischen Potentialverlust.

Entsprechungen zwischen solchen postpsychotischen Residualzuständen und den Merkmalen der „paranoischen Disposition“ lassen hier verwandte oder identische Funktionsstörungen vermuten, die für die Fixierung verantwortlich sein könnten. CONRADS Hinweis, daß man auch bei Hirngeschädigten an eine Reduktion des Potentials denken müsse, wird von JANZARIK zu der Auffassung erweitert, „daß zwischen der dynamischen Entleerung in defektuös schizophrenen Verläufen und in chronischen körperlich begründbaren Psychosen kein grundsätzlicher Unterschied besteht.“ Im Hinblick auf STERTZS Untersuchungen über das Zwischenhirnsyndrom und KRETSCHMERS „Versickern der strömenden Energie auf freier Strecke“ erwägt er die Existenz einer „dynamischen Insuffizienz“ auf Grund erworbener Schädigungen verschiedenster Art und angeborener Dispositionen, die bereits der Psychopathie zugehören oder noch als Varianten der Normalpersönlichkeit aufzufassen sind. Daß eine Reihe von Autoren Zustände von „dynamischer Insuffizienz“ mit der Paranoiagenese in Zusammenhang bringt, wurde bei der Erörterung der Affekt- und Antriebsstörungen dargestellt. Allerdings steht noch zur Diskussion, wie man nun eigentlich die Fixierung mit der dynamischen Einbuße begründen will.

Für CONRAD entsteht Wahn nur, wenn ein somatisch bedingter pathologischer Gestaltwandel statthat. Man könnte nun fragen, ob jener geringste und daher gerade für die paranoischen Zustände vorwiegend in Betracht kommende Grad des Funktionswandels, den CONRAD als die Unfähigkeit beschreibt, die kopernikanische Wendung zu vollziehen, zunächst nicht noch einfacher als mangelnde Flexibilität schlechthin zu fassen wäre: Man könnte dann weiterhin mit CONRAD die Gründe dieser „Starre“ in einem letztlich organischen Geschehen suchen. Daß die Unfähigkeit, den Standpunkt zu wechseln, aber vorzüglich darin zur Geltung kommt, daß man nicht von sich selbst los kommt, wäre bloß Folge einer allgemein menschlichen Grundeinstellung: Zwischen dem kindlichen Glauben, daß sich die Welt nur um uns selbst dreht und der „kopernikanischen Wendung“ liegt ein weiter Weg mühevoller Erziehungsarbeit und bitterer Erfahrung. Wie viele haben aber auf ihm gelernt, die „kopernikanische Wendung“ ernstlich und auch bei Belastungen zu vollziehen? Diesen Überlegungen entsprechend, liegt das formale Kriterium des pathologischen Funktionswandels darin, daß man vom Thema nicht loskommt. Das naheliegendste Thema aber ist eben die eigene Person im Mittelpunkt des Geschehens. Befreit man den Begriff des Überstiegs dergestalt von seiner Bezogenheit auf die Egozentrizität, so wird man eher der Vielgestaltigkeit der Wahnphänomene gerecht und erhöht damit seine Brauchbarkeit für eine anzustrebende objektive Erfassung des pathologischen Gestaltwandels.

Wir haben früher dargestellt, daß die Unfähigkeit zum Überstieg in akuten Zuständen dem Phänomen der „subjektiven Gewißheit“ zugehört. Dem Einwand Kolles, daß man Zeichen des Funktionswandels auch bei Normalpersonen im Affektzustand beobachten kann, sind wir mit der Vermutung entgegengetreten, dort vor einem organisch bedingten Geschehen zu stehen, wo ein solcher tragender Affekt offensichtlich fehlt. Der Beweis hierfür steht freilich noch aus und Conrad kann sich hier bisher auch nur auf die letztliche Unverstehbarkeit einerseits und auf die Erfahrung bei sicheren organischen Hirnschädigungen andererseits stützen. Gerade bei diesen wäre nun anzunehmen, daß die akute Schädigung grundsätzlich mit jener identisch ist, die auch nach Beseitigung der Noxe als Läsionsfolge weiterbesteht, indem die in manchen Fällen reversible „subjektive Gewißheit“ zur „irreversiblen Unkorrigierbarkeit“ wird. Das von Conrad angeführte Beispiel des alkoholischen Eifersuchtswahns legt auch nahe, das Entscheidende bei allen paranoischen Wahnbildungen in einem Weiterbestehen der Überstiegsunfähigkeit, in einem Verharren am Thema zu sehen. Eine energetische Einbuße läßt sich bei der Paranoia doch wohl kaum je beobachten und für die Fixierung verantwortlich machen. Daß man es hier nur mit „psychotisch angeregten“ Umstrukturierungen im Sinne Janzariks zu tun hat, könnte allerdings erst dadurch widerlegt werden, daß man den Flexibilitätsverlust als organisches Symptom objektiv faßbar macht, was bisher noch nicht geschehen ist.

Dynamische Einbußen gehören zum Erscheinungsbild des endokrinen und hirnlokalen Psychosyndroms. Daß es sich bei der „dynamischen Entleerung“ letztlich um ein solches handelt, wird durch Janzariks Diskussion der „Diencephalopathie“ nahegelegt. Kleist hat nun bei den von ihm auf subcorticale Läsionen bezogenen Wesensveränderungen neben Antriebsstörungen Veränderungen der Umstellfähigkeit, ein Haften und Perseverieren beschrieben. Es bietet sich dann an, gerade dieses Teilsymptom der genannten Psychosyndrome für die Fixierung verantwortlich zu machen und nicht die im Vordergrund stehende Veränderung des Antriebs. Man muß nun festhalten, daß Veränderungen des Antriebes und der Umstellfähigkeit, die schon Jaspers als getrennte Grundfunktionen anführt, offenbar nicht obligatorisch miteinander gekoppelt sind. Wir wissen heute jedenfalls noch nicht genug über die „komplexe biochemische Auseinandersetzung zwischen Organismus und Noxe“ (Conrad) um hier Regeln aufstellen zu können. Ebenso gering ist unser Wissen über den Übergang von akuten in chronische Schädigungstypen: Bei manchen Fällen mag die akute Überstiegsunfähigkeit nach Conrad geradlinig zum chronischen Verlust der Umstellfähigkeit nach Kleist führen. In anderen könnte ein akut gerade durch Unstetigkeit und Flüchtigkeit gekennzeichneter Zustand schließlich mit der Chronifizierung in das ge-

genteilige Verhalten des perseverierenden Haftens ausmünden. Faßt man das Haften am Thema und die dynamische Insuffizienz als zwei nicht immer kombinierte Facetten einer letztlich organisch bedingten Störung auf, so läßt sich auch die Beziehung zwischen „psychopathischer Konstitution" und Paranoia besser präzisieren: Dort, wo neben den Affekt- und Antriebsstörungen — aber auch ohne sie — eine Störung der Umstellfähigkeit vorliegt, hätte man dann die „paranoische Bereitschaft" vor sich. Wenn nach Mayer-Gross, Slater und Roth nicht mehr rückbildungsfähige abnorme Erscheinungen der Affektivität, in welchen sie die Grundlage der „Psychopathie" sehen, auf Erbanlagen oder mannigfaltige später einwirkende Noxen zurückgeführt werden können, ergeben sich dieselben pathogenetischen Möglichkeiten für die „Stabilisierungstendenz" der „paranoischen Konstitution". Ist aber diese Umstellungsunfähigkeit der gemeinsame Nenner, auf den sich alle paranoischen Dispositionen bringen lassen, so wird die von Kehrer hervorgehobene Tatsache verständlich, daß eine scharfe Abgrenzung der Paranoia gegen jene Erkrankungen, bei denen nachweislich toxische, infektiöse und hirntraumatische Läsionen vorhanden sind, nicht möglich ist.

Die vielfältigen Entstehungsmöglichkeiten des Flexibilitätsverlustes bringen aber auch die Verschiedenartigkeit des Beginnes der einzelnen paranoischen Zustände unserem Verständnis näher: Wo der organische Einbruch schlagartig erfolgt, mag er als „Knick" in der Lebenslinie (Faust) empfunden werden. Handelt es sich dabei um ein organisches Geschehen, bei dem die Grenzüberschreitung zum Somatischen nur in der Überstiegsunfähigkeit zum Ausdruck kommt, so würde der Verlauf den „psychischen Prozessen" Jaspers entsprechen. Unter Umständen könnte dann das bei der Fixierung überwertiger Ideen nach Abklingen des Affektes von Jaspers beschriebene „neu Hinzukommende" im Flexibilitätsverlust eines postpsychotischen Gestaltwandels liegen, der mit der „dynamischen Insuffizienz" Janzariks einhergeht. Analoges ließe sich für die paranoischen Bilder nach vorangegangenen psychotischen Erlebnisvollzugsstörungen erörtern. Andererseits könnten sich aber auch Unterschiedlichkeiten des Verlaufstypus aus den psychodynamischen und erlebnisbedingten Verhältnissen ergeben: Bei typischen erlebnisgesteuerten „Entwicklungen" könnte die Erstarrung durch hinzutretende organische Veränderungen bedingt sein. Umgekehrt könnte eine bereits vorhandene — angeborene oder später erworbene — Stabilisierungstendenz, die vorher als „Rigidität" nicht weiter beachtet wurde, dadurch zur auffälligen Paranoia werden, daß durch sie eine durch Schlüsselerlebnisse gegebene Thematik fixiert wird und zu Reibungen mit der Gesellschaft führt. Schließlich wäre es aber auch möglich, daß unbewußte Konflikte unter Verwertung banaler Lebensreize langsam, ohne dramatische Auslösungserlebnisse „heranreifen" um eines Tages als „Leitlinie" von einer derartig vorgegebenen Disposition „eingefangen zu werden".

Das Variable all dieser Zustandsbilder läge also in der Ursache und dem Zeitpunkt des Flexibilitätsverlustes einerseits und der Verschiedenartigkeit der Psychodynamik und Auslösungserlebnisse andererseits, während das Gemeinsame der „paranoischen Gestaltung" im „Haften am Thema" gesehen werden müßte. Angesichts dessen, was über die „fixierten Neurosen" gesagt wurde, muß man diese These dahingehend erweitern, daß zwischen diesen Erkrankungen und der fixierten Paranoia im Hinblick auf das entscheidende Element der Fixierung Wesensgleichheit bestehen könnte, während man die Begründung dafür, daß jeweils andere Abwehrmechanismen gewählt werden, in bestimmten Konstellationen der angeführten Variablen suchen müßte. Da es sich bei der Veränderung der Umstellfähigkeit nur um eine Tendenz zum „Haften am Thema“ handeln würde, die ihrerseits wohl wieder verschiedene Grade aufweisen kann, ist nicht weiter verwunderlich, daß es in der Mehrzahl der Fälle zu mehreren verschiedenen Wahnbildungen beim einzelnen Kranken kommt. Derartige Erwägungen über die Rolle der „Fixierung“ in der Genese der Paranoia bieten eine Lösung für einen Großteil der hier bestehenden Probleme an. Ob sich allerdings diese offenen Fragen tatsächlich im Sinne unserer Überlegungen beantworten lassen, bedarf noch des Beweises.

D. Zusammenfassung

Der Versuch, das aktuelle Wissen über die Paranoia zusammenzufassen, lehrt zunächst, daß wir es bei weitem noch nicht mit einem gelösten Problem zu tun haben. Dennoch wäre die Behauptung ungerecht, das bisher gesammelte Material hätte keinen verwertbaren Erkenntniszuwachs gebracht. Dieser liegt allerdings weitgehend darin, daß allenthalben die Unhaltbarkeit gewisser vorgefaßter und als gegeben hingenommener Meinungen erkannt wurde. Dadurch konnte aber die Sicht für grundlegendere Fragen freigemacht werden. In dieser Art lassen sich die gemachten Beobachtungen jedoch nur dann nutzen, wenn man die Grenzen ihres Aussagewertes jedes Mal bestimmt und sich davor hütet, sie zu überschreiten.

Die Sichtung des Wahnproblems im allgemeinen ergab unter Anlegung dieser Maßstäbe zunächst die Unmöglichkeit, den Wahn mittels objektivierbarer Kriterien zu fassen, und führte zur Feststellung, daß wir hier auch heute noch auf die Intuition angewiesen sind. Dabei wird in der Regel dann von Wahn gesprochen, wenn man auf ein radikal fremdes, uneinfühlbares Erleben zu stoßen meint. Hatte auch die modernere Forschung die Unhaltbarkeit der deskriptiven Wahnkriterien aufgezeigt, so lag es doch nahe, hinter ihnen das eigentlich Uneinfühlbare zu vermuten. Die diesbezügliche Durchleuchtung der klassischen Trias „Unmöglichkeit des Inhalts — Subjektive Gewißheit — Unkorrigierbarkeit“ zeigt, daß in jedem dieser Kriterien — allerdings nur unter gewissen Bedingungen — Uneinfühlbares liegen kann. Da bei den üblicherweise dem Wahn zugeordneten Phänomenen durchaus nicht immer alle drei der genannten Kriterien gegeben sind und es offenbar genügt, daß in einem derselben die Voraussetzungen für die Uneinfühlbarkeit liegen, muß der Verdacht entstehen, daß *der Wahn* ein durch „künstliche Abstraktion“ (RÜMKE) entstandener Begriff ist. Das einzig Gemeinsame der in ihm zusammengefaßten Zustandsbilder ist offenbar die Tatsache, daß der Beobachter an einem ihrer Aspekte auf etwas Uneinfühlbares stößt. Überlegungen darüber, welche Beziehungen zwischen dem jeweils Uneinfühlbaren und bestimmten Funktionsstörungen oder Grundkrankheiten bestehen könnten, haben den Verdacht, es beim „Wahn“ mit Phänomenen verschiedenster Genese zu tun zu haben, noch verstärkt. Eine vorschnelle Klassifizierung dieser Phänomene beruht nun in der Regel darauf, daß der bei Einzelfällen erbrachte Nachweis einer bestimmten Erkrankung zur Vernachlässigung der Zwischenglieder verleitet: Man übersieht, daß dem Phänomen verschiedene Funktionsstörungen zugrunde liegen können, die ihrerseits wieder auf unterschiedlichen umfassenderen „Grundstörungen“ beruhen könnten, für welche schließlich vielleicht auch wieder mehrere „Grundkrankheiten“ in Frage kämen. Die von Vorurteilen am wenigsten abhängige Methode für die weitere Aufklärung der Wahnphänomene scheint daher darin zu bestehen, vom jeweils „Uneinfühlbaren“ selbst auszugehen, seine Beziehung zu diesen Zwischengliedern im einzelnen zu erörtern und schließlich zu fragen, ob sich „wesensverschiedene“ Arten des Uneinfühlbaren mit bestimmten der in Frage kommenden Störungen und Krankheiten schlüssig korrelieren lassen.

Daraus ergaben sich für den Spezialfall der Paranoia erhebliche Konsequenzen: Die Suche nach dem Uneinfühlbaren „hinter“ dem Kriterium der Unkorrigierbarkeit lieferte die Erkenntnis, daß ein beharrliches Festhalten welcher Inhalte auch immer schließlich uneinfühlbar wird. Zudem haben zahlreiche Autoren festgestellt, daß diejenigen seelischen Mechanismen, die man „konventionell“ zum Zuordnungskriterium für den Wahn macht, als allgemein menschliche Grundreaktionen neben jenen stehen, die üblicherweise zur Diagnose „Neurose“ führen, und erst durch die „Fixierung“ uneinfühlbar werden. Daraus erwächst die Forderung, alle derartigen „fixierten Zustände“ unter Anlegung gleicher Maßstäbe zu untersuchen, um Aufschlüsse über das fixierende Element einerseits und die Wahl des jeweiligen Mechanismus andererseits zu gewinnen.

Faßt man die bei der Paranoia allein in dieser Hinsicht gesammelten Erfahrungen zusammen, so ergibt sich folgendes Bild: Die Themen der einzelnen paranoischen Zustände konnte auf den gemeinsamen Nenner einer Problematik auf dem Gebiet der zwischenmenschlichen Beziehungen gebracht werden. Warum und wie diese gestört sind, ließ sich jeweils an Einzelfällen aufzeigen, jedoch nicht zu einer auf alle Paranoiker zutreffenden Formel zusammenfassen. Die Art, wie die Problematik bewältigt wird, entspricht offenbar dem von der Psychoanalyse dargestellten Abwehrmechanismus der Außenprojektion, wenn auch noch nicht gesagt werden kann, daß damit wirklich das für die paranoische Wahnbildung Ausschlaggebende zur Gänze erfaßt ist. Reichlich unklar aber bleibt auch noch, warum gerade dieser Mechanismus aus den vielen Abwehrmöglichkeiten, die dem Menschen zur Verfügung stehen, herausgegriffen wird. Auffällig ist dabei jedoch, daß dies offenbar bevorzugt in einer gewissen Altersstufe erfolgt. Ferner war es bisher weder möglich, die Struktur jener Persönlichkeiten herauszuarbeiten, die eine paranoische Thematik — akut oder chronisch — entfalten, noch in ihrer psychodynamischen Entwicklung Daten festzustellen, die sich bei anderen Fällen in genügender Regelmäßigkeit wiederfinden ließen, um daraus zu verallgemeinernde Schlüsse zu ziehen.

Die Klärung der Ursachen für die Fixierung wurde bisher weitgehend dadurch verzögert, daß man das in ihr enthaltene Uneinfühlbare entweder überhaupt nicht sah oder es zugunsten des eventuell zugleich vorhandenen „Nicht-weiter-Reduzierbaren“ in anderen Aspekten des Phänomens in den Hintergrund schob: So wurden die „verständlichen Entwicklungen“ meist jenen Verläufen gegenübergestellt, an deren Beginn ein durch „subjektive Gewißheit“ gekennzeichnetes Erleben — z. B. in Form einer Wahnwahrnehmung — stand. Bei den ersteren wurde die Fixierung einfach als verständlich aus der Psychodynamik abgeleitet, bei den letzteren meist mit der „unmittelbaren Evidenz“ des primordialen Erlebnisses erklärt oder auf das Fortschreiten eines psychotischen Prozesses zurückgeführt, dessen Existenz durch den Nachweis derartiger „Primärerlebnisse“ als erwiesen erachtet wurde. In ähnlicher Weise erklärten diejenigen Forscher, die in cyclischen Verstimmungen die Wurzel des paranoischen Erlebens sahen, die Fixierung durch das chronische Fortbestehen des Zustandes. Durch Verallgemeinerung der jeweiligen Standpunkte wurde dann meist die Paranoia in toto einem der beiden Formenkreise unter Vernachlässigung der Tatsache zugeordnet, daß die Verstimmung bei vielen Fällen nicht feststellbar war und sich der Fortschritt zu schizophrenen Zustandsbildern ebenfalls nur bei einem Teil der Patienten nachweisen ließ. Da sich diese Fälle im Querschnitt bisher noch nicht exakt von jenen abheben ließen, bei welchen auch im weiteren Verlauf keine psychotischen Symptome hinzutraten, bilden sie nach wie vor den Zankapfel im Streit um die nosologische Stellung der Paranoia.

Mit dem Aufkommen von Zweifeln am pathognomonischen Wert der „Primärerlebnisse" sollte das Interesse an der „Fixierung", die ja das gemeinsame Charakteristikum aller Fälle von echter Paranoia darstellt, wieder in den Vordergrund des Interesses rücken. Die Erörterung des Wesens der postpsychotischen Residualzustände und des pathologischen Funktionswandels im akuten Wahnzustand legt es nahe, das „Haften am Thema" mit jenen Fixierungen zu vergleichen, die im Anschluß an andersartige Hirnschädigungen auftreten und dabei auch andere „fixierte" Inhalte in die Überlegungen einzubeziehen. Ein solcher Ansatz entspricht dem schon beim Wahn im allgemeinen als Methode der Wahl angesehenen Vorgehen, vom Syndrombegriff ausgehend die Suche nach der Grundkrankheit beim „Uneinfühlbaren" mit der Analyse der in Frage kommenden Funktionsstörungen zu beginnen. Damit bietet sich vielleicht ein Ausweg aus der — nach Ausschöpfung der in ihr enthaltenen Anregungen festgefahrenen und dadurch die Ergebnisse des „vertieften Verstehens" in ihrer Eindeutigkeit erschütterten — Gegenüberstellung von Entwicklung und Prozeß.

III. Eigene Untersuchungen

A. Arbeitshypothese und Methode

Auf Grund der Erkenntnis, daß man zur Klärung von Wahnphänomenen am besten von dem jeweils Uneinfühlbaren ausgeht, haben wir das Problem der Fixierung zum Ansatz unserer eigenen Untersuchungen gemacht. Dies schien uns im Hinblick auf die aus der Sichtung des bisher vorhandenen Wissens hervorgehende Tatsache gerechtfertigt, daß man in dem unerschütterlichen Festhalten das einzige, allen Paranoiafällen gemeinsame, uneinfühlbare Element vor sich hat. Da Konstantes klarer hervortritt, wenn man das jeweils mit ihm verbundene Variable genauer bestimmt, hielten wir es für vorteilhaft, unsere Erhebung auf andere, ebenfalls durch die Fixierung charakterisierte Zustände auszudehnen, bei welchen ja, wie früher dargestellt, letztlich auch Uneinfühlbarkeit vorliegt. Insbesondere kamen für einen derartigen Vergleich die Hypochondrie und das Zwangssyndrom wegen der immer wieder hervorgehobenen engen Beziehung zur Paranoia in Betracht, die zum Beispiel Kehrer zu der Feststellung zusammenfaßt, daß diese Patienten in ihrem Verhalten nicht weniger stabil und „tenax" sind als viele echte Paranoiker. Schließlich wurde ja auch gerade in diesen Syndromen wegen der hartnäckigen Fixierung der Symptomatik neben der Paranoia ein Hauptindikationsgebiet für die Lobotomie gesehen. Auf Grund der bereits ausführlich diskutierten Behauptung, daß es sich bei den der Paranoia zugeordneten Phänomenen im Querschnittsbild nur um ubiquitäre Reaktionen handle, die „neben den anderen menschlichen Grundreaktionen auf Grenzsituationen" stehen (Brodschöll und Strotzka), konnte als Arbeitshypothese das Variable in den Inhalten bzw. den verschiedenen Abwehrmechanismen, das Konstante hingegen in der Fixierung vermutet werden. Das Ziel der Untersuchung mußte dementsprechend einerseits in der Beantwortung der Frage liegen, warum jeweils verschiedene „Grundreaktionen" festgehalten werden. Andererseits galt es, die Fixierung als solche psychopathologisch möglichst exakt zu erfassen, festzustellen, ob es sich dabei um eine einheitliche Funktionsstörung oder mehrere wesensverschiedene Mechanismen handelt und schließlich den Nachweis zu erbringen, daß die Art der Fixierung in den durch die verschiedenen Inhalte gekennzeichneten Syndromen die gleiche ist. In Anbetracht der früher angestellten Überlegung, daß jede Funktionsstörung — und daher auch die Fixierung — grundsätzlich die „letzte gemeinsame Endstrecke" (ARNOLD) verschiedener Grundstörungen und -erkrankungen sein könnte, schien es nötig, durch Verlaufsbeobachtungen zu klären, inwieweit vorher durchgemachte verschiedenartige eindeutig definierte Erkrankungen bzw. die weitere Fortentwicklung des jeweiligen Querschnittsbildes zu solchen, sich mit bestimmten, für die Fixierung verantwortlich zu machenden Funktionsstörungen korrelieren ließen.

Um diese Zusammenhänge auf breiter Basis zu erfassen, gleichzeitig aber auch die angenommene „Funktionsstörung" möglichst isoliert zur Darstellung zu bringen, gingen wir jeweils vom „reinen", d. h. nicht mit anderen Symptomen einer bestimmten, bekannten Grundkrankheit belasteten Querschnittssyndrom aus, nahmen jedoch jene Patienten in die Untersuchung herein, in deren Vorgeschichte oder Katamnese sich derartige Erkrankungen nachweisen ließen. Dementsprechend wurden alle Fälle ausgeschieden, die trotz der von anderen Beurteilern gestellten Diagnose „Paranoia", „Hypochondrie" oder „Zwangsneurose" eindeutige Zeichen eines schizophrenen Prozesses oder einer manisch-depressiven Phase zeigten, hingegen wurden aber jene aufgenommen, die bevor oder nachdem sie das „reine" Querschnittssyndrom boten, derartige Psychosen durchmachten. In analoger Weise wurde im Hinblick auf organische Hirnschäden verfahren: Kranke, die im Rahmen eines chronischen Alkoholismus, einer Epilepsie oder im Gefolge von Hirntraumen, Intoxikationen, Encephalitiden, Meningitiden usw. eines der untersuchten Syndrome boten, wurden dann in die Erhebung einbezogen, wenn das „reine" Zustandsbild zu einem gegebenen Untersuchungszeitpunkt nicht durch andere Symptome, etwa Bewußtseinsstörungen oder Demenzzeichen getrübt war. Bei der Bestimmung des „reinen Querschnittssyndroms" ging es uns jedoch andererseits auch darum, Einschränkungen nicht auf Grund vorgefaßter Meinungen vorzunehmen: So haben wir z. B. auch Fälle aufgenommen, bei welchen sich am Beginn der Erkrankung „Primärerlebnisse" wahrscheinlich machen ließen. Dies schien uns durch die gerade in der neueren Literatur geäußerten und bereits eingehend erörterten Zweifel an dem Versuch gerechtfertigt, diese Phänomene von vorneherein als schizophren oder sogar überhaupt als psychotisch zu werten. Darüber hinaus ließ sich jedoch durch die Hereinnahme dieser Fälle ein Erkenntniszuwachs darüber erwarten, ob es Korrelationen zwischen derartigen Erlebnissen — etwa Wahrnehmungsstörungen im Sinne MATUSSEKS —, besonderen Arten der Fixierung und bestimmten Grundkrankheiten gibt.

Allerdings haben wir uns des weiteren die Einschränkung auferlegt, jene Fälle, bei welchen im Querschnitt Halluzinationen und xenopathische Erlebnisse eindeutig nachzuweisen waren, beiseite zu lassen, wodurch vor allem die meist als Paraphrenie zusammengefaßten Zustände betroffen wurden. Dies geschah wiederum aus dem Anliegen, die Fixierung möglichst isoliert zu erfassen, und nicht auf Grund eines diagnostischen Vorurteils: Wie früher dargestellt, fehlt für eine grundsätzliche, auf Wesensverschiedenheit beruhende Trennung zwischen Paranoia und Paraphrenie noch ebenso der

Beweis wir für eine en-bloc-Zuordnung der letzteren zur Schizophrenie, während andererseits manches dafür spricht, daß gewisse Untergruppen des paranoischen wie des paraphrenen Syndroms zusammengehören. Ebenso muß auch bezüglich der Hypochondrie bezweifelt werden, daß der von WEITBRECHT als für die Schizophrenie charakteristisch angesehene Zug des „Gemachten" tatsächlich schon für diese Erkrankung pathognomonisch ist. Die Einbeziehung dieser Problematik in die Untersuchung hätte jedoch eine Ausweitung derselben auf die Zusammenhänge zwischen Ganzheits- und Werkzeugstörung erfordert, die sich wohl besser erst nach einer Aufhellung des Fixierungsproblems durchführen läßt.

Wir haben uns also bei der Paranoia unter Berücksichtigung dessen, was im Abschnitt über die Definition einschränkend zum Begriff des Systems gesagt wurde, im wesentlichen an die HOFFsche Beschreibung gehalten und Zustände von „systemisierten" Beziehungs-, Beeinträchtigungs- und Verfolgungsideen ohne Halluzinationen bei der von KRAEPELIN geforderten „Klarheit und Ordnung im Denken, Wollen und Handeln" als Querschnittssyndrom gelten lassen. Wenn wir hierfür die Bezeichnung „paranoisch" verwenden, so geschieht dies wie bei KEHRER unabhängig von der Dauer und Entstehungsart des Zustandes. Von „echter" Paranoia sprechen wir hingegen dann, wenn das Querschnittsbild fixiert wird, allerdings ohne uns dabei auf die „schleichende Entwicklung" einerseits oder die „unvermittelte Entstehung" andererseits festzulegen. Zustände von nicht „systemisierten" derartigen Ideen und fehlender Ordnung und Klarheit der aufgezählten Funktionen wurden in Anlehnung an KRAEPELIN als „paranoid" bezeichnet und aus der Erhebung ausgeschieden. Analoge Maßstäbe legten wir bei der Auswahl der hypochondrischen und zwangskranken Vergleichsfälle an: Auch bei diesen wurde auf das „reine" Querschnittssyndrom im Sinne der „Klarheit und Ordnung im Denken, Wollen und Handeln" bei Abwesenheit von Symptomen bekannter Psychosen, von Demenzzeichen und Sinnestäuschungen geachtet, während der Nachweis solcher Phänomene im Längsschnitt keinen Ausschließungsgrund darstellte. Die Zuordnung zum Zwangssyndrom wurde dann beim Vorliegen von Zwangsgedanken, -impulsen oder -handlungen vorgenommen. Abgesehen von der Ausschließung xenopathischer Phänomene haben wir hingegen den Hypochondriebegriff ziemlich weit gefaßt und alle auf den Leib bezogenen Beschwerden im Sinne des neurasthenisch-hypochondrischen Symptomenkomplexes in dieser Gruppe berücksichtigt. In unserem Material finden sich daher einerseits Fälle, die der „primären Hypochondrie" WEITBRECHTS entsprechen und sich durch die Überzeugtheit auszeichnen, an einer unheilbaren, manchmal als bisher unbekannt und geheimnisvoll aufgefaßten Krankheit, wie z. B. einer „Blutzersetzung" zu leiden. Daneben stehen die von ERNST auch den Hypochondern zugerechneten Kranken, die sich von den eben geschilderten dadurch unterscheiden, daß sie anstelle der Gewißheit nur die Befürchtung hegen, von diesen Leiden befallen zu sein. Ferner nahmen wir auch jene Fälle auf, die für WEITBRECHT durch die „hypochondrische, übertriebene Selbstbeobachtung" gekennzeichnet sind, sich nach dem gleichen Autor schwer von den „tendenzneurotischen und angstneurotischen Hypochondrismen" abgrenzen lassen und etwa dem Neurastheniebegriff ERNSTS entsprechen, worunter er eine psychische Reizbarkeit bei gleichzeitiger übertriebener Erschöpfbarkeit versteht, wobei als zusätzliche Symptome noch Konzentrationsstörungen, Vergeßlichkeit, Schwindelgefühle, Schlaflosigkeit, Parästhesien, Topalgien, Kopfschmerzen, Verdauungsstörungen aller Art, Sexualstörungen, kardiovasculäre Symptome und Hyperhydrose hinzukommen.

Schließlich finden sich in unserem Krankengut auch Patienten, die ERNST als Organneurosen dadurch von der Hypochondrie abgrenzt, daß die vorgetragenen Körperbeschwerden bei Zurücktreten der übrigen psychopathologischen Kriterien der Neurose nicht durch eine besondere Demonstrationstendenz gekennzeichnet sind. Freilich war uns bewußt, daß innerhalb der aufgezählten hypochondrisch-neurasthenischen Zustände eigentlich diejenigen der Paranoia am nächsten stehen und daher für unsere Vergleichsuntersuchung in erster Linie in Frage kamen, die ERNST als Hypochondrien dadurch charakterisiert, daß sich bei ihnen die Befürchtungen oder die Krankheitsgewißheit des Patienten auf ein „bestimmtes vermeintliches körperliches Übel" konzentrieren. Indem wir uns bei der Auswahl des Krankengutes nach der Diagnose „Hypochondrie" richteten, haben wir dem auch Rechnung getragen. Angesichts der Erfahrung, daß eine exakte Abgrenzung dieser verschiedenen Patiententypen nur theoretisch möglich ist und es jeweils eine Reihe von „atypischen" Übergangsfällen gibt, wendeten wir in dieser Hinsicht jedoch nicht allzu strenge Maßstäbe an, zumal uns daran gelegen war, näheres über die Gründe für die Wahl des „Leibesthema" im allgemeinen und vielleicht auch für seine unterschiedliche Gestaltung im besonderen zu erfahren.

Von vornherein war klar, daß eine Gruppenuntersuchung an einem größeren Material auf bestimmte, leicht erhebbare Kriterien beschränkt bleiben muß und zwangsläufig zur Vernachlässigung gewisser Aspekte, wie z. B. der Klärung tiefenpsychologischer Zusammenhänge, führt. Andererseits ließ sich erhoffen, mit dieser Methode auf gesetzmäßige Beziehungen zu stoßen, die in den ausführlichen Einzeldarstellungen der bisherigen Paranoialiteratur nicht entsprechend plastisch in Erscheinung treten konnten. Von ähnlichen Überlegungen wurden offenbar auch BRODSCHÖLL und STROTZKA bei der Durchführung ihrer statistischen Untersuchungen zur Paranoiafrage geleitet. Die Erkenntnisse dieser Autoren, insbesondere im Hinblick auf die häufig günstige Prognose des Leidens und die allgemeine Verbreitung des verwendeten Abwehrmechanismus, haben uns dazu veranlaßt, die Anordnung der eigenen Erhebung speziell auf die Psychopathologie der Fixierung einerseits und die Motive für die Wahl des Themas, bzw. des Abwehrmechanismus andererseits abzustimmen, wobei wir uns durch die Einbeziehung der beschriebenen Vergleichssyndrome ein noch stärkeres Hervortreten der gesetzmäßigen Zusammenhänge erwarteten.

In bezug auf die *Fixierung* richteten wir unser Augenmerk daher vorwiegend auf den psychopathologischen Befund im Quer- und Längsschnitt der Erkrankung, auf die Entstehung aus und den Ausgang in endogene Psychosen, auf Angaben über den Konstitutionstyp und das Erbbild sowie auf den Nachweis oder die Wahrscheinlichmachung organischer Schädigungen verschiedenster Art, die einen pathologischen Funktionswandel des Gehirns im Sinne CONRADS verursachen könnten. Da es eines unserer Hauptanliegen war, diesen Funktionswandel psychopathologisch nachzuweisen und seine Beziehung zu vorangegangenen Schädigungen zu klären, legten wir besonderen Wert darauf, möglichst genaue Auskünfte über früher durchgemachte körperliche Erkrankungen, Intoxikationen, Traumen etc. im Sinne einer allgemeinmedizinischen Anamnese zu erhalten.

Um Einsichten in die *Themen- und Abwehrwahl* zu gewinnen, in welcher wir unserer Arbeitshypothese zufolge das Variable annahmen, versuchten wir zunächst, die soziologische Struktur des Patientenmaterials durch Angaben über Geschlechtsverteilung, Zivilstand, Beruf und Herkunft aus ländlichem oder städtischem Milieu —

unter besonderer Beachtung des Verbleibens oder Abwanderns — in einigen Punkten zu fassen. Des weiteren trachteten wir, — nach Möglichkeit, gewisse Einsichten in die Kindheits- und Jugendsituation sowie in die weiteren zwischenmenschlichen, besonders familiären Beziehungen zu gewinnen, Auskünfte über seelische Belastungen im Verlaufe des Lebens zu erhalten und schließlich Ereignisse zu finden, die mit der Auslösung der Erkrankung in Zusammenhang stehen könnten. Angesichts der konstanten Angaben in der Literatur über die Existenz eines „paranoiafähigen" Alters schien es besonders wichtig, den Erkrankungsbeginn zu ermitteln und diesbezügliche Vergleiche zwischen den einzelnen Syndromen anzustellen. Ferner mußte im Hinblick auf die Ursachen der jeweiligen Wahl der Abwehr auf das Auftreten verschiedener Abwehrmechanismen bei ein und demselben Patienten, auf ihre zeitliche Aufeinanderfolge und auf eventuelle Beziehungen zu äußeren Ereignissen geachtet werden. Die Untersuchung der letztgenannten Verhältnisse verdiente durch Einbeziehung eines therapeutischen Aspektes besonderes Interesse: Wären die Themen auch bei fixierten Zuständen grundsätzlich auswechselbar, so könnte die Kenntnis der Bedingungen, unter welchen ein solcher Austausch möglich ist, dann zu einem gezielten therapeutischen Eingriff in dieser Richtung veranlassen, wenn sich gleichzeitig erweisen ließe, daß mit den verschiedenen Abwehrmechanismen ein unterschiedlicher Grad an sozialer Integrierungsfähigkeit der Patienten verbunden ist. Wieweit die Ergebnisse unserer, dergestalt in ihrer Zielsetzung und Methodik abgegrenzten Untersuchung Antwort auf die aufgeworfenen Fragen geben, sei nun im Folgenden dargestellt.

B. Auswahl und Zusammensetzung des Materials

Der Untersuchung wurde das Krankengut der Wiener Psychiatrischen Universitätsklinik aus den Aufnahmejahrgängen 1936 bis 1961 zugrundegelegt, wobei allerdings die Jahrgänge 1938 bis 1945 wegen der in dieser Zeit aus vielerlei Gründen ungenauen Diagnosenstellung und Krankengeschichtsführung ausgelassen werden mußten. Aus den Krankengeschichten der verbleibenden 18 Jahrgänge mit einer Gesamtaufnahmezahl von 106 811 Patienten wurden zunächst jene herausgesucht, deren Diagnose den von uns gesuchten Syndromen entsprechen konnte. Dabei wurden die in Tabelle 1 angeführten Diagnosen berücksichtigt.

Tabelle 1. *Auswahldiagnosen*

Paranoisches Syndrom:	
Paranoia	Paranoia querulans
Verfolgungswahn	Querulantenwahn
Paranoides Bild	Querulant
Paranoide Reaktion	
Paranoide Ideen	Paranoia erotica
Verfolgungsideen	
	Eifersuchtsparanoia
Sensitiver Beziehungswahn	Eifersuchtswahn
Überwertige Idee(n)	Eifersuchtsideen
Erfinderwahn	Alkoholparanoia
Hypochondrisches Syndrom:	*Zwangssyndrom:*
Hypochondrie	Zwangsneurose
Hypochondrisches Bild	Zwangskrankheit
Rentenneurose	Zwangsmechanismen
Rentenbegehren	
Unfallneurose	

Unter Anlegung der im vorangegangenen Abschnitt beschriebenen Maßstäbe wählten wir dann diejenigen Fälle aus, die entweder bei der gegenständlichen oder bei einer vorangegangenen Aufnahme das „reine" Querschnittssyndrom boten. Ein derartiges Vorgehen konnte selbstverständlich in keiner Weise sämtliche Fälle von „echter" Paranoia und schon gar nicht von ehemals „reinen" Querschnittssyndromen zutage fördern: Da die Diagnose vom wissenschaftlichen Standpunkt des abteilungsführenden Oberarztes abhängt, ist zum Beispiel damit zu rechnen, daß ein Teil der Paranoiker a priori als Schizophrenie klassifiziert wurde. Des weiteren mußten die meisten Fälle, die vielleicht vor Beginn des von uns untersuchten Zeitabschnittes einmal ein „reines" Querschnittssyndrom geboten hatten, dann unserer Aufmerksamkeit entgehen, wenn sie sich mittlerweile zu einer mehr oder minder eindeutig definierten Psychose entwickelt hatten. Umgekehrt konnten wir aber auch manchmal trotz eines solchen Verlaufes des seinerzeitigen „reinen" Syndroms noch dadurch habhaft werden, daß eine früher gestellte Diagnose bei späteren Aufnahmen einfach weitergeschleppt wurde. Aus all diesen Gründen lassen sich aus der Zahl und Geschlechtsverteilung der einzelnen Diagnosen in den verschiedenen Jahrgängen keine Schlüsse ziehen. Da es uns jedoch nur darum ging, eine möglichst große Zahl brauchbarer Ausgangsfälle zu erhalten, wurde unsere Untersuchung durch diese Einschränkungen nicht belastet. Deshalb haben wir auch vereinzelte uns bekanntgegebene Fälle aus den Jahren nach 1961, während unsere Erhebung schon im Gange war, dann mit berücksichtigt, wenn sie unseren Auswahlkriterien entsprachen.

Die für die Untersuchung so zurückbehaltenen 723 Querschnittssyndrome wurden dann nach gewissen, besonders hervorstechenden Zügen zu Untergruppen zusammengefaßt, die der üblichen diagnostischen Aufschlüsselung des paranoischen Syndroms entsprechen. Dabei wären sicherlich einzelne Fälle unter Umständen vielleicht auch einer anderen Untergruppe als der gerade gewählten zuteilbar gewesen, was angesichts der von KEHRER anschaulich dargestellten vielfältigen Verquickungen von Haupt-, Neben- und Parallelwahn in Kauf genommen werden mußte. Im Hinblick auf die besonderen Fragestellungen unserer Untersuchung dürfte dies jedoch als Fehlerquelle nicht wesentlich ins Gewicht fallen, worauf wir jeweils noch im Einzelnen zurückkommen werden. Die durch systemisierte Verfolgungs-, Beeinträchtigungs-, Beziehungs- und Beachtungsideen vorzüglich charakterisierten Zustände faßten wir so zu der Querschnittsdiagnose „Paranoia" zusammen, in die wir also auch die Fälle von sensitivem Beziehungswahn aufnahmen — eine Diagnose die im übrigen in unserem Material nur extrem selten gestellt wurde. Lediglich ein einziger Fall, den man wegen gewisser Aspekte auch als solchen hätte auffassen können, wurde bei der Gruppe der überwertigen Ideen eingereiht, die ansonsten — mit Ausnahme eines weiteren Patienten, dessen Idee sich auf ein körperliches, seiner Meinung nach operationsbedürftiges Leiden bezog — nur Fälle von Erfinderwahn umfaßten. Für die Zuordnung zur „Paranoia querulans", „Paranoia erotica" und „Eifersuchtsparanoia" wurden die üblichen Kriterien angewandt. Von der letzteren Gruppe wurde der Eifersuchtswahn der Trinker als „Alkoholparanoia" deshalb abgegrenzt, weil hier der Modellfall eines Zusammenhanges zwischen Wahn und exogener Schädigung vorzuliegen schien. Andere Syndrome bei Trinkern, wie z. B. etwa ein systemisierter Verfolgungswahn, wurden wegen ihrer Seltenheit im Vergleich zum Eifersuchtsthema nicht gesondert hervorgehoben, wobei jedoch der Alkoholismus als mögliche organische Schädigungsgrundlage jeweils vermerkt wurde. Von der „Hypochondrie" wurden unter dem

Sammelbegriff „Rentenneurose“ jene Bilder abgetrennt, bei welchen die Rentenproblematik im Vergleich zu den hypochondrischen Beschwerden im Vordergrund stand, wobei einige Fälle an der Grenze zur Paranoia querulans lagen. Die verschiedenen, wie in einem stationären Krankengut nicht anders zu erwarten, seltenen Zwangssyndrome wurden der Einfachheit halber unter dem Begriff „Zwangsneurose“, dem sie auch im Querschnitt stets entsprachen, zusammengefaßt. Die zahlenmäßige Verteilung der Fälle in diesen Untergruppen, die den weiteren Untersuchungen als Grundlage dienen, ist nach Geschlechtern getrennt in Tabelle 2 dargestellt.

Tabelle 2. *Diagnostische Aufteilung des Untersuchungsmaterials*

	Männer	Frauen	Summe
Paranoia	68	212	280
Paranoia querulans. . .	29	22	51
Paranoia erotica		24	24
Eifersuchtsparanoia . .	69	35	104
Alkoholparanoia. . . .	63	3	66
Überwertige Idee(n) . .	8		8
Hypochondrie.	62	64	126
Rentenneurose	23	14	37
Zwangsneurose	10	17	27
Summe	332	391	723

Aus den früher angeführten Gründen lassen sich auch aus dem Vergleich dieser, auf revidierten Diagnosen beruhenden Zahlen untereinander keine Schlüsse ziehen. Lediglich die — im übrigen recht banale — Vermutung, daß offenbar das sexuelle Beeinträchtigungsthema bei Männern keine Rolle spielt, kann mit einiger Reserve aus der Geschlechtsverteilung abgeleitet werden. Das Fehlen überwertiger Ideen bei den Frauen kann wegen der geringen Fallzahl wohl nicht verwertet werden. Die Beteiligung der als „Paranoia“ klassifizierten Fälle an der Gesamtaufnahmezahl des untersuchten Zeitabschnittes ist mit 0,26% in unserem Material einigermaßen höher als bei Kolle, der bei seinen Fällen „primärer Verrücktheit“ auf etwa 0,06% und bei einer neuerlichen Erhebung durch Jaesche auf nur 0,05% kommt. Dieser Unterschied wäre bemerkenswert, da die früher aufgezählten Fehlerquellen ja eher zur Verschleierung von „echten“ Fällen führen mußten; er erklärt sich jedoch daraus, daß wir Querschnittssyndrome anführen und nicht nur jene Fälle gezählt haben, die auch den Längsschnittkriterien der klassischen Paranoia entsprechen. Wenn Brodschöll und Strotzka trotzdem auf etwa 0,41% „echter“ Paranoiafälle kommen, so mag dies darin seine Begründung finden, daß sie von einem Anstaltsmaterial ausgingen, in dem naturgemäß eine Anreicherung von chronischen Fällen vor sich geht, während z. B. ein Großteil der in der Klinik aufgenommenen „Reaktionen“ nicht der Anstalt weitergegeben wurde.

Die Krankengeschichten der 723 ausgewählten Fälle wurden unter Berücksichtigung aller aufgezeichneten Angaben, insbesondere auch der Außenanamnesen nach den früher angeführten Kriterien ausgewertet. Sämtliche Patienten wurden außerdem zu einer Nachuntersuchung eingeladen. Infolge der großen Bevölkerungsverschiebungen während des Krieges und in der Nachkriegszeit wurde ein großer Teil der ursprünglichen Patienten gar nicht mehr erreicht, andere waren mittlerweile verstorben. Manche befanden sich dauernd oder zum Zeitpunkt der Nachuntersuchung wieder in Anstaltspflege. Sofern dies in Wien der Fall war, konnten wir uns über ihre Diagnose und ihren aktuellen Zustand informieren; eine genaue Untersuchung dieser Patienten nach unseren Maßstäben war jedoch auch hier aus technischen Gründen nicht möglich. Insgesamt haben 130 Fälle auf unsere Aufforderung zur Nachuntersuchung reagiert. Anstelle der Patienten selbst suchten bei 27 Fällen die Angehörigen unsere Sprechstunde auf, was eine Ergänzung der Krankengeschichtsangaben und Einblicke in den weiteren Verlauf erlaubte. Das Gleiche gilt von jenen 22 Fällen, die sich zu unserer Einladung nur schriftlich äußerten. Die restlichen 81 erschienen selbst zur Nachuntersuchung, die in einer ausführlichen psychiatrischen Exploration und — sofern sich die Patienten nicht weigerten — in einer psychologischen Testuntersuchung bestand. Bei dieser wurde stets der Rorschach-Versuch, fallweise auch der Hamburg-Wechslersche Intelligenztest und die Demenzuntersuchung nach ARNOLD-KOHLMANN durchgeführt. Zur Orientierung wurde die Verteilung der katamnestisch ausgewerteten Fälle in Tabelle 3 zusammengestellt.

Tabelle 3. *Verteilung der katamnestisch erfaßten Fälle*

Diagnose	persönlich		schriftlich oder Angehörige	
	Männer	Frauen	Männer	Frauen
Paranoia	10	13	8	10
Paranoia querulans. . .	4		1	1
Paranoia erotica		1		1
Eifersuchtsparanoia . .	11	9	7	2
Alkoholparanoia. . . .	4		3	
Überwertige Idee . . .	2			
Hypochondrie.	13	6	3	7
Rentenneurose	1	3	3	
Zwangsneurose	3	1	1	2
Summe.	48	33	26	23

Für die Untersuchung der einzelnen, für unsere Fragestellungen wichtigen Kriterien mußten wir um der Verläßlichkeit der Angaben willen jeweils von verschiedenen Gruppen unseres Gesamtmaterials ausgehen: Während sich so z. B. Angaben über den Zivilstand bei allen Patienten feststellen ließen, konnten andere, wie etwa Einsichten in die Kindheitssituation, in ausreichender Form nur in manchen Krankengeschichten gefunden werden, so daß wir im wesentlichen auf die selbst nachuntersuchten Fälle angewiesen waren. Bei gewissen Fragestellungen verwendeten wir daher das Gesamtmaterial, bei anderen hingegen wie z. B. bei der Erhebung des psychopathologischen Befundes bezogen wir uns zuerst auf die Nachuntersuchungsfälle und versuchten erst dann, diejenigen Krankengeschichten, die entsprechende Hinweise enthielten, im Lichte der aus den eigenen Fällen gezogenen Schlüsse zu analysieren. Da bei vielen Patienten — oft innerhalb recht langer Zeiträume — mehrere Aufnahmen erfolgten, konnte für manche Kriterien, besonders wenn sie Fragen des Verlaufes betrafen, jeweils sofort auch eine Reihe der nicht persönlich nachuntersuchten Fälle verwertet werden. Wie wir in dieser Hinsicht im Einzelnen verfuhren, wird bei der Besprechung der erhobenen Daten angeführt. Um einen Eindruck von den in unserer Untersuchung überschauten Zeiträumen zu vermitteln, wurde in Tabelle 4 die durchschnittliche Beobachtungszeit bei den einzelnen Syndromen zusammengestellt, wobei die Alkoholparanoia bei Frauen und die überwertigen Ideen wegen der geringen Zahl weggelassen wurden.

Dort, wo es die Fallzahl und die Untersuchungsgrundlagen erlaubten, haben wir die erhobenen Daten jeweils mit der Chi-Quadratmethode statistisch ausgewertet[1]. Bei der Reihung der im Folgenden zu berichtenden einzelnen Ergebnisse haben wir

Tabelle 4. *Durchschnittliche Beobachtungszeit*

	Männer	Frauen
Paranoia.	6,9	5,2
Paranoia querulans	5,4	3,7
Paranoia erotica	—	3,8
Eifersuchtsparanoia	4,6	3,4
Alkoholparanoia	4,1	—
Hypochondrie	5,8	3,4
Rentenneurose	4,2	3,7
Zwangsneurose	2,1	1,6

uns von dem Bestreben leiten lassen, zuerst das Variable und dann das Konstante zur Darstellung zu bringen. Wir berichten dementsprechend zuerst jene Daten, die unserer Arbeitshypothese gemäß mit der Themen- bzw. Abwehrwahl im Zusammenhang stehen könnten, und gehen erst dann auf unsere Versuche ein, Näheres über die Fixierung zu erfahren. In diesen beiden Hauptabschnitten trachten wir dann jeweils diejenigen Probleme voranzustellen, die auf Grund der bei Erläuterung der Arbeitshypothese angestellten Überlegungen oder im Zusammenhang mit der bisherigen Literatur von besonderem Interesse zu sein scheinen. Innerhalb dieser Gruppierung berichten wir zunächst über die am größeren Material erhobenen Befunde, um sie dann mit den aus kleineren Fallgruppen gewonnenen Erkenntnissen zu ergänzen und schließlich auf Besonderheiten der verschiedenen parallel untersuchten Syndrome einzugehen.

C. Die Ergebnisse

1. Lebensalter bei Beginn der Erkrankung

Angesichts der Tatsache, daß der Vergleich des Alters bei Beginn der einzelnen Syndrome in unserem Material die im Folgenden dargestellten recht charakteristischen Unterschiede zeigt, war es gerechtfertigt, diese Befunde an die Spitze unserer Untersuchungsergebnisse zu stellen. Dies erschien auch insofern günstig, als gewisse Erwägungen bezüglich anderer Resultate unserer Erhebung sich besser diskutieren lassen, wenn man dabei den Zeitpunkt des Krankheitsbeginnes im Auge behält. Die entsprechenden Angaben waren in den meisten Krankengeschichten recht exakt vermerkt und in vielen Fällen auch außenanamnestisch untermauert. Wir mußten für die Auswertung daher nur insgesamt 26 Fälle ausscheiden.

Zur ersten Orientierung über die Ergebnisse wurde das durchschnittliche Alter, in dem die Symptomatik bei den einzelnen Untersuchungsgruppen erstmalig auftrat, in Tabelle 5 zusammengestellt, wobei die Alkoholparanoia bei Frauen und die überwertigen Ideen wegen der geringen Fallzahl weggelassen wurden.

---

[1] Für die Durchführung dieser statistischen Auswertung bin ich Herrn Dr. phil. L. Ambrozi zu besonderem Dank verpflichtet.

Stellt man zur besseren Anschaulichkeit das Alter bei Krankheitsbeginn in Form von Kurven dar, die sich aus der Anwendung der Methode der beweglichen Mittelwerte ergaben, so entsteht das, auf Abb. 5 für die vier Hauptgruppen unserer Erhebung — Zwangsneurose, Hypochondrie, Paranoia und Eifersuchtswahn — festgehaltene Bild. Dabei ist der unregelmäßige Verlauf der Zwangsneurosen-Kurve aus der niedrigen Fallzahl zu erklären.

Tabelle 5. *Durchschnittsalter bei Krankheitsbeginn*

	Männer	Frauen
Paranoia.	40,38	46,12
Paranoia querulans	43,45	43,24
Paranoia erotica		41,26
Eifersuchtsparanoia	45,52	46,88
Alkoholparanoia	49,60	
Hypochondrie	32,48	34,81
Rentenneurose	38,26	32,08
Zwangsneurose	22,1	24,41

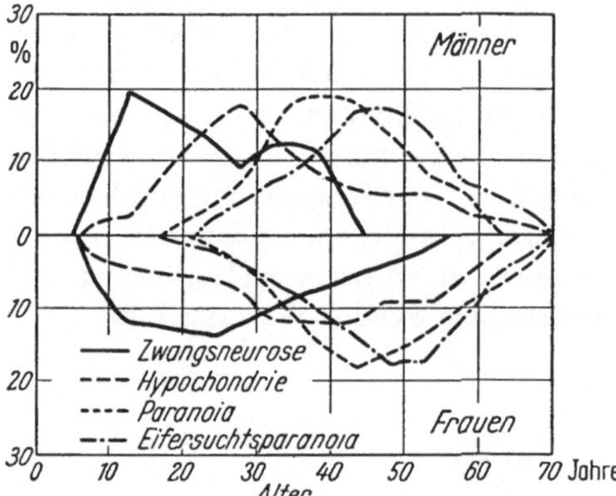

Abb. 5. Lebensalter bei Krankheitsbeginn

Zur Feststellung, zwischen welchen der untersuchten Gruppen statistisch signifikante Unterschiede bestehen, wurden diese untereinander mittels der Chi-Quadratmethode verglichen. Die Ergebnisse der durchgeführten Vergleiche sind in den Tabellen 6, 7 und 8 dargestellt.

Die in Tabelle 2 gegebene Aufgliederung des Untersuchungsmaterials macht verständlich, daß sich gewisse Gruppen wegen der geringen Fallzahl der statistischen Auswertung entzogen. Deshalb konnten die Zwangsneurose, die Rentenneurose, die Alkoholparanoia bei Frauen sowie die überwertigen Ideen nicht zu Vergleichen verwendet werden. Eine Reihe von anderen, grundsätzlich möglichen Vergleichsuntersuchungen erübrigte sich angesichts der bereits erzielten Ergebnisse: So wurde zum Beispiel der Vergleich zwischen männlicher und weiblicher Eifersuchtsparanoia dadurch überflüssig, daß sich bei Frauen die Eifersuchtsparanoia nicht signifikant von der Paranoia

Tabelle 6. *Signifikanz der Unterschiede des Alters bei Krankheitsbeginn bei Männern (Chi-Quadratmethode)*

Verglichene Gruppen	Zufallswahrscheinlichkeit	Signifikanz
Hypochondrie-Paranoia	< 1%	sehr signifikant
Paranoia-Eifersuchtsparanoia	< 1%	sehr signifikant
Paranoia-Paranoia querulans.	> 30%	nicht signifikant
Eifersuchtsparanoia-Paranoia querulans . .	> 50%	nicht signifikant
Alkoholparanoia-Eifersuchtsparanoia . . .	10%	nicht signifikant

abhebt, während der Beginn der Paranoia bei Frauen signifikant später erfolgt als bei Männern.

Tabelle 7. *Signifikanz der Unterschiede des Alters bei Krankheitsbeginn bei Frauen (Chi-Quadratmethode)*

Verglichene Gruppen	Zufallswahrscheinlichkeit	Signifikanz
Hypochondrie-Paranoia	< 1%	sehr signifikant
Paranoia-Eifersuchtsparanoia	> 50%	nicht signifikant
Paranoia-Paranoia querulans	> 30%	nicht signifikant
Eifersuchtsparanoia-Paranoia erotica . . .	> 10%	nicht signifikant

Tabelle 8. *Signifikanz des bei Männern und Frauen unterschiedlichen Alters bei Beginn des hypochondrischen und paranoischen Syndroms (Chi-Quadratmethode)*

Verglichene Gruppen	Zufallswahrscheinlichkeit	Signifikanz
Hypochondrie ♂ — Hypochondrie ♀	5%	schwach signifikant
Paranoia ♂ — Paranoia ♀	< 1%	sehr signifikant

Man muß bei allen weiteren Überlegungen im Auge behalten, daß wir uns bei der vergleichenden Gegenüberstellung des paranoischen, hypochondrischen und anankastischen Syndroms lediglich von der rein empirisch gewonnenen Erkenntnis leiten ließen, daß diese Zustände häufig „fixiert" werden. Wir vergleichen dementsprechend jeweils besonders gestaltete Inhalte — das „Sosein" der Phänomene im Kranzschen Sinne — ohne dabei schon etwas über die Beziehung zwischen Thema und Gestaltung aussagen zu können. Stellt man dabei fest, daß die einzelnen Phänomene in verschiedenen Altersstufen auftreten, so ergibt sich sofort die Frage, ob das Thema oder die Art seiner Gestaltung — oder beide vom Alter abhängen. Wir sind in unserer Arbeitshypothese von der in der Literatur in der Regel bestätigten Erfahrung ausgegangen, daß paranoische, hypochondrische und anankastische Symptome bei verschiedenen Grundkrankheiten auftreten. Inwiefern diese selbst spezifisch die Inhalte gestalten — etwa durch die Erzeugung eines, auf Erlebnisvollzugsstörungen begründeten, besonderen Gewißheitsgefühls bei einem Beziehungsthema — muß später anhand jener Fälle untersucht werden, bei welchen sich solche Grundkrankheiten in der Verlaufsbeobachtung verifizieren ließen. Auch wenn man also auf die besondere Gestaltung der Inhalte in diesem Sinne jetzt noch nicht eingeht, darf man nicht übersehen, daß es sich auch bei der von der Psychoanalyse herausgearbeiteten Verwendung jeweils verschiedener Abwehrmechanismen bei den verglichenen Syndromen um die Gestaltung von Themen handelt. Man kann nun auch die Frage, ob gewisse Grundkrankheiten die Wahl bestimmter Abwehrmechanismen, die ja den bisherigen Erkenntnissen zufolge grundsätzlich jedem Menschen zur Verfügung stehen, begünstigen, bis zur Erörterung der Beteiligung bestimmter Erkrankungen an der Zusammensetzung der einzelnen Syndrome zurückstellen. Die Diskussion darüber, ob die von uns festgestellten Altersunterschiede mit dem Manifestationsalter gewisser Grundkrankheiten zusammenhängen, kann dementsprechend auch erst dann abgeführt werden und muß vorderhand als Frage offen bleiben. Führt man einstweilen die Untersuchung unter der arbeitshypothetischen Voraussetzung weiter, daß die Inhalte vorgegeben sind und nur von verschiedenartigsten Grundkrankheiten „eingefangen" werden, so bleibt trotzdem noch zu klären, ob das Thema oder der dieses gestaltende Abwehrmechanismus in verschiedenen Altersstufen bereitliegt und in welcher Beziehung beide zueinanderstehen. Da, wie bereits erörtert, bisher noch keine letzte Klarheit über die Motive besteht, die zur Wahl der einzelnen Abwehrmechanismen führen, kann auch aus unserer Vergleichsuntersuchung darüber einstweilen wohl noch nichts Bindendes ausgesagt werden. Dazu kommt noch, daß man die verglichenen Syndrome nicht ohne weiteres mit bestimmten Abwehrmechanismen korrelieren kann, was ganz besonders für die hypochondrischen Zustände gilt. Wenn man, ohne die früher erwähnten, von manchen Autoren angemeldeten Bedenken zu vergessen, voraussetzt, daß beim paranoischen Syndrom der Projektionsmechanismus zur Anwendung gelangt, so legt der bei Männern festgestellte Unterschied zwischen Paranoia und Eifersuchtswahn nahe, daß zumindest hier eine Beziehung zwischen Alter und Thema besteht und nicht zwischen Alter und Abwehrmechanismus. Ohne von vornherein behaupten zu wollen, daß dies auch für die anderen der festgestellten Zusammenhänge zutreffen muß, scheint es daher ratsam, zunächst einmal von der Annahme auszugehen, daß dem Menschen in gewissen Altersstufen bestimmte Themen naheliegen. Bringt man diese auf Grund der Ergebnisse der psychoanalytischen Forschung jeweils auf eine kurze, schlagwortartige Formel, so kann man sagen, daß dem Zwangssyndrom das Thema der Triebkontrolle, der Anwendung der Tabus und Moralgesetze entspricht, während der Hypochondrie das Thema der „Leiblichkeit" zugrundeliegt. Bei der Paranoia im engeren Sinne müßte man dann vom Thema der „Begegnung", der „Wirkhaftigkeit" sprechen, während es beim Eifersuchtswahn offenbar um die Probleme der Partnerambivalenz, der „Ich-Du-Beziehung" geht. Betrachtet man die in den Tabellen 6 bis 8 dargestellten Ergebnisse in der Perspektive des „Naheliegens" dieser Themen, so lassen sich daraus die folgenden Schlüsse ziehen:

Wenn auch der statistische Vergleich zwischen Zwangssyndrom und Hypochondrie nicht möglich war, so läßt sich doch annehmen, daß die Thematik der „Triebkontrolle" derjenigen der „Leiblichkeit" etwas vorangeht und vor allem durchschnittlich früher als diese an Aktualität verliert. Das geht nicht nur aus dem Vergleich der entsprechenden Kurven unseres Materials, die bezüglich der Zwangssymptomatik wegen der geringen Fallzahl wenig verläßlich sind, sondern auch aus den Angaben der Literatur hervor. So stellt E. BLEULER fest, daß der Beginn der Zwangsneurose oft schon in der Kindheit, sehr häufig in der Pubertät, in der Mehrzahl jedoch überhaupt vor dem 25. Lebensjahr liegt. In seiner Studie über 150 Zwangsneurotiker kommt POLLITT zu dem Ergebnis, daß die Erkrankung im Durchschnitt im 25. Lebensjahr, und zwar unabhängig vom Geschlecht, anfängt. In der Regel begann die Erkrankung zwischen 10 und 45 Jahren. POLLITT unterstreicht, daß nach dem 20. Lebensjahr die Gefahr, an einer Zwangsneurose zu erkranken, deutlich abnimmt. Für das Vorangehen des Themas der „Triebkontrolle" im Vergleich zum „Leibesthema" sprechen auch die Neurosenkatamnesen von ERNST, auf die wir im Zusammenhang mit dem Problem des Symptomwandels noch eingehen werden. Daß hier jedoch deutliche Überlappungen der Themenbereiche vorliegen und daß die „Leiblichkeitsproblematik" schon in der Kindheit auftreten kann, läßt sich nicht nur an unseren eigenen, später noch darzustellenden Fällen sowie denjenigen von ERNST zeigen, sondern auch aus anderen Angaben ableiten, wie z. B. derjenigen STUTTES, der die Beobachtungen

Binswangers und v. Stockerts bestätigt, daß phobisch-ankastische und hypochondrische Züge häufig das Bild der endogenen Depression im Kindesalter prägen. Die deutliche Überschneidung von „Leibes-“ und „Triebkontrollthema“, weist schon darauf hin, daß es Faktoren geben muß, die jeweils das eine oder andere Thema in den Vordergrund rücken. Dieses, auch für die Überlappung der Kurven bei den übrigen Syndromen selbst dort, wo die Unterschiede sehr signifikant sind, noch für die Extremfälle bedeutungsvolle Problem wird später noch eingehend erörtert werden.

Das zeitlich der „Triebkontrolle“ nachfolgende Thema der „Leiblichkeit“ tritt in unserem Material bei beiden Geschlechtern signifikant früher in Erscheinung als dasjenige der „Begegnung“ und rückt in dem Maße in den Hintergrund, in dem dieses sich in den Vordergrund schiebt. Dabei zeigt sich jedoch, daß dem in den Kurven zum Ausdruck kommenden unterschiedlichen Verlauf der männlichen und weiblichen Hypochondriekurve auch statistisch eine, wenn auch mit einer Zufallswahrscheinlichkeit von 5% nur schwache Signifikanz entspricht. Wir werden auf diesen Unterschied später noch zurückkommen. Sowohl dieser Befund und unsere Kurven, die durch einen einigermaßen unregelmäßigen, sehr langgestreckten Verlauf mit weiter Streuung gekennzeichnet sind, wie auch die allgemeine psychiatrische Erfahrung, daß hypochondrische Symptome bei Erkrankungen zunehmen, die gegen das Lebensende hin auftreten, lassen aber Zweifel an der Allgemeingültigkeit unserer Annahme aufkommen, daß die Thematik der „Leiblichkeit“ wirklich ein Problem der Adoleszenz und des frühen Erwachsenenalters ist, wie dies durch die Ergebnisse unserer Statistik nahegelegt wird. Wir müssen daher im folgenden bei der eingehenderen Durchleuchtung der psychopathologischen Struktur des von uns sehr weitgefaßten „hypochondrischen“ Syndroms, bei der Analyse jener äußeren Faktoren, die bestimmte Themen in den Vordergrund rücken, und auch bei Erörterung der Frage, ob gewisse Grundkrankheiten das „Leibesthema“ selektiv aktualisieren, die hier angemeldeten Bedenken weiterhin im Auge behalten.

Die von uns gefundene Altersverteilung des paranoischen Syndroms im engeren Sinne hingegen entspricht den üblichen Angaben der Literatur: Kraepelin und E. Bleuler setzen den Beginn der Paranoia in zwei Drittel der Fälle erst nach dem 30. Lebensjahr an. In Kolles Material erkrankten 90% der Patienten nach dem 35. Lebensjahr. Die Spitze seiner Häufigkeitskurve lag zwischen dem 40. und 50. Lebensjahr und nur 3 seiner Fälle begannen zwischen 25 und 30 Jahren. Auch die in unserer Erhebung sehr signifikante Unterschiedlichkeit des Krankheitsbeginns bei Männern und Frauen wird von anderen Autoren bestätigt. So fanden Brodschöll und Strotzka ebenfalls einen deutlichen Altersunterschied zwischen den Geschlechtern bei ihren Fällen von echter Paranoia. Daß sie allerdings den Beginn jeweils etwas später ansetzten — sie ermittelten bei Männern ein Durchschnittsalter von 46, bei Frauen von 50 Jahren —, mag sich auf folgende Gründe zurückführen lassen:

Zunächst haben die genannten Autoren den Eifersuchtswahn, der nach unseren Befunden bei Männern signifikant später einsetzt als der Verfolgungswahn, nicht als getrennten Themenkreis abgehoben. Da sich bei ihren 30 Männern 20mal das Eifersuchtsthema findet, mag dieser Umstand für das hier angegebene höhere Durchschnittsalter bei Männern verantwortlich sein. Andererseits haben Brodschöll und Strotzka von diesen Fällen echter Paranoia jene abgegrenzt, bei welchen sich das vorliegende paranoische Syndrom mit einer faßbaren Grundkrankheit oder organischer Hirnschädigung in Zusammenhang bringen ließ. Daß sie bei diesen Fällen ein niedrigeres Durchschnittsalter — bei Männern 36, bei Frauen 46 — fanden, nähert ihre Ergebnisse den unseren, vom Querschnittssyndrom ausgehenden wieder an. Geht man auch hier wieder von der Annahme aus, daß die Thematik der Begegnung in einer bestimmten Altersstufe bereitliegt und von verschiedenen Erkrankungen „eingefangen" werden kann, so wäre es sehr wohl möglich, daß manche von ihnen aus Gründen ihrer Eigengesetzlichkeit vorwiegend in den ersten Teil des „paranoiafähigen" Alters fallen und dann Verschiebungen des Durchschnittsalters, wie bei BRODSCHÖLL und STROTZKA, ergeben, wenn man dieses nach Grundkrankheiten getrennt berechnet.

Der unterschiedliche Beginn der paranoischen Symptomatik bei Männern und Frauen könnte nun ebenfalls wieder im Sinne unserer Hypothese des „naheliegenden Themas" gedeutet werden, wobei später noch die Gründe geklärt werden müssen, warum die Begegnungsproblematik bei der Frau so deutlich später einsetzt als bei den Männern. Mit dem späteren Beginn der Paranoia bei Frauen ist offenbar auch die Tatsache zu erklären, daß sie sich nicht signifikant vom Eifersuchtswahn abhebt, der bei den Männern offenbar als recht spezifischer Inhalt der späteren mittleren Lebensjahre hervortritt. Dem entspricht auch die Tatsache, daß sich die Alkoholparanoia bei den Männern nicht signifikant vom Eifersuchtswahn unterscheidet. Ferner muß festgehalten werden, daß sich der, in unserem Material nur bei den Frauen als gesondertes Thema hervortretende Liebeswahn — einzelne männliche Fälle wurden dort in die Gruppe der Paranoia einbezogen und werden später kasuistisch erörtert werden — nicht signifikant von der weiblichen Eifersuchtsparanoia abheben läßt, woraus sich auch das Fehlen eines Unterschiedes der Paranoia gegenüber ergibt.

Schließlich verdient noch die Tatsache, daß sich das Beginnalter der Paranoia querulans bei beiden Geschlechtern nicht signifikant von dem der Paranoia unterscheidet, was aus der Gegenüberstellung der entsprechenden Kurven in Abb. 6 hervorgeht, einige Beachtung.

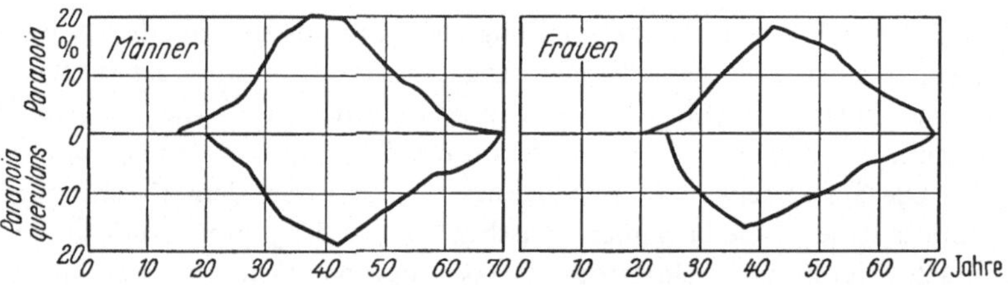

Abb. 6. Vergleich des Lebensalters bei Beginn der Paranoia und Paranoia querulans

Die Besonderheit der Paranoia querulans liegt also offenbar in einer bestimmten Gestaltung des Themas, was K. SCHNEIDER ebenfalls hervorhebt, wobei er betont, daß die Querulanz sowohl bei der von ihm als „Typus schizophrener Psychosen" angesehenen echten Paranoia als auch bei den paranoischen Zuständen im Rahmen „psychopathischer oder erlebnisreaktiver" Entwicklungen vorkommen könne: „Sie ist hier wie dort etwas Dynamisches, nicht Inhaltliches". Angesichts der geringen Fallzahl und der fehlenden Signifikanz bei Anwendung der Chi-Quadratmethode läßt sich aus dem im Vergleich zur Paranoia bei den Männern etwas höheren, bei den Frauen etwas niedrigeren Durchschnittsalter, was auch in einer entsprechenden Verschiebung der Kurvengipfel zum Ausdruck kommt, jedoch nicht ohne weiteres der Schluß ziehen, daß dieses „Dynamische" in einem bestimmten Lebensalter ganz bevorzugt zur Geltung kommt. Das im Vergleich zur Paranoia etwas höhere Durchschnittsalter bei der Paranoia querulans bei Männern ist aber wohl dafür verantwortlich zu machen, daß kein signifikanter Unterschied zwischen dieser und dem männlichen Eifersuchtswahn besteht. Der analoge Vergleich bei den Frauen erübrigte sich angesichts der Tatsache, daß dort zwischen Paranoia und Eifersuchtsparanoia kein verwertbarer Unterschied festgestellt werden konnte. Der von uns ermittelte Beginn der Paranoia querulans stimmt auch mit der Literatur überein, die im wesentlichen die Angabe KRAEPELINs bestätigt, daß der Querulantwahn meist im fünften Lebensjahrzehnt einsetze.

Daß die querulatonische Gestaltung auch andere Themen betreffen kann, hat K. SCHNEIDER ebenfalls betont: „Man kann Eifersucht und Hypochondrie und Erfindungen querulatonisch betreiben." Im Hinblick auf das Leibesthema scheint sich dies dadurch zu bewahrheiten, daß sich in unserem Material das Durchschnittsalter bei den ja ebenfalls unter dem Vorzeichen der „revendication" stehenden Rentenneurosen sehr demjenigen der Hypochondrie nähert. Leider entzog sich der entsprechende Vergleich wegen der kleinen Fallzahl der statistischen Überprüfung. Aus all dem erwächst jedoch die Forderung, den für die querulatorische Gestaltung verantwortlichen Faktoren im folgenden gesondert von jenen nachzugehen, die für das „Naheliegen" der einzelnen Themen in Betracht kommen könnten.

Es wäre nun angezeigt, unsere These über die Beziehung zwischen Thema und Lebensalter an jenen Fällen zu überprüfen, bei welchen ein Syndromwandel zu beobachten ist. Da es sich hierbei jedoch jeweils nur um wenige Patienten handelt, ist ein statistisch überprüfbarer Vergleich dieser Art an unserem Material nicht möglich. Wir werden daher auf dieses Problem erst später im Zusammenhang mit der psychopathologischen Aufsplitterung der Syndrome eingehen.

2. Soziologischer Hintergrund

a) Zivilstand

Am Gesamtmaterial konnte der Zivilstand nur anhand der Krankengeschichten ermittelt werden, wobei wir uns bei der folgenden Zusammenstellung in Fällen, die mehrmals aufgenommen wurden, an jene Aufnahme hielten, bei der das jeweils untersuchte „Thema" erstmalig in Erscheinung trat. Die so ermittelten Angaben sind in Tabelle 9 der Anschaulichkeit wegen in der Prozentverteilung dargestellt, wobei die absoluten Zahlen jeweils beigefügt wurden.

Bei allen Schlüssen, die man aus dieser Zusammenstellung ziehen will, muß man in Betracht ziehen, daß sich der Zivilstand zwischen dem Krankheitsbeginn und der Aufnahme, die unseren Angaben zugrundeliegt, geändert haben könnte. Die damit gegebene mögliche Fehlerquelle ist bei den einzelnen Gruppen deshalb verschieden groß, weil der zwischen Erkrankungsbeginn und Hospitalisierung liegende Zeitabschnitt jeweils von recht unterschiedlicher Länge ist, wie aus den in Abb. 7 wiedergegebenen Durchschnittszahlen ersichtlich wird.

Aus diesen Zahlen ergibt sich, daß die geschilderte Fehlerquelle beim Zwangssyndrom, bei der Hypochondrie, den überwertigen Ideen und der weiblichen Rentenneurose viel größer sein muß als bei den übrigen Diagnosen. Die Durchsicht derjenigen Fälle, über die — katamnestisch — persönlich, schriftlich oder durch Angehörige diesbezügliche Auskünfte eingeholt werden konnten, ergab, daß sich der Zivilstand im Zeitraum zwischen Krankheitsbeginn und erster Aufnahme nur bei 7 männlichen und einer weiblichen Hypochondrie sowie bei einer männlichen Zwangsneurose geändert hatte. Das spricht immerhin dafür, daß ein Wechsel des Familienstandes im fraglichen Zeitraum bei den paranoischen Zuständen im weiteren Sinne nicht allzu häufig ange-

Tabelle 9. *Zivilstand bei der ersten Aufnahme*

		verheiratet		ledig		verwitwet		geschieden	
Paranoia	Männer	47	69%	19	28%			2	3%
	Frauen	75	35%	68	32%	40	19%	29	14%
Paranoia querulans	Männer	16	55%	8	28%	1	3%	4	14%
	Frauen	8	36%	7	32%	5	23%	2	9%
Paranoia erotica	Frauen	9	38%	10	42%	2	8%	3	12%
Rentenneurose	Männer	14	61%	6	26%	1	4%	2	9%
	Frauen	6	43%	2	14%	3	21%	3	21%
Hypochondrie	Männer	34	55%	24	39%	2	3%	2	3%
	Frauen	35	55%	10	16%	11	17%	8	12%
Zwangsneurose	Männer	7	70%	2	20%			1	10%
	Frauen	8	47%	7	41%			2	12%
Eifersuchtsparanoia	Männer	64	93%			1	1%	4	6%
	Frauen	34	97%	1	3%				
überwertige Idee	Männer	3	38%	2	25%	2	25%	1	12%
Alkoholparanoia	Männer	55	87%	2	3%	1	2%	5	8%

nommen werden muß. Bei den erwähnten 9 Fällen handelte es sich um inzwischen erfolgte Verehelichungen, was wegen des häufigen Beginns anankastischer und hypochondrischer Symptome vor oder am Beginn des heiratsfähigen Alters nicht besonders auffällig ist. Daß mehr hypochondrische Männer nach Auftreten der Symptomatik

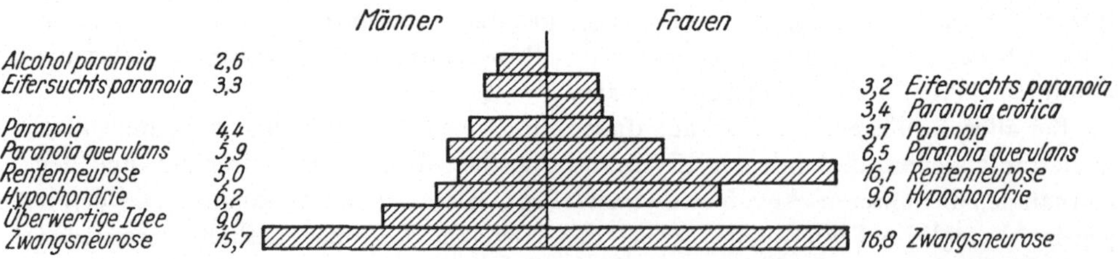

Abb. 7. Durchschnittlicher Zeitraum in Jahren zwischen Krankheitsbeginn und erster Hospitalisierung

geheiratet haben, mag mit dem frühzeitigen Gipfel der männlichen Hypochondriekurve unseres Materials zusammenhängen. Was an diesen wenigen nachuntersuchten Fällen festgestellt wurde, trifft sicherlich für eine Reihe von anderen hypochondrischen oder zwangsneurotischen Patienten des Gesamtmaterials zu, bei welchen die Symptome bereits in jungen Jahren in Erscheinung traten.

Auch bei Berücksichtigung der geschilderten Fehlerquelle fällt in der Zusammenstellung von Tabelle 9 zunächst auf, daß die Frauen innerhalb der dem „Begegnungsthema" zuzuordnenden Paranoia und Paranoia querulans wesentlich seltener verheiratet sind als die Männer. Besonders deutlich tritt diese Unterschiedlichkeit zwischen den Geschlechtern dann hervor, wenn man den Zivilstand beim hypochondrischen Syndrom mit jenem bei der Paranoia vergleich: Der Prozentsatz an Verheirateten ist bei der Hypochondrie für Männer und Frauen der gleiche, während bei der Paranoia 69% verheirateten Männern nur 35% verheiratete Frauen gegenüberstehen. Für die Überprüfung dieses Befundes mittels der Chi-Quadratmethode wurden die Ledigen, Geschiedenen und Verwitweten als alleinstehend zusammengezählt und den Verheirateten gegenübergestellt. Der diesbezügliche Vergleich zwischen Paranoia und Hypochondrie ergab bei den Frauen mit einer Zufallswahrscheinlichkeit unter 1% einen signifikanten Unterschied, während ein solcher, wie aus den Prozentzahlen bereits zu erwarten, bei den Männern nicht vorlag. Die Annahme, daß dieser, bei den Frauen festgestellte Unterschied bloß durch das spätere Auftreten der Paranoia bedingt sein könnte, wodurch in dieser Gruppe sich eben schon mehr Verwitwete und Geschiedene finden würden, wird dadurch entkräftet, daß der Prozentsatz an Verwitweten und Geschiedenen bei der weiblichen Hypochondrie nur um 2% geringer ist als bei der Paranoia. Vergleicht man, um auch die früher geschilderte Fehlerquelle einer möglichen Änderung des Familienstandes zwischen Krankheitsbeginn und erster Aufnahme auszuschalten, nur die ledigen Frauen in den beiden Diagnosengruppen miteinander, so kommt man zu dem gleichen Ergebnis: Bei der Paranoia finden sich 32% ledige Frauen, bei der Hypochondrie nur 15%. Das ist um so auffälliger, als die Hypochondrie in unserem Material signifikant früher einsetzt als die Paranoia, woraus sich schließen läßt, daß eine schon bestehende hypochondrische Symptomatik kein besonderes Heiratshindernis sein muß, was sich an den oben erwähnten Nachbeobachtungsfällen ja auch zeigen ließ. Inwiefern allerdings die Heiratsfähigkeit durch eine bestimmte Ausprägung des hypochondrischen Zustandsbildes in gewissen Fällen doch gemindert wird, was vielleicht mit dem hohen, wenn auch nicht signifikant von den ledigen Paranoikern abhebbaren Prozentsatz an ledigen hypochondrischen Männern in Zusammenhang zu bringen wäre, kann nur später anhand von Einzelfällen diskutiert werden. Die Möglichkeit, daß die prämorbide Persönlichkeitsstruktur der Paranoikerin für den hohen Anteil an Ledigen verantwortlich sein könnte, verliert dadurch an Wahrscheinlichkeit, daß die männlichen Paranoiker so häufig verheiratet sind, auch wenn man annimmt, daß „eigenartige" Männer eher geheiratet werden als entsprechende Frauen. Die erhobenen Angaben legen vielmehr nahe, daß die Aktualisierung des „Begegnungsthemas" bei der Frau mehr mit dem Problem des Allein-im Leben-Stehens zusammenhängen könnte als beim Manne, bei welchem hierfür andere Gründe in Betracht gezogen werden müßten. Da sich innerhalb der Hypochondrie bei beiden Geschlechtern die Alleinstehenden und die Verheirateten etwa die Waage halten, ist wohl über die früher bezüglich einer gewissen Verminderung der Heiratsfähigkeit bei bestimmten Fällen geäußerten Vermutungen hinaus — kein kausaler Zusammenhang zwischen diesem Syndrom und dem Zivilstand anzunehmen. Das über die Paranoia Gesagte gilt auch, wenngleich nicht mit so hoher Signifikanz, für die Paranoia querulans.

Bedeutungsvoll scheint die Feststellung zu sein, daß sich in den Gruppen der Eifersuchts- und Alkoholparanoia fast ausschließlich Verheiratete finden, wobei die Durchsicht der Fälle zeigt, daß es tatsächlich stets um den Ehepartner geht. Auch Brodschöll und Strotzka fanden, daß der Eifersuchtswahn sich in 2/3 ihrer Fälle auf die

Gattin bezog. Daraus läßt sich schließen, daß sich die Problematik vielmehr um das verbriefte Recht gruppiert, den Partner allein zu besitzen, als um echte Liebesenttäuschung. Wie weit hier die Annahme eine Rolle spielt, daß die Treue des Partners

Tabelle 10. *Wirtschaftszweig*

	Paranoia				Paranoia querulans				Paranoia erotica				Eifersuchts-paranoia			
	M		W		M		W		M		W		M		W	
	Z	%	Z	%	Z	%	Z	%	Z	%	Z	%	Z	%	Z	%
Landwirtschaft	3	4,4	4	1,88	2	6,9	1	4,55					1	1,5		
Industrie und Gewerbe . . .	37	54,41	38	18,92	10	34,49	4	18,2			6	25	44	63,77	4	11,43
Polizei und Militär	3	4,41			1	3,49							5	7,25		
Öffentliche Verwaltung . .	18	26,47	16	7,55	11	37,93	1	4,55			2	8,3	15	21,74		
Gastgewerbe .	1	1,47	7	3,3	1	3,49					1	4,1	3	4,35	2	5,7
Hausbesorger .			4	1,88							1	4,1			3	4,35
Unterricht . .	1	1,47	5	2,46	1	3,49					2	8,3	1	1,5		
Kunst und freie Berufe . .	3	4,41	3	1,42	2	6,9										
Andere Zweige, Hausfrauen und unbekannt . .	1	1,47	121	57,7			14	63,64			12	50			26	74,2

Tabelle 11.

	Paranoia				Paranoia querulans				Paranoia erotica				Eifersuchts-paranoia			
	M		W		M		W		M		W		M		W	
	Z	%	Z	%	Z	%	Z	%	Z	%	Z	%	Z	%	Z	%
Selbstständige mit Diplom oder mit Lohnempfängern . .	4	5,88	3	1,42	3	10,35					2	8,3	4	5,8		
Selbstständige Nichtakademiker ohne Lohnempfänger	5	7,35	11	5,66	2	6,9	1	4,55					7	10,15		
höhere Angestellte und Beamte, Offiziere . . .	8	11,76			5	17,24										
subalterne Angestellte und Beamte, Unteroffiziere .	22	32,35	30	14,15	9	31,03	1	4,55			3	12,5	16	23,19		
Facharbeiter .	19	27,94	12	6,14	6	20,69					4	16,66	28	40,58	1	2,86
Hilfsarbeiter, Soldaten . . .	9	13,24	50	23,6	3	10,35	5	22,73			4	16,66	12	17,39	9	25,71
Studenten, Schüler, Lehrlinge . . .	1	1,47									2	8,3				
Hausfrauen . .			91	42,93			13	59,1			9	37,5			25	71,4

ein Gradmesser der eigenen sexuellen Leistungsfähigkeit oder Anziehungskraft ist, kann wiederum nur anhand von Einzelfällen erörtert werden. Die Zahlen bei den übrigen Gruppen sind zu klein, um daraus verwertbare Schlüsse zu ziehen. Aber auch

bei Berufstätigen

Alkohol-paranoia				Überwertige Ideen				Hypochondrie				Rentenneurose				Zwangsneurose			
M		W		M		W		M		W		M		W		M		W	
Z	%	Z	%	Z	%	Z	%	Z	%	Z	%	Z	%	Z	%	Z	%	Z	%
6	10			1	12,5			1	1,62	3	4,76	3	13,04					1	5,8
43	71,6			3	37,5			42	67,74	10	15,8	15	65,22	5	35,72	6	60	2	11,76
8	13			1	12,5			13	20,97	3	4,76	4	17,4	2	14,29	2	20	3	17,64
1	1,5			1	12,5			1	1,61										
1	1,5							2	3,22	1	1,58					1	10	3	17,64
				1	12,5					3	4,76	1	4,35						
1	1,5			1	12,5			1	1,61	43	67,96			7	49,99			8	47,05

Berufliche Stellung

Alkohol-paranoia				Überwertige Ideen				Hypochondrie				Rentenneurose				Zwangsneurose			
M		W		M		W		M		W		M		W		M		W	
Z	%	Z	%	Z	%	Z	%	Z	%	Z	%	Z	%	Z	%	Z	%	Z	%
1	1,5							1	1,61										
11	18,3			2	25			1	1,61	4	6,34	1	4,35			1	10	1	5,8
2	3							5	8,06			2	8,7			1	10	1	5,8
10	16,8			1	12,5			13	20,97	7	11,1	3	13,1			4	40	4	23,52
20	33,6			2	25			19	30,65	1	1,58	9	39,13	4	28,57	2	20	1	5,8
16	26			2	25			19	30,65	12	19,05	8	34,78	4	28,57	1	10	3	17,64
				1	12,5			2	3,22	1	1,58								
										38	60,32			6	42,86			7	41,17

die bisher erwogenen Vermutungen bedürfen noch der Überprüfung anhand der weiteren Ergebnisse unserer Untersuchung, insbesondere durch die Analyse der verschiedenen auslösenden Ereignisse und der individuellen Inhalte des jeweiligen Zustandsbildes.

b) Beruf

Bei den in der gleichen Weise wie beim Zivilstand gewonnenen Angaben über den Beruf der Patienten wurde sowohl der Wirtschaftszweig wie auch die soziale Stellung innerhalb desselben ausgewertet. Auf Grund von Hinweisen in der Literatur wurden hierbei bestimmte Berufsgruppen wie Lehrer und Hausbesorger wegen ihrer angeblichen größeren Paranoiaanfälligkeit besonders herausgehoben. Die Ergebnisse sind in absoluten und Prozentzahlen in Tabelle 10 und 11 (siehe S. 84/85) wiedergegeben. (Dabei finden sich die bei der sozialen Stellung aufgezählten Hausfrauen bei den Angaben über den Wirtschaftszweig in der Rubrik „Andere Zweige und unbekannt".)

Die hier erhobenen Unterschiede zwischen den einzelnen Syndromen entziehen sich wegen der geringen Zahlen weitgehend der statistischen Auswertung. Selbst dann, wenn man — etwa in bezug auf die Frage, ob sich in der Paranoia oder Paranoia querulans die subaltern Gestellten häufen — die Fälle zu den drei Gruppen „Selbständige oder in gehobenen Positionen", „Subalterne" und „Fach- und Hilfsarbeiter" zusammenfaßt ergeben sich keine signifikanten Werte. Die etwas häufigere Feststellung einer niedrigeren Position bei den Frauen dürfte der allgemeinen Sozialstruktur entsprechen. Das etwas stärkere Hervortreten des Subalternen bei der Paranoia, Paranoia erotica und querulans im Vergleich zur Hypochondrie, Rentenneurose, Eifersuchts- und Alkoholparanoia, bei welchen die Fach- und Hilfsarbeiter etwas häufiger sind, mag andeuten, daß gewisse Zusammenhänge zwischen Beeinträchtigungsgefühl und subalterner Stellung bestehen könnten. Die fehlende statistische Signifikanz weist jedoch darauf hin, daß diese Probleme viel zu subtil sind, um einfach an der Ermittlung der beruflichen Stellung greifbar zu werden, und offenbar von der in jedem Fall besonders gelagerten Konstellation abhängen. Jedenfalls läßt sich aus der Ermittlung der Berufssituation lediglich der sich schon bei der Diskussion der Literatur aufdrängende Schluß ziehen, daß man nicht gewissen Berufen oder sozialen Positionen eine besondere Rolle in der Pathogenese der Paranoia beimessen darf.

c) Wechsel vom ländlichen zum städtischen Milieu

Die Rolle der Entwurzelung beim Zustandekommen von paranoischen Zuständen wurde in der Literatur anhand von Einzelfällen oder im Zusammenhang mit entsprechenden Reaktionen von Flüchtlingen wiederholt unterstrichen. Die anthropologische Psychiatrie hat ihr, insbesondere mit Zutt im Hinblick auf die „Entgrenzung" und „Entbergung" eine zentrale Stellung im Paranoiaproblem eingeräumt und auf die Beziehungen der „Wohnordnung als einer Daseinsordnung" zum Vertrauen und zur „Überwältigung durch den anderen" hingewiesen. In unserem Material ergab sich aus der Tatsache, daß ein großer Prozentsatz der Patienten am Land geboren wurde, von welchen ein Teil später in die Großstadt abwanderte, eine günstige Möglichkeit statistisch verwertbarer Angaben zu dieser Frage an einem nicht durch die sonstige Flüchtlingsproblematik komplizierten Krankengut zu sammeln. Dazu wurden in jeder Gruppe die beim Auftreten des Syndroms noch am Land verbliebenen Fälle zahlenmäßig mit den Abgewanderten verglichen. Die daraus gewonnenen Ergebnisse sind in absoluten Zahlen und in Prozenten des gesamten Krankengutes jeder Diagnosengruppe in Tabelle 12 wiedergegeben.

Tabelle 12. *Wechsel vom ländlichen ins städtische Milieu*

Diagnose	Geschlecht	Gesamtzahl	darunter: am Lande geboren		davon: am Land geblieben		davon: vom Land weggezogen	
			Zahl	%	Zahl	%	Zahl	%
Paranoia	M	68	26	38	14	20	12	18
	W	212	99	47	12	6	87	41
Paranoia querulans. .	M	29	9	31	5	17	4	14
	W	22	11	50	2	9	9	41
Paranoia erotica . . .	W	24	8	33	1	4	7	29
Eifersuchtsparanoia .	M	69	33	48	7	10	26	38
	W	35	18	51	3	8	15	43
Alkoholparanoia. . .	M	63	28	44	11	17	17	27
Überwertige Idee . .	M	8	6	75	2	25	4	50
Hypochondrie. . . .	M	62	26	42	21	34	5	8
	W	64	38	59	16	25	22	34
Rentenneurose . . .	M	23	11	48	8	35	3	13
	W	14	7	50	3	21	4	29
Zwangsneurose . . .	M	10	1	10	1	10	—	—
	W	17	7	41	6	35	1	6

Zur besseren Anschaulichkeit wurden in der folgenden Abb. 8 die einzelnen „Migrationsquotienten“, die das Verhältnis der am Land Geborenen zu den dort Verbliebenen ausdrücken $\left(\frac{\text{Am Lande Geborene}}{\text{Am Lande Verbliebene}}\right)$ einander gegenübergestellt.

Die Überprüfung dieser Befunde auf ihre statistische Signifikanz wurde bei den zahlenmäßig hierfür geeigneten Gruppen wieder mit der Chi-Quadratmethode vorgenommen. Dabei ergab sich bei den Frauen mit einer Zufallswahrscheinlichkeit unter

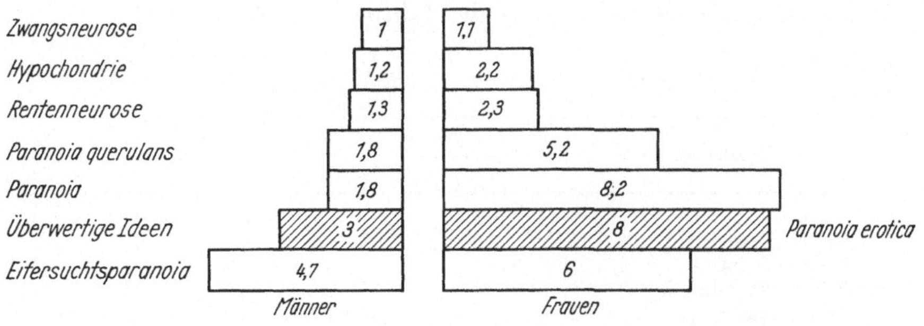

Abb. 8. Migrationsquotienten (am Land Geborene/am Land Verbliebene)

1% ein sehr signifikanter Unterschied zwischen Paranoia und Hypochondrie. Bei den Männern war der Vergleich zwischen diesen beiden Diagnosen mit einer Zufallswahrscheinlichkeit von 3% signifikant, während jedoch zwischen Hypochondrie und Eifersuchtsparanoia angesichts einer weit unter 1% liegenden Zufallswahrscheinlichkeit der Unterschied noch deutlicher in Erscheinung trat. Bei der Deutung dieser Ergebnisse wäre zunächst zu erwägen, daß der frühe Beginn der Symptomatik bei den hypochondrischen Patienten ihre Abwanderung weitgehend hintangehalten haben könnte. Demgegenüber ist zunächst festzustellen, daß auch bei den am Land verbliebenen 21 männlichen und 16 weiblichen Patienten das Syndrom bei 11 bzw. 10 erst nach dem 30. Lebensjahr auftrat, also zu einem Zeitpunkt, der bereits jenseits des üblichen Abwanderungstermins liegt. Andererseits hat auch bei 3 von den 5 abgewanderten Männern und bei 16 von den 22 in die Stadt verzogenen Frauen die Symptomatik erst nach der Übersiedlung begonnen. Dementsprechend ist es naheliegender, doch in der Entwurzelung einen das Mißtrauen fördernden Faktor zu sehen, der den Menschen verstärkt in die Erwartung einer „Überwältigung durch den anderen" hineintreiben kann. Aus der im Vergleich zur Paranoia bei der Eifersuchtsparanoia der Männer etwas stärkeren Korrelation zum Milieuwechsel ließe sich der Schluß ziehen, daß dem Partner als fixem Punkt in einer fremden Welt bei Entwurzelten eine verstärkte Bedeutung zukommt. Es wäre dann denkbar, daß bei einer ambivalenten Einstellung zum Partner die Angst, diesen Halt zu verlieren, das Eifersuchtsthema nahelegt. Diese Annahme trifft wahrscheinlich auch für die weibliche Eifersuchtsparanoia zu, wenn man den entsprechenden Migrationsquotienten in Rechnung stellt, dessen Signifikanz wegen der kleinen Zahlen nicht statistisch überprüft werden konnte. Da jedoch angesichts der Ergebnisse unseres Materials bei den Männern bezüglich der Migration kein erheblicher Unterschied zwischen Paranoia und Eifersuchtsparanoia besteht und im Hinblick auf die Vergleichszahlen auch bei den Frauen wohl nicht mit einem solchen zu rechnen ist, kann man hier nicht den Schluß ziehen, daß die Entwurzelung über die Förderung einer mißtrauischen Grundhaltung hinaus die Themenwahl entscheidend in die eine oder andere Richtung lenkt.

Eine Abwanderung von der Stadt aufs Land konnte nur in ganz wenigen Einzelfällen festgestellt werden: 7 Frauen und 4 Männer der Hypochondriegruppe und 2 Paranoikerinnen haben einen solchen Wechsel des Lebensraumes vorgenommen. Im Gegensatz zu den signifikanten Unterschieden zwischen den paranoischen Zuständen und der Hypochondrie bei den vom Land in die Stadt Abgewanderten bestehen solche im Hinblick auf die Zuwanderung aus einem anderen Sprachgebiet in unserem Material offenbar nicht, wie aus den Angaben der Tabelle 13 ersichtlich wird.

Tabelle 13. *Herkunft aus fremdsprachigem Gebiet*

Diagnose	Männer		Frauen	
	Zahl	%	Zahl	%
Paranoia	12	18	52	25
Paranoia querulans	5	17	8	23
Paranoia erotica			2	1
Eifersuchtsparanoia	12	17	8	23
Alkoholparanoia	9	14		
Überwertige Idee	1	13		
Hypochondrie	10	16	11	17
Rentenneurose	1	4	2	14
Zwangsneurose	0	0	2	12

Die statistische Überprüfung war auch hier wegen der kleinen Zahlen nicht möglich. Allerdings handelte es sich fast ausschließlich um Personen, die aus einem der Nachfolgestaaten der Donaumonarchie nach Österreich zugezogen und wahrscheinlich der deutschen Sprache einigermaßen mächtig waren. Nur in ganz vereinzelten Fällen war in der Krankengeschichte vermerkt, daß die Patienten das Deutsche schlecht beherrschten.

Die Darstellung des soziologischen Hintergrundes des untersuchten Krankengutes sollte im Grunde auch eine Analyse des elterlichen Milieus und der Kindheitssituation umfassen. Die diesbezüglichen Angaben in den Krankengeschichten sind jedoch in vielen Fällen zu ungenau, um daraus vergleichende Schlüsse zu ziehen. Es schien daher ratsamer, auf diese Probleme nur anhand von Einzelfällen einzugehen, weshalb wir erst später, insbesondere im Zusammenhang mit den nachuntersuchten Patienten darauf zurückkommen werden.

3. Die Beziehung zwischen Lebensalter, allgemeiner Gestaltung der Inhalte und Themenwahl

Die Beschäftigung mit den einzelnen Syndromen, die unserer Untersuchung zugrundegelegt wurden, vermittelt zunächst den Eindruck, daß die Gestaltung der einzelnen Themen selbst altersabhängige Unterschiedlichkeiten aufweist. Die genaue Durchsicht der Krankheitsbilder zeigt hier tatsächlich gewisse Gesetzmäßigkeiten, aus welchen sich weitere Einsichten darüber ergeben, warum die einzelnen Themen in bestimmten Altersstufen bereitliegen. Erst wenn man diese allgemeine altersspezifische Themengestaltung besser beschrieben hat, kann man davon exakter die besondere Prägung abheben, die gewisse Grundkrankheiten den Inhalten zusätzlich verleihen. Deshalb wird die „allgemeine Psychopathologie" der von uns untersuchten Syndrome in diesem Abschnitt der später zu erörternden „speziellen Psychopathologie" der einzelnen Krankheitsbilder vorangestellt. Zugleich versuchen wir hier noch zusätzliche Erkenntnisse darüber zu sammeln, warum bestimmte Persönlichkeiten jeweils von dem „naheliegenden" Thema Gebrauch machen und es auf Krankheitsniveau erheben. Es ist selbstverständlich, daß man aus dem Vergleich einer größeren Zahl von Fällen nur Hinweise auf gewisse „Sensibilisierungen", auf „Bereitschaften" allgemeiner Art erhalten kann, wie dies etwa für die früher dargestellten Beziehungen zwischen Migration und Paranoia, bzw. Eifersuchtswahn zutrifft, während sich die letztlich „präcipitierenden" Faktoren wohl nur aus dem Einzelschicksal ableiten lassen. Immerhin könnten sich jedoch aus der Erfassung der allgemeinen Bereitschaften Erkenntnisse darüber ergeben, warum an sich ähnlich gelagerte Konfliktsituationen jeweils mit verschiedenen Abwehrmechanismen beantwortet werden. Der von vielen Autoren, z. B. GUIRAUD, gegen die Tiefenpsychologie erhobene Vorwurf besteht ja gerade darin, daß ein eindeutiger Zusammenhang zwischen angeschuldigten Traumen und Symptomwahl häufig nicht überzeugend erbracht werden kann und die verschiedenartigsten psychopathologischen Phänomene oft auf gleichartige frühkindliche Konflikte zurückgeführt werden. Zieht man in Betracht, daß die Wahl der einzelnen „Grundreaktionen auf Grenzsituationen" (BRODSCHÖLL und STROTZKA) außer durch frühkindliche Determinierungen noch durch spätere Einflüsse und durch die Altersstufe, in der diese Grenzsituationen auftreten, gelenkt wird, so gelingt es vielleicht, die Gestaltung der Erkrankung beim einzelnen Patienten besser durchschaubar zu machen. Unsere Untersuchungen über jene Faktoren, die den Kranken besonders zu gewissen Themen „hinlenken", stellen in diesem Sinne einen Beitrag zum Problem der Abwehrwahl dar, ohne deshalb die Bedeutung der frühkindlichen Dynamik leugnen zu wollen, auf deren Verzahnung mit den von uns beleuchteten späteren Einflüssen wir anhand von Einzelfällen noch hinweisen werden.

a) „Leibesthema" und „Zwang"

Bereits bei der Besprechung des Alters bei Krankheitsbeginn haben wir angesichts des unregelmäßigen, bei Männern und Frauen noch dazu unterschiedlichen Verlaufes der Hypochondriekurven Bedenken dagegen angemeldet, unsere Befunde zu verallgemeinern und von einem „Naheliegen des Leibesthemas" in der Adoleszenz und dem frühen Erwachsenenalter schlechthin zu sprechen. Bei der Durchsicht unseres Krankengutes drängt sich nun tatsächlich der Eindruck auf, daß auch die Gestaltung der Symptomatik je nach dem Lebensalter bei Beginn der Erscheinungen Unterschiede aufweist, die an einigen Beispielsfällen dargestellt werden sollen, wobei wir zunächst schlagwortartig von „Früh-" und „Späthypochondrie" sprechen:

1. „Frühhypochondrie"

Fall Hyp. M. 14/37: 21jähr. Hilfsarbeiter, bei dem es kurz nach der Verehelichung zu Angstzuständen, Magenbeschwerden, Durchfällen und Bauchschmerzen, Kopfschmerzen, Herzklopfen und Schwindelzuständen kommt. Gleichzeitig drängt sich zwangsartig immer wieder der Gedanke auf, er werde verrückt werden. Es bestehen ständige Schwierigkeiten mit den im gleichen Haushalt lebenden Schwiegereltern, die der an sich schüchterne Patient lange Zeit hindurch passiv erträgt. Mit 33 Jahren kommt es zu einem heftigen Aggressionsdurchbruch gegen die Gattin und ihre Eltern, worauf sich eine Gefühllosigkeit in der rechten unteren Extremität zu den übrigen Beschwerden hinzugesellt, weshalb die Aufnahme erfolgte.

Fall Hyp. M. 35/51: 15jähr. Hilfsarbeiter. Im Anschluß an eine Mandel- und Polypenoperation kommt es zu Mattigkeit und Zittern bei der Arbeit, Zittern in den Händen, Kopfschmerzen und Reißen in allen Extremitäten, Obstipation und Ohrensausen. Der Patient führt dies auf häufiges Masturbieren zurück. Liegt nur mehr im Bett, fühlt sich zu jeder Arbeit zu krank und läßt sich von der Pflegemutter, die an ähnlichen Beschwerden leidet, versorgen. Deshalb Aufnahme mit 16 Jahren.

Fall. Hyp. M. 59/58: 20jähr. Student, einziges Kind, verwöhnt, bis zum 6. Lebensjahr bei den Eltern geschlafen. Vater Carcinophobie, Mutter „unangenehm" körperlich zärtlich. Mit 14 Jahren durch 10 Tage bei Einsetzen der Masturbation schwere Schlafstörungen. Ständig Angst vor Onaniefolgen. Mit 20 Jahren im Anschluß an die Lektüre eines Aufklärungsbuches über Geschlechtskrankheiten Luophobie. Nachdem ein Arzt ihm diese Furcht „ausgeredet hat" Tachykardieanfälle, Angst vor verschiedenen Krankheiten, glaubt „irgendeine Drüse" funktioniere in seinem Körper nicht, spüre dies durch eigenartige Zuckungen im ganzen Organismus. Das ganze Interesse konzentriert sich nur mehr auf den eigenen Körper, mißt mehrmals täglich seine Temperatur. Bei der Nachuntersuchung mit 48 Jahren noch gleiche Symptomatik, wellenförmiger Verlauf — berufsunfähig.

Fall Hyp. W. 14/51: 20jähr. Hausfrau. Ehe wurde wegen Gravidität geschlossen. Während derselben aggressive Träume gegen Gatten und Kind, Übererregbarkeit und Schlafstörungen. Das Kind stirbt nach der Geburt, danach stellen sich „rasende" Brust- und Schulterschmerzen ein, die bis in die Beine ausstrahlen, sowie Kopfschmerzen und Krämpfe im Hals, Herzklopfen, Druck in den Augen; Gefühl, als ob der ganze Körper von offenen Wunden bedeckt wäre, Schlaflosigkeit, Angstgefühle. Spricht ständig über ihre Beschwerden. 9 Jahre später unverändert gleichgebliebener Zustand.

Fall Hyp. W. 20/51: 17jähr. Lehrmädchen, bei dem in Anschluß an eine Pneumonie mit angeblicher Encephalitis Schmerzen in Armen, Beinen und am Gesäß auftreten, sowie Hitzegefühl in den Händen, Brennen hinter dem Brustbein, Gefühl etwas in der Nase zu haben, Gelenkschmerzen, Kopf- und Nackenschmerzen, Angst luetisch infiziert zu sein. Mit 25 Jahren nach Abhäuten eines Hasen Auftreten von Bläschen auf dem Kopf, seither Angst, Tularämie zu haben. Letzte Aufnahme mit 45 Jahren; unverändert.

Fall Hyp. W. 57/60: 24jähr. Hausfrau. Vater Trinker, brutal zur Mutter, die im 15. Lebensjahr der Patientin stirbt. Nach zwei Geburten innerhalb eines Jahres mit nachfolgender starker, schwer behebbarer Anämie Schlaf- und Appetitlosigkeit, Benommenheit, Reißen und Ziehen im ganzen Körper, Unterleibsschmerzen, Brennen in der Harnröhre, Sausen im Kopf. Fürchtet, sterben zu müssen. Die Aufnahme erfolgt 7 Jahre später wegen Fortdauer der Beschwerden, die sich nach dem Tod des Vaters noch verschlechtert haben.

2. *„Späthypochondrie"*

Fall Hyp. M. 19/47: 43jähr. Facharbeiter. Im Anschluß an eine Ulcusoperation Auftreten von gürtelförmigen Schmerzen im Oberbauch mit Pampstigkeitsgefühl in dieser Region, Ausstrahlen in die unteren Extremitäten und „Gliederreißen in diesen", zunehmende Rückenschmerzen. 6 Jahre später: Die Beschwerden haben unverändert angehalten und sich verstärkt. Schmerzen im ganzen Bauch und Rücken.

Fall Hyp. M. 38/51: 53jähriger Hilfsarbeiter bei dem nach einem Schädeltrauma mit Benommenheit Kopf-, Augen- und Rückenschmerzen auftreten. Luftfüllung mit negativem Befund. Nach dem Unfall 3mal hysterische Dämmerzustände mit Beleidigung von Amtspersonen. Fühlt sich wegen der Beschwerden völlig arbeitsunfähig, deshalb Aufnahme mit 54 Jahren. (Siehe auch Tabelle 16.)

Fall Hyp. M. 56/55: 43jähr. Hilfsarbeiter, bei dem es zu Magenbeschwerden und Kreuzschmerzen mit Ausstrahlen in alle Extremitäten kommt. Verstärkung nach Ulcusoperation, seither Schmerzmittelabusus. Erstes Auftreten der Beschwerden während einer Ehekrise, die nach einigen Jahren zur Scheidung führt; Verstärkung nach Tod der Mutter, der von einem Streit mit den Geschwistern um deren Wohnung, auf die der Patient als nunmehr alleinstehend und krank angewiesen zu sein meint, gefolgt ist. Deshalb Aufnahme mit 55 Jahren.

Fall Hyp. W. 41/54: 47jähr. Büroangestellte, die im Kriege ihr ganzes Habe verloren hat. Seither zunehmend spastische Bronchitis, klagt über rheumatische Beschwerden, Schmerzen im Kreuz und allen Gelenken sowie „rheumatische" Kopfschmerzen. Objektiv nur ein fehlender Achillessehnenreflex links feststellbar. Nachuntersuchung nach 9 Jahren: klagt unverändert über die gleichen Beschwerden.

Fall Hyp. W. 49/58: 56jähr. Hausfrau, verwitwet. Nach dem Tod ihrer betagten Mutter treten gastritische Beschwerden auf, denen sich bald Kopfschmerzen, und Schwindelzustände zugesellen. Glaubt magen- und gefäßkrank zu sein. Die Aufnahme erfolgt zwei Jahre nach Beginn des Syndroms wegen eines Suicidversuches, da ihr die Einweisung in ein Spital wegen mangelnder objektiver Befunde verweigert wurde.

Fall Hyp. W. 61/61: 48jähr. Hausfrau, die nach dem Tode der Tochter infolge einer galoppierenden Tuberkulose an Schwindelzuständen, Ohrensausen, Kopf- und Herzbeschwerden erkrankt. Bei der ersten Aufnahme mit 53 Jahren wurde an eine beginnende Arteriosklerose gedacht und eine funktionell überlagerte Hypertonie diagnostiziert. Letzte Aufnahme mit 68 Jahren bei unverändert gleichem Zustandsbild, wobei keine Demenz festgestellt werden konnte.

Vergleicht man die Symptome dieser beiden Fallgruppen miteinander, so fällt auf, daß die Angaben bei den jüngeren Patienten bunter, dramatischer und „unwahrscheinlicher" sind, während sie sich bei den Fällen mit späterem Beginn mehr an reale Möglichkeiten halten und monotoner vorgebracht werden. Für diese Fälle von „Späthypochondrie" trifft das gleiche zu, was Ernst im Hinblick auf den späteren Verlauf seiner Hysteriefälle feststellt: Die Grenze zwischen psychogenen und organogenen Beschwerden, z. B. Rückenschmerzen, ist hier nicht einfach zu ziehen, wenn auch die Klagen weit über die „normale Bresthaftigkeit des Alters" hinausgehen. Die Unterschiede zwischen „Früh- und „Späthypochondrie" lassen sich nun nicht in der üblichen Terminologie fassen: neurasthenische, phobische oder hysterische Symptome finden sich hier wie dort. Die andersartige Gestaltung in den beiden Gruppen zeigt sich bei den neurasthenischen Zuständen vielmehr darin, daß bei den jüngeren Patienten in ihr dramatisch die Panik zum Ausdruck kommt, lebensuntüchtig zu sein und den Anforderungen des Lebens im Hinblick auf Selbständigkeit, Verantwortlichkeit und sexuelle Bewährung nicht nachkommen zu können. Bei den älteren Fällen hingegen steht die Furcht im Vordergrund, diese schon einmal mehr oder minder gut beherrschten Fähigkeiten zu verlieren, weshalb sich die Beschwerden hier deutlicher auf ein neu hinzukommendes, krankheits- oder unfallbedingtes Versagen einzelner Organe oder Organgruppen beziehen, häufig einer „funktionellen Überlagerung“ entsprechen und so im Ganzen „realitätsnäher“ gestaltet sind. Daß in beiden Gruppen dabei die von der Tiefenpsychologie aufgezeigten Konflikte zwischen einander widersprechenden Strebungen zum Tragen kommen, läßt sich an einzelnen Fällen jeweils wahrscheinlich machen. Allerdings scheinen Beziehungen zwischen dem Schweregrad der kindlichen Neurotisierung und dem Manifestationsalter, bzw. dem objektiven Belastungscharakter der auslösenden Situation insofern zu bestehen, als massivere Störungen in der Kindheit objektiv geringfügigen Anlässen den Stellenwert von Auslösern verleihen dürften. Da banale Belastungen im Schicksal jedes Menschen häufig auftreten, haben die stärker vorgeschädigten Individuen offenbar öfter und daher auch früher die „Chance“ zu erkranken, worauf wir noch zurückkommen werden. Jedenfalls hängt die Gestaltung der Konflikte anscheinend vom Zeitpunkt ihrer Aktualisierung ab. Analoges gilt von den phobischen Färbungen der hypochondrischen Zustände: Je früher die Erkrankung beginnt, desto „unmöglicher“ sind die Befürchtungen, während sie sich in späterem Alter durch eine größere Realitätsnähe auszeichnen und meist als Krebsfurcht in Erscheinung treten, wie z. B. bei einer unserer Patientinnen (Fall Hyp. W. 56/60) die wegen mit 56 Jahren auftretender Schmerzen in der Nabelgegend verbunden mit einer carcinophobischen Einstellung innerhalb von 5 Jahren 8mal unter dem Verdacht eines Pankreascarcinoms mit negativem Resultat durchuntersucht worden war. Auch die hysterischen Symptome treten bei jugendlichen Fällen in mehr drastischen und „unwahrscheinlichen“ Formen — etwa als Zitterneurose oder als hysterische Lähmung auf, während sie sich bei älteren Patienten entweder nur zu Beginn der Erkrankung kurz als hysteriforme Anfälle manifestieren, die wohl den Untersucher auf den Ernst des Leidens aufmerksam machen sollen oder z. B. als Globusgefühl mehr den Charakter einer „Beschwerde“ als den einer theatralischen Zur-Schau-Stellung tragen. Schließlich findet sich auch im früheren Alter häufig eine anankastische Tönung der Symptomatik, die später nur in Ausnahmefällen festzustellen ist, auf die wir noch zurückkommen.

Diese Beobachtung hat eine Entsprechung in der von Ernst bei seinen Neurosenkatamnesen festgestellten Sukzessionsregel, die er als Wandel „von der Gebärde zur Beschwerde“ formelhaft zusammenfaßt. Ernst beschreibt damit den Übergang von mehr dramatischen Anfangssymptomen zu eher organneurotischen oder psychosomatischen Beschwerden beim einzelnen Patienten. Aufgrund der Befunde an unserem Krankengut, in dem sich übrigens dieser Wandel bei den Einzelfällen ebenfalls bestätigen läßt, scheint jedoch die Annahme gerechtfertigt, daß bei Krankheitsbeginn in späteren Lebensjahren das „Leibesthema“ in der Regel schon von vornherein mehr im Sinne der „Beschwerde“ gestaltet wird, während es bei früherem Auftreten mehr der „Gebärde“ entspricht, die der geschilderten akuten Furcht vor allgemeiner und insbesondere sexueller Lebensuntüchtigkeit Ausdruck zu verleihen scheint. Gruppiert man die Fälle unseres Hypochondriematerials nach diesen Gesichtspunkten, so ergibt sich die in Tabelle 14 enthaltene Aufschlüsselung, wobei auf Prozentzahlen verzichtet werden konnte, da infolge der Unmöglichkeit, bei zwei Frauen den Krankheitsbeginn zu ermitteln, zufällig eine gleiche Fallzahl bei beiden Geschlechtern vorlag.

Tabelle 14. *Beginnalter und Gestaltung der hypochondrischen Zustandsbilder*

	Männer		Frauen	
Alter bei Krankheitsbeginn	„realitätsnahe" Organbeschwerden	„realitätsferne" hysterisch-theatralisch und phobisch-anankastisch gefärbte Zustände	„realitätsnahe" Organbeschwerden	„realitätsferne" hysterisch-theatralisch und phobisch-anankastisch gefärbte Zustände
0—24		20		14
25—34	3	18	2	10
35—44	4	3	6	12
45—∞	10	4	12	6
Summe	62		62	

Vergleicht man diese Zusammenstellung mit den der Übersichtlichkeit wegen nochmals in Abb. 9 gesondert herausgezeichneten Alterskurven unseres Hypochondriematerials, so erhält man einige Einsichten in die Gründe für ihren unregelmäßigen und bei Männern und Frauen verschiedenen Verlauf.

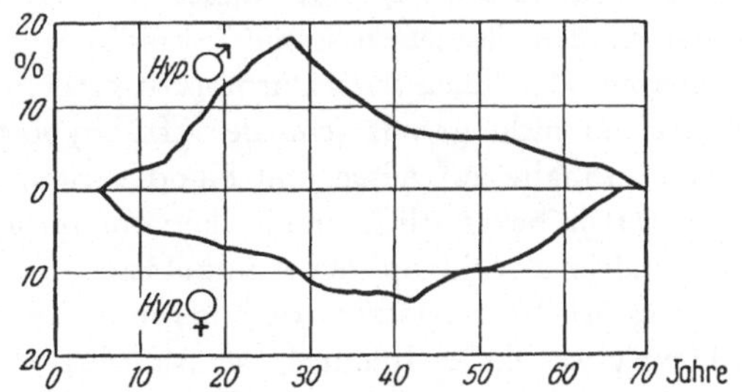

Abb. 9. Beginnalter bei männlicher und weiblicher Hypochondrie

Betrachtet man dabei zunächst die Kurve der Männer, so ergibt sich, daß der eigentliche Gipfel durch die von uns unter dem Begriff „Frühhypochondrie" zusammengefaßten „realitätsfernen" Zustände entsteht, während der langsame Kurvenabfall und die Nachzacke offenbar auf Kosten der „realitätsnahen", sich als „Beschwerden" ausdrückenden „Späthypochondrie" geht. Bei den Frauen findet sich im Gegensatz zu den Männern im Dezenium zwischen 35 und 44 Jahren noch ein hoher Anteil an „Gebärdesymptomen" und zusammen mit den hier auch schon stärker ins Gewicht fallenden „Beschwerden" überhaupt die größte Anzahl von Fällen, wodurch der Verlauf der weiblichen Hypochondriekurve seine Erklärung findet. Es liegt nun nahe, die Symptome der „Frühhypochondrie" zunächst mit der Unsicherheit dem eigenen Körper und der sexuellen Bewährung gegenüber in der Zeit des sich abschließenden Wachstums und Reifens und der damit einhergehenden vegetativen Labilität in Zusammenhang zu bringen, wozu sich bei der Frau wohl noch in den mittleren Lebensjahren die sich vom Manne unterscheidenden Probleme des körperlichen Begehrtwerdens und der Angst vor dem zu erwartenden Klimakterium gesellen. Die des weiteren tatsächlich einsetzenden Beschwerden der Menopause fallen dann wohl in die Symptomatologie der „Späthypochondrie", die sich bei beiden Geschlechtern meist um die zunehmenden Abnützungserscheinungen des Alterns gruppiert, wobei auch die bisher noch recht wenig bekannten Symptome des männlichen Klimakteriums eine Rolle spielen mögen.

Die signifikanten Unterschiede des Beginnalters bei unseren hypochondrischen Patienten und den Paranoikern beruhen also offenbar auf dem Überwiegen jener Phänomene in unserem Material, die wir als „Frühhypochondrie" zu fassen versuchten, während — was unserer Erfahrung mit der üblichen Diagnosenstellung entspricht — die „Beschwerden" in der Regel nicht als „Hypochondrie", sondern als „klimakterische Beschwerden", „Involutionsbeschwerden", „funktionelle Überlagerung bei ..." etc. klassifiziert werden oder gar nicht zur Aufnahme an der psychiatrischen Klinik gelangen. Diese wird bei der Frühhypochondrie ja auch stets durch die Heftigkeit der „Gebärde" bzw. durch die realitätsferne „Unmöglichkeit" ihres Inhaltes, ihre phobische Tönung und oft „abstruse" Gestaltung heraufbeschworen.

Unsere früher geäußerte Hypothese, daß die „Leibesthematik" vorwiegend in der Adoleszenz und dem frühen Erwachsenenalter „naheliegt", muß also dahingehend korrigiert werden, daß dies offenbar nur für das „Leibesthema" in einer bestimmten Gestaltung zutrifft. Die Überbewertung von „Beschwerden" ist wahrscheinlich noch viel häufiger und würde bei ihrer vollständigen Erfassung einen zweiten, den Gipfel der Frühhypochondrie wohl noch überragenden Kurvenhöhepunkt ergeben. Nun gibt es jedoch auch in fortgeschrittenem Alter hypochondrische Zustände, die in ihrer phobisch-anankastischen oder dramtisch-hysterischen Tönung bzw. in ihrer abstrusen Gestaltung aus dem Rahmen der „Beschwerden" herausfallen. Das trifft bekanntlich für eine Reihe von Psychosen dieses Lebensabschnittes zu. Dementsprechend müßte gefragt werden, inwiefern solche Erkrankungen „realitätsferne", „unmögliche" Inhalte erzeugen oder ihnen zum Durchbruch verhelfen. Gleichzeitig aber ergibt sich auch die Frage, ob nicht gerade jene der „frühhypochondrischen" Fälle, die besonders „abstruse" Inhalte aufweisen, mit bland verlaufenden Psychosen in Zusammenhang stehen, was ja bekanntlich eine Reihe von Autoren dazu veranlaßt hat, die „echte" Hypochondrie als Schizophrenie aufzufassen. Aus diesen Erwägungen wird ersichtlich, daß man es bei der Hypochondrie mit genau den gleichen Problemen im Hinblick auf die „Unmöglichkeit des Inhalts", die „subjektive Gewißheit" und die „Fixierung" wie bei der Paranoia zu tun hat, und daß man mit der „konventionellen" Zuordnung hypochrondrischer Symptome zur Neurose den grundlegenden Fragestellungen nicht gerecht wird. Wir werden daher diesen Gesichtspunkten noch gesondert Rechnung zu tragen haben. Stellt man jedoch, wie wir es eben getan haben, die Behauptung auf, das „Leibesthema" liege in Form der Befürchtung, den Anforderungen des Lebens physisch nicht gewachsen zu sein, in einer frühen Altersstufe nahe, so muß des weiteren jenen Fällen besondere Aufmerksamkeit geschenkt werden, bei welchen das Thema in der Gestaltung der Frühhypochondrie erst in reiferem Alter in Erscheinung tritt. Ehe jedoch darauf eingegangen werden kann, muß erst geklärt werden, warum überhaupt die Leibesproblematik bei einzelnen Menschen über das übliche Maß hinaus so sehr an Bedeutung gewinnt, was für das Problem der Abwehrwahl im allgemeinen und der jeweils verschiedenen — z. B. hypochondrischen, anankastischen oder paranoiden — Gestaltung gleicher Grundkrankheiten im besonderen von Bedeutung ist.

In den Krankengeschichten der hypochondrischen Patienten fällt zunächst eine Häufung von schwereren und längerdauernden Vorkrankheiten auf, die teils schon

Tabelle 15. *Auffällige Kindheitsanamnesen hypochondrischer Patienten*

A. Männer

Fall Hyp. M.	Syndrombeginn	Erkrankungen	Auslösung	Bemerkungen
2/36	26 J.	6 J. Chorea, 20 J. Gonorrhoe, 26 J. Icterus	Icterus, Eheschwierigkeiten	
5/36	16 J.	Kindheit: Rachitis, Kyphoskoliose, Luftschlucker		Vater Hypochonder
9/36	28 J.	7 J. Lymphdrüsentbc, 28 J. neuerlich Tbc	Berufliche Veränderung	
10/36	31 J.	3 J. Encephalitis → rechte o. E. verkürzt u. paretisch; seit Jugend chron. Ekzem	Leistenbruch u. Samenstrangentzündung	
21/48	13 J.	3 J. Fraisen, 8. J. Leistenbruch, 9 J. Scharlach mit Nephritis → durch 3 Jahre Nierenbeschwerden	Zurückweisung von Lehrstelle wegen körperl. Schwäche	
37/51	28 J.	Kindheit: Rachitis, Anämie, wegen körperl. Schwäche keine Lehrstelle gefunden	Kriegsgefangenschaft, Otitis media	Überbesorgte Mutter
62/63	20 J.	10 J. Schwere Enteritis → epilept. Anfälle	Schulversagen	Spätling, alter kranker Vater, überbesorgte Mutter

B. Frauen

Fall Hyp. W.	Syndrombeginn	Erkrankungen	Auslösung	Bemerkungen
1/36	52 J.	Seit Kindheit chronisches Ohrenleiden	Neuritis	
3/36	23 J.	Schwächlich-anämisches Kind, wurde deshalb zu Hause unterrichtet	Von Vater zu Heirat gezwungen	Vater tyrannisch, zugleich ängstlich
6/36	45 J.	Kindheit: Wiederholte Pneumonien und Anginen		
24/52	14 J.	7 J. Durch 1 Jahr schweres Augenleiden, mußte Schulbesuch deshalb unterbrechen		Jüngstes, verwöhntes Lieblingskind
25/52	14 J.	Kindheit: Kombiniertes Vitium cordis, chron. Otitis media, viele Anginen		ungeliebtes Pflegekind
27/52	8 J.	4 J. Fraisen, 5 J. Scharlach, Masern, Diphtherie, 8 J. „Kopftyphus"		
36/53	33 J.	9 J. Lungentbc — 1 Jahr Heilstätte, 10 J. und 30 J. Neue Streuungen; 9 Jahre Stuprum	Pleuritis, berufl. Überbelastung	Mutter mit 2 J. verloren, Stiefmutterproblem

die Kindheit, teils das spätere Leben offenbar recht eindrücklich beeinflußt haben. Um einen Überblick über diese Befunde zu geben, wurden sie in Tabelle 15 und 16 zusammengestellt.

Tabelle 15 (Fortsetzung)

B. Frauen

Fall Hyp. W.	Syndrombeginn	Erkrankungen	Auslösung	Bemerkungen
39/54	8 J.	Kindheit: Blutarm, kurzsichtig, wurde deshalb zu Hause unterrichtet. Durfte wegen Infektionsgefahr nicht mit anderen Kindern spielen. „Kopfgrippe“, „alle Kinderkrankheiten“.		Phobische Eltern
41/54	47 J.	Kindheit: Schwere Diphtherie, 10 J. „Kopfgrippe“.		
46/54	30 J.	Angeborenes Vitium cordis	Herzkatheteruntersuchung	
51/60	40 J.	Schwächliches Kind, „alle Infektionskrankheiten“, Anämisch		Lebt allein mit Mutter
60/61	14 J.	Schwächliches Kind, 12 J. Lungen-Tbc, 13 J. Stuprum		Uneheliches Heimkind
64/62	25 J.	5 J. Traumatische thorakale Skoliose, 23 J. neuerl. Rückentrauma	Unfall	

Tabelle 16. *Spätere Vorkrankheiten hypochondrischer Patienten*

A. Männer

Fall Hyp. M.	Syndrombeginn	Erkrankungen	Auslösung	Bemerkungen
1/36	38 J.	23 J. Kopfgrippe („tagelang bewußtlos“), 30 J. Ulcusoperation, 31 J. Bauchwandbruch		
8/36	50 J.	Jugend: schwere Migräne, um 50 Jahre angiospastische Beschwerden		
13/37	34 J.	16 J. Malaria	Politische Exponierung	
23/48	24 J.	Jugend: Mehrmals Pneumonien, 24 J. Ruhr	Ruhr, Kriegsgefangenschaft	
31/50	48 J.	45 J. Hypertonie, Myokardiopathie, Alc. chron.		als Kind allein mit Mutter
36/51	38 J.	Kränkliches Kind, Scabies; 29 J. Encephalitis, im Krieg 3mal verwundet	Verheiratung, Eheschwierigkeiten	
38/51	53 J.	32 J. tuberkulöse Pleuritis, 53 J. Schädeltrauma — tuberkulöse Streuung, Alc. chron.	Unfall	
41/51	43 J.	24 J. Typhus abdominalis, 29 J. Polyneuritis alcoholica, 36 J. Polyarthritis, 39 J. Papataccifieber		
48/54	18 J.	14 J. Appendektomie, 15 J. Eitrige Lymphdrüsen in Leistenbeuge — Operation, 20 J. Ulcusoperation — sämtliche Zähne gerissen, 25 J. Nierensteine	Polit. Auseinandersetzung in Familie	Vater Hypochonder; Liebling der Mutter
50/54	34 J.	20 J. Osteomyelitis, chron. weiterbestehend, 32 J. Ulcus ventriculi	Schwere Angina	

Tabelle 16 (Fortsetzung)

B. Frauen

Fall Hyp. W.	Syndrom-beginn	Erkrankungen	Auslösung	Bemerkungen
8/47	32 J.	16 J. Tonsillektomie, 22 J. Appendektomie, 26 J. Sepsis, 29 J. Pyelitis, Hypertonie, Hyperthyreose → 2. Tonsillektomie	Stuprum	
15/51	38 J.	Seit ca. 25 J. Struma, Hypotonie, häufige Metrorrhagien	Scheidung	
19/51	53 J.	„Alle Kinderkrankheiten“, ca. 50 J. Arthritis deformans der Wirbelsäule	Tod des Gatten an Oesophaguscarcinom	Verwöhntes jüngstes Kind
20/51	17 J.	17 J. Pneumonie, Nephritis, „Encephalitis“ (anschließend narkoleptische Anfälle)		
22/52	58 J.	Jugend: tuberkulöser Hilusprozeß, Bauchoperation, 4 J. Erblindung (erst linkes, dann rechtes Auge)	Unfall, einseitige Ertaubung	Mit 6 J. Mutter verloren
28/52	42 J.	Menopause → Hochdruck, Schwindel, Trigeminusneuralgie		
29/52	51 J.	45 J. Strumektomie, 51 J. Trigeminusneuralgie nach Zahnextraktion u. Kieferhöhleneiterung		
35/53	49 J.	6 J. Schmierkur wegen Augenleiden (Lues congenita?) 42 J. Uterusexstirpation, 45 J. Ulcus ventriculi, 48 J. Pneumonie	Unfall	
37/53	35 J.	28 J. Partus, Thrombosen, Lungeninfarkt und → cerebrale Embolie, 4× Interruptio wegen Thromboseneigung; während der folgenden Jahre bis zum Krankheitsausbruch Cystitis, Nephritis, Adnexitis	Untreue d. Gatten	
40/54	29 J.	Kränkliches Kind. 19 J. Heirat → Cohabitation wegen Scheidenverwachsung unmöglich → 20 J. Vaginaloperation, Hypermenorrhoen u. Metrorrhagien		
43/54	46 J.	6 J. schwere Pneumonie, 34 J. Tonsillektomie, um 45 J. chron. Thrombophlebitis, mykot. Ekzem, Osteochondrose und Spondylarthrose der Brust- u. Lendenwirbelsäule		
54/60	30 J.	19 J. Auftreten von Migräneattacken, Eitrige Pleuritis	Artifizieller Abortus	mit 2 J. Mutter verloren
59/61	17 J.	Als Kind Fraisen, 17 J. Gallenblasenoperation	Mutter verheiratet sich wieder	mit 8 J. Vater verloren

Wie aus diesen Anamnesen hervorgeht, handelt es sich zum Großteil um recht ernste, das Allgemeinbefinden durch längere Zeit beeinträchtigende Leiden, denen man zweifelsohne die Rolle eines die Aufmerksamkeit auf die Leibessphäre hinlenkenden Geschehens zubilligen kann. Andererseits zeigen diese Tabellen auch, daß die Bewertung der im Kindes- und Jugendalter auftretenden Erkrankungen durch die Eltern, deren Überängstlichkeit oder eigene hypochondrische Einstellung, ebenfalls einen richtunggebenden Faktor für die übertriebene Zuwendung zu den Problemen des körperlichen Befindens darstellen kann. Wie aus den die hypochondrische Symptomatik auslösenden Ereignissen hervorgeht, die bei jenen Fällen angeführt wurden, bei welchen darüber etwas zu ermitteln war, müssen sich die präzipitierenden Erlebnisse durchaus nicht immer im körperlichen Bereich abspielen. Man hat vielmehr den Eindruck, daß die betreffenden Individuen unter Belastungen verschiedenster Art auf ihnen vertraute leibliche Ausdrucksformen des Mißbehagens zurückgreifen, bzw. ihre Ängste in diesem Bereich rationalisieren. Neben den in den Tabellen angeführten Fällen ließ sich in unserem Material noch feststellen, daß eine besondere Hinlenkung des Interesses auf die Körpersphäre bei 7 Männern und einer Frau durch schwere Unfälle, bei 3 Männern und 2 Frauen durch schwierige Operationen und bei 4 Frauen durch komplizierte Schwangerschaften oder Geburten vorzuliegen schien. Davon seien einige Beispiele berichtet:

Fall Hyp. M. 7/36: Industrieangestellter, der mit 29 Jahren an Schwindelanfällen erkrankt, wobei eine positive Wassermann-Reaktion im Blut und Liquor festgestellt wird. Mit 36 Jahren neben ziehenden Schmerzen im Rücken und in den Beinen Herzklopfen, Angstzustände und Schwindelgefühl bei negativen Luesbefunden im Anschluß an die Trennung von der Lebensgefährtin.

Fall Hyp. M. 51/55: Hilfsarbeiter, der mit 30 Jahren wegen Schwäche in beiden Unterarmen mit ziehenden Schmerzen zur Aufnahme kommt. Hatte mit 19 Jahren schweres Schädeltrauma, zugleich Versteifung des linken Schultergelenks; konnte deshalb ursprünglich erlerntes Handwerk nicht mehr ausüben. Auftreten der hypochondrischen Beschwerden nach Trennung von Lebensgefährtin und Tod des Vaters, an dem der Patient, der seine Mutter mit 4 Jahren verlor, sehr hing.

Ein Fall einer Hypochondrie im Gefolge von schwierigen Geburten wurde früher (Hyp. W. 57/60) bereits berichtet. Zählt man all die Fälle zusammen, bei welchen körperliche Erkrankungen oder Schädigungen das Interesse auf die Leibessphäre gelenkt haben könnten, dann kommt man auf 35 Männer und 34 Frauen, das sind 56 bzw. 53% der jeweiligen Gruppe. Vergleicht man dies mit den Angaben über gleichartige Vorschädigungen bei den Paranoikern, so findet man 15 Männer und 54 Frauen, was nur 22 bzw. 25% der Gruppe entspricht. Dabei zeigt sich, daß 12 von den betreffenden 15 Männern und 29 von den 54 Frauen neben der im Vordergrund stehenden paranoiden Symptomatik auch hypochondrische Symptome aufwiesen, was ebenfalls dafür spricht, daß körperliche Erkrankungen das Leibesthema in den Vordergrund rücken können. Man könnte nun vermuten, daß die hypochondrischen Patienten lieber als die paranoischen von ihren körperlichen Leiden sprechen und daher eine reichhaltigere Vorgeschichte liefern. Unsere Nachuntersuchung hat bei genauer Befragung der paranoischen Patienten nicht ergeben, daß die Krankengeschichten wesentliche Vorkrankheiten unerwähnt gelassen hätten, sondern bestätigten vielmehr die aus dem Gesamtmaterial abgeleitete Beobachtung, daß eben viele Paranoiker tatsächlich eine unauffällige Vorgeschichte in dieser Beziehung haben.

Daß mit solchen längerdauernden, eingreifenden oder von der Umgebung besonders hervorgehobenen vorangehenden physischen Schädigungen nur ein — wenn auch offenbar häufiger — richtungsweisender Faktor in der Genese hypochondrischer Zustände erfaßt wird, geht schon aus der Tatsache hervor, daß bei einer Reihe von Fällen solche Zusammenhänge nicht nachweisbar sind. Offenbar verstärken Vorschädigungen der geschilderten Art die in den betreffenden Altersabschnitten an und für sich vorgegebene Bereitschaft, auf „Grenzsituationen" mit einer der „Leibessphäre" zugehörigen Symptomatik zu reagieren. Sie setzen fernerhin anscheinend auch die Schwelle herab, jenseits welcher eine Belastung zur „Grenzsituation" wird. Das trifft in ganz besonderem Maße für Belastungen auf körperlichem Gebiete, wie neuerliche Erkrankungen, Operationen oder Unfälle zu, deren Bagatellecharakter oft auffällt und die, wie aus der Tabelle 20 auf Seite 107 hervorgeht, bei den hypochondrischen Zuständen einigermaßen häufiger als bei den anderen Syndromen als Auslösungsursache aufscheinen. Andererseits dürfte jedoch ein entsprechendes Verhalten der Eltern auch dort, wo „Entgegenkommen der Organe" im Sinne A. ADLERS nicht vorliegt, eine Akzentuierung der Leibesproblematik bedingen, wie aus dem auf Seite 90 berichteten Fall Hyp. M. 59/58 ersichtlich wird, bei dem eine sehr eigenartige Elternbeziehung bestand und die Symptomatik mit 20 Jahren durch die bloße Lektüre über Geschlechtskrankheiten luophobisch einsetzte. Während es sich hier um einen hochintelligenten Patienten handelte, der noch nach Ausbruch der Erkrankung seine Universitätsstudien abschloß, scheint bei Unterbegabten das Fehlen von solchen eindeutig profilierten Kindheitssituationen durch die mangelnde Einsicht in Kausalzusammenhänge wettgemacht zu werden. Ereignisse, die so für eine primitive Vorstellung eine Bedrohung der körperlichen Leistungsfähigkeit und besonders der sexuellen Bewährung darstellen könnten, werden dann zur die hypochondrischen Beschwerden auslösenden Traumatisierung, wie der folgende Fall zeigt:

Fall Hyp. M. 32/50: 20jähr. Facharbeiter, Vater Spieler, Eltern bald geschieden, kümmern sich wenig um den Patienten, der noch eine jüngere Schwester hat. Nur 5 Klassen Volksschule, einmal sitzen geblieben. Laut Test Intelligenzalter von 10 Jahren. Beim Militär Verletzung am Glied, gefolgt von luophobischen Ideen, Herzklopfen, Angstzuständen, Zittern am ganzen Körper. Nach einigen Monaten Besserung, ohne daß jedoch die Symptome gänzlich verschwinden. Mit 43 Jahren Verschüttung mit Bewußtlosigkeit, seither Kopf- und Kreuzschmerzen, Schwindelzustände, Sausen im Kopf und Arbeitsunfähigkeit. Mit 62 Jahren Nachuntersuchung: Unveränderter Zustand.

Ganz ähnlich wurde bei einem anderen debilen Patienten aus ländlichem weiter nicht auffälligem Milieu die Symptomatik nach einem Insektenstich ins Genitale im Alter von 33 Jahren ausgelöst. — Bei einem Fall von Debilität nach Geburtstrauma, (Fall Hyp. M. 29/49), wobei der Patient viel sich selbst überlassen am Lande aufwuchs, trat eine heftige hypochondrische Symptomatik mit multiplen Beschwerden mit 20 Jahren nach einem Nasenfurunkel auf, die eine Durchuntersuchung wegen Verdacht auf Hirnabsceß veranlaßte. Bei der Nachuntersuchung mit 36 Jahren Invalidenrentner mit zeitweisem „Reißen in Händen und Füßen".

Bei ländlich-primitiven oder debilen Frauen tritt die Symptomatik oft im Zusammenhang mit sexuellen Erlebnissen (z. B. Fall Hyp. W. 60/61 in Tabelle 15) ohne Hinweis auf eine besonders neurotisierende Vorgeschichte auf.

Aus den bearbeiteten Krankengeschichten entsteht der Eindruck, daß man bei intelligenteren und gebildeteren hypochondrischen Patienten eine deutlicher auf die Sorge um den Körper abgestimmte und zugleich massivere neurotische Vorentwicklung findet als bei Primitiven und Unterbegabten.

Als Beispiel sei hierfür neben dem eben zitierten Fall Hyp. 59/58 (Einzelkind, carcinophobischer Vater, overprotective mother, welche die oedipale Situation extrem forciert) auch der Fall Hyp. M. 62/63 von Tabelle 15 angeführt (ebenfalls Einzelkind excessiv überbesorgter Eltern, schwere Oedipusproblematik). Diese Patienten stellen innerhalb unseres Nachuntersuchungsmaterials die einzigen Akademiker dar. Des weiteren können als Beispiele aus dem Gesamtmaterial noch die Fälle Hyp. M. 5/36 (Tabelle 15) — (Vater Lehrer, Tyrann, zeitlebens Hypochonder, gibt ein Vermögen für seine Behandlung aus), Hyp. W. 3/36 (tyrannischer, orthodox auf Rituale bedachter, zugleich überängstlicher Vater), sowie Hyp. W. 39/54 (Vater übersensibler Universitätsprofessor; Mutter Cousine des Vaters, verwöhnt die Patientin extrem, beide Eltern leben in ständiger Furcht vor Infektionen), aufgezählt werden.

Unter den aus einfachen Verhältnissen stammenden, sowie den unterbegabten Patienten sowohl der Gesamtgruppe, wie der nachuntersuchten Fälle finden sich zwar auch manchmal ähnliche Konstellationen mit phobischen oder überbesorgten, die Oedipusproblematik forcierenden Eltern; in der großen Mehrzahl der Fälle kann jedoch nur eine „broken-home-situation" verschiedenartigster Gestaltung oder überhaupt keine nennenswerte Auffälligkeit in der Kindheit festgestellt werden. Weder im Hinblick auf eine besondere Vater- oder Mutterproblematik noch auf die Stellung in der Geschwisternreihe lassen sich hier irgendwelche Regelmäßigkeiten beobachten, wie übrigens auch aus den Bemerkungen zu den Fällen der Tabellen 15 und 16 hervorgeht. Aus diesen Befunden läßt sich am ehesten entnehmen, daß unspezifische Belastungen oder Eindrücke um so eher als Bedrohung empfunden und im entsprechenden Alter mit einer Symptomatik aus der Leibessphäre beantwortet werden, je primitiver und unintelligenter der Patient ist. Bei differenzierteren Persönlichkeiten bedarf es hingegen offenbar einer massiveren und spezifischeren neurotischen Vorentwicklung, um eine „realitätsferne" Symptomatik in Gang zu bringen, weil hier die Barrieren einer kritischen Wertung der Zusammenhänge erst durchbrochen werden müssen. Dementsprechend finden sich diese Unterschiede in der Vorgeschichte zwischen differenzierten und undifferenzierten Patienten auch besonders bei den phobisch gefärbten, „frühhypochondrischen" Zuständen und verwischen sich bei den „realitätsnahen" Beschwerden der Späthypochondrie. Freilich kann eine solche Behauptung nur durch eine eingehende tiefenpsychologische Durchleuchtung der einzelnen Fälle erhärtet werden, wie sie bei unserer Untersuchungsanordnung nicht möglich war und leider bei Primitiven und Unterbegabten, soweit uns bekannt ist, aus Indikationsgründen auch noch nicht ernstlich versucht wurde.

Da das „Leibesthema" wie aus der bisherigen Schilderung hervorgeht, häufig — insbesondere bei frühem Auftreten — zwangsartig gefärbt ist und außerdem der Beginn anankastischer und hypochondrischer Syndrome weitgehend in den gleichen Lebensabschnitt fällt, scheint es erforderlich, hier einige Erörterungen über die anankastische Gestaltung von Themen anzuschließen. Dabei zeigt unser Material bei den meisten Fällen eine recht profilierte Psychodynamik, die den von den tiefenpsychologischen Schulen auf diesem Gebiete erarbeiteten Erkenntnissen entspricht. Diese Verhältnisse wurden bei jenen Fällen, wo darüber etwas zu ermitteln war, schlagwortartig in den Tabellen 17 und 18 zur Darstellung gebracht.

In diesen Vorgeschichten fällt auf, daß hier offenbar tatsächlich das Ausmaß, in dem während der Erziehung auf die strikte Befolgung von Ritualen geachtet und die Triebkontrolle mit Tabus belegt wird, eine Rolle für die Symptomwahl spielt. Die in Tabelle 10 und 11 zum Ausdruck kommende Beobachtung, daß sich im Vergleich zur Hypochondrie unter den Zwangskranken mehr Persönlichkeiten in gehobener oder subalterner Position als Arbeiter befinden, dürfte sich aus der häufigen Herkunft aus auf Sittenstrenge bedachtem, bürgerlichem oder kleinbürgerlichem Milieu ableiten lassen. Tatsächlich entstammen auch 3 unserer männlichen und 6 unserer weiblichen Zwangskranken gehobeneren Schichten. Die enge Beziehung der Symptomatik zu einer gesetzlich-formalistisch geprägten religiösen Einstellung des Elternhauses geht

Tabelle 17. *Vorgeschichte bei männlichen Zwangssyndromen*

Fall ZN.M.	Beginn	Vorkrankheiten	Kindheitssituation	Auslösung
1/47	15 J.			Exerzitien, Beichte über Masturbation
2/47	35 J.	34 J. Hungerödeme, Schußverletzung		Heimkehr aus Kriegsgefangenschaft, lernt unerwünschten Sohn kennen, — aggressive Zwangsimpulse gegen diesen
4/55	33 J.	10 J. „Kopfgrippe"	Vater weich, Mutter pedantisch und despotisch, schlägt viel, Schwester wird vorgezogen, sexuell nie aufgeklärt. „Sexualität bei Mutter verpönt". Wird von Mutter an ungeliebte Frau verheiratet.	Ungünstige berufliche Veränderung
5/59	13 J.		Einziges Kind, Vater früh verstorben. 6 J. Mutter heiratet wieder; Stiefvater zwingt Pat. zu Zärtlichkeiten, unterdrückt ihn aber. Schwere, tätliche Auseinandersetzungen zwischen Mutter u. Stiefvater, weil dieser auf Pat. eifersüchtig	Medizinische Ausstellung — Luophobie, Desinfektionszwang
6/61	34 J.	22 J. Otitis media-Mastoidop. — leichte Facialisläsion	Vater nachgiebig, Mutter überstreng, Schwester bevorzugt, schwere Spannungen mit ihr	Sohn gibt Fest in der Wohnung des Pat., wobei mehrere Personen im Zimmer erbrechen → Reinigungszwang
7/62	16 J.		Vater weich, Mutter überängstlich, Spannungen mit älterer Halbschwester	Langsame neurasthenisch-phobische Entwicklung in Zwangshandlungen übergehend, verstärkt bei Tod des Vaters
8/62	15 J.		Überstrenger, pedantischer Vater, der Familie tyrannisiert; Reinlichkeitsfanatiker. Jüngstes Kind, Liebling d. Mutter	Eintritt ins Berufsleben → Zwangshandlungen
9/63	19 J.	17 J. Gonorrhoe	Vater glaubensstrenger Jude, einziges Kind	Tod d. Vaters bei Verschleppung; zuerst phobisch, dann Zwangshandlungen
10/63	8 J.		Eltern streng, Vater Krankheitsfurcht	Zuerst phobisch, rasch in Zwangshandlungen übergehend

ebenfalls aus unseren Fallgeschichten hervor und trifft für ländliche Patienten (z. B. Fall ZN. M. 1/47 und ZN. W. 10/54) ebenfalls zu. Anscheinend spielt hier auch, wie eine Reihe der angeführten Fälle zeigt, die Situation als uneheliches Kind die Frucht eines „Fehltrittes" der Eltern zu sein, im Sinne einer Überbetonung der Triebkontrolle eine gewisse Rolle. Die Beziehung zu analsadistischen Strebungen, die von der Psychoanalyse bei der Zwangssymptomatik hervorgehoben wurde, konnte bei unseren Fällen im einzelnen nicht herausgearbeitet werden, liegt jedoch offenbar, wie

Tabelle 18. *Vorgeschichte bei weiblichen Zwangssyndromen*

Z.N.W.	Beginn	Vorkrankheiten	Kindheitssituation	Auslösung
1/36	39 J.		Einziges uneheliches Kind, lebt allein mit pedantischer Mutter	
2/49	34 J.		Jüngste von 3 Schwestern, Mutter Selbstmord (schizophrene Psychose?) als Pat. 12 J. Liebling d. Vaters — Enttäuschung, als er sich wieder verheiratet	Gatte (14 Jahre älter, zu dem sich Pat. vor Stiefmutter „geflüchtet“ hat). verteidigt Pat. bei Vergewaltigungsversuch → Zwangsgedanke: „Wenn er dabei doch getötet worden wäre“.
3/51	27 J.		Uneheliches Kind, Mutter stirbt als Pat. 2 Jahre alt — bis 15 J. im Kloster erzogen, dann zu Vater u. Stiefmutter, Vater streng, religiöser Sonderling	Tod d. Vaters
6/51	22 J.	1 J. Darmkatharrhe	Mutter sehr pedant, religiös, 6 Jahre älter als Vater. Dieser überkorrekt „pitzelig“, jähzornig; 15 J. ältere Schwester, herrschsüchtig. Liebling d. Vaters	Eintritt ins Berufsleben, da Eltern nur der Schwester Aussteuer geben — Aggressionsdurchbrüche gegen Eltern; Bakteriophobie, rasch in Waschzwänge übergehend
7/52	21 J.		Uneheliches Kind, Eltern heiraten als Pat. 1 J. alt und lassen sich wieder scheiden als Pat. 2 J. Vater brutal; wächst bei Großeltern auf, leidet ständig an Minderwertigkeitsgefühlen, Nägelbeißen. 15 J. zieht zu Mutter und Stiefvater, dieser brutaler Alkoholiker	Lernt Bräutigam kennen; Zwangsgedanken, Verfehlungen betreffend
8/53	27 J.	Lues congenita bis 6 J. Ostitis gummosa, 16—22 J. Keratitis parenchymatosa	Nach 4 gesunden Kindern das erste von 4 weiteren luetisch erkrankten. 13 J.: Mutter stirbt an p. P. Vater Trinker	Nach Blutkontrolle Bakteriophobie, Waschzwang
9/54	5 J.		Vater Erfinder, bakteriophobisch. Ältere Schwester „pathologisch“ jähzornig. Pat. u. Schwester durften aus Angst vor Krankheiten u. schlechten Manieren zunächst keine Schulen besuchen. Sehr streng erzogen	? → Blasphemische Zwangsgedanken
10/54	17 J.		Jüngstes Kind, ältere Schwester wird ihr vorgezogen. Vater sehr streng und religiös; viele religiöse Rituale in der Familie	Nach Heirat des Bruders hysteriform, in Zwangsimpulse übergehend
11/60	37 J.		Vater Deutscher, Mutter Tschechin — Spannungen in der Familie. Mittlere von 3 Geschwistern, stets zurückgesetzt	Schwere Geburt, bakteriophobisch in Reinigungszwang übergehend (Gatte um 7 J. jünger, Heirat wegen Schwangerschaft, ohne Liebe)

Tabelle 18 (Fortsetzung)

Z N. W.	Beginn	Vorkrankheiten	Kindheitssituation	Auslösung
12/6	46 J.		Unehel. Kind, allein bei Mutter aufgewachsen, debil	
15/61	14 J.	Frühgeburt; als Kleinkind Fraisen	Eltern heiraten erst als Pat. 14 J., dann noch 2 Geschwister; litt als Schulkind darunter, keinen Vater zu haben. Strenge sexuelle Erziehung	Einsetzende Masturbation — Zwangsvorstellung, schwanger zu sein, durch Gesten bei Männern den Anschein zu erwecken, sie aufzufordern; Versuch mit 18 J. ins Kloster zu fliehen
16/61	8 J.		4 J. Vater (Jude) emigriert; von Mutter abgelehnt, wird von Großmutter u. in Heimen aufgezogen	
17/62	33 J.		Ältestes Kind, Vater Lehrer, streng, patriarchalisch, Wutanfälle, Mutter weich u. farblos; Liebling d. Vaters. 4 J. Vater will Mutter erschießen	Übersiedlung wegen beruflicher Veränderung des Gatten — dadurch Trennung von Geliebtem → Zwangsimpulse gegen den Sohn, der sie an Gatten kettet

aus verschiedenen Hinweisen bei manchen Fällen hervorgeht, zweifelsohne häufig vor. (Zum Beispiel Fall ZN. W. 17/62 mit schwer aggressivem Vater; die Patientin erzählt als erste beeindruckende Kindheitserinnerung von ihrer Mithilfe beim Schweineschlachten.) Auffällig ist, wie selten bei den Zwangssyndromen Vorkrankheiten festgestellt werden konnten. Daraus läßt sich im Hinblick auf unsere Erwägungen bezüglich der Hypochondrie schließen, daß bei diesen Patienten keine besondere Hinlenkung auf das Leibesthema erfolgt ist. Das allgemeine Naheliegen einer Unsicherheitsproblematik in bezug auf die Bewährung im Leben wird hier im entsprechenden Alter offenbar durch die besondere und meist recht massiv pathologische Kindheitssituation auf die Triebkontrolle durch Entwicklung von Zwangsmechanismen gelenkt, so daß Belastungen dann mit diesen vorgeprägten Abwehrmustern beantwortet werden. Daß es tatsächlich um die Triebkontrolle durch ein vertrautes System geht, wird zum Beispiel durch den Fall ZN. W. 15/61, in Tabelle 18, schön illustriert. Die Akzentuierung des Rituals im elterlichen Milieu ist wahrscheinlich auch dafür verantwortlich zu machen, daß phobische Züge hier nur passagär auftreten. Während solche bei Patienten mit Vorkrankheiten oder überängstlichen Eltern ins Hypochondrische übergeleitet werden, wandeln sie sich bei den pedantisch Erzogenen offensichtlich ins Zwanghafte um. Umgekehrt tritt bei manchen, anankastisch beginnenden Hypochondrien bei intensiveren, das leibliche Wohl in Frage stellenden Einflüssen und weniger starker Hervorhebung des Rituellen in der Erziehung die Zwangssymptomatik zugunsten des „Leibesthemas“ im weiteren Verlauf in den Hintergrund. Angesichts unseres Materials läßt sich annehmen, daß unsere Zwangskranken die dem frühen Lebensalter allgemein naheliegende Problematik der leiblichen Bewährung ohne Schwierigkeiten durchschritten hätten, wenn ihnen nicht durch eine eigenartige Erziehung für die „Triebkontrolle“ die Abwehr durch Zwänge nahegelegt worden wäre, was bei fehlender In-Frage-Stellung der Lebenstüchtigkeit von der körperlichen Seite her nur durch eine massive und spezifische Psychodynamik möglich war.

Nach den bisher gesammelten Erkenntnissen muß man sich nun fragen, wieso es bei manchen Patienten erst im vorgeschrittenen Alter zum Ausbruch einer unserer These nach für frühere Altersstufen spezifischen Symptomatik in „frühhypochondrischer“ oder zwangshafter Gestaltung kommt. Die folgenden Beispielfälle scheinen hier einige Einsichten zu vermitteln:

Fall Hyp M. 20/47: 60jähr. Industrieller. In der Jugend als Ministrant an schweren Minderwertigkeitsgefühlen wegen sexueller Probleme gelitten. Mit 19 Jahren Gonorrhoe, anschließend durch einige Zeit leichte sensitive Beziehungsideen. Mit 60 Jahren Besuch des Aufklärungsfilms „Schleichendes Gift“. Wenige Tage später Auftreten einer Fieberblase an der Lippe, luophobische Ideen mit Schmerzen im Gesicht. Fühlt sich als „Lastertier“. Chronischer Alkoholiker.

Fall Hyp. M. 31/50: 48jähr. Industriearbeiter. Als Kind hysterische Sprachstörungen nach Tod des Vaters. Chronischer Alkoholiker. Bei Auftreten einer Hypertonie mit Schlafstörungen, Schwindelgefühlen und Kopfschmerzen langsam sich entwickelndes Gefühl, daß die Mundschleimhaut und die Mundmuskulatur schwinde mit phobischer Deutung.

Diese beiden Fälle entsprechen der Conradschen Beschreibung der „Überschreitung der Grenze zum Somatischen“, wobei ein durch die alkoholische bzw. hypertonische Schädigung entstandener pathologischer Funktionswandel angenommen werden könnte, der eine schon in früheren Lebensabschnitten geprägte Thematik auf Krankheitsniveau erhebt. Die Aktualisierung naheliegender Themen durch „Grundkrankheiten“ wird uns später noch im Zusammenhang mit der besonderen Gestaltung und der Fixierung zu beschäftigen haben. Nimmt man unseren früheren Erwägungen zufolge an, daß im Manifestationsalter der beiden Beispielfälle eigentlich ein anderes Thema — das der „Begegnung“ bzw. der „Eifersucht“ — naheliegen müßte, so läßt sich die Wahl des andersartigen Inhalts hier damit erklären, daß die Vorprägung das „altersspezifische“ Thema nicht zur Geltung kommen läßt. Daß eine solche Aktualisierung von Inhalten, die in früheren Lebensabschnitten schon einmal eine besondere Akzentuierung erfahren haben, nicht nur durch „Grundkrankheiten“ erfolgt, zeigen die folgenden Beispiele:

Fall Hyp. M. 44/52: 58jähr. hoher Beamter, der nach dem Tode der Gattin an Angstzuständen, Magen-Darm-Beschwerden mit luophobischer Deutung erkrankt. Derselbe Patient mußte sich mit 34 Jahren einer Therapie wegen einer Luophobie unterziehen.

Fall Hyp. M. 57/57: 46jähr. Ingenieur. Kindheit durch Zwistigkeiten der Eltern stark belastet. Mit 23 Jahren Lues. Nach Inhaftierung und Flüchtlingsschicksal mit 46 Jahren Gefühlsstörungen in den Beinen, Gangstörungen (wie Tabes beschrieben). Angst metaluetisch erkrankt zu sein. Neurologischer und Laboratoriumsbefund völlig negativ.

Fall Hyp. W. 19/51: (Vorgeschichte siehe Tabelle 16.) Mit 53 Jahren nach Tod des ungeliebten Gatten an Oesophaguscarcinom Angst, wie dieser zugrunde zu gehen (Globusgefühl), bei einer in der Jugend hysteriform geprägten Persönlichkeit.

Fall ZN. W. 11/60: (Vorgeschichte siehe Tabelle 18 auf Seite 102.) Später Ausbruch einer Zwangssymptomatik bei einer 37jähr., phobisch-anankastisch vorgeprägten Persönlichkeit nach schwerer Geburt eines unerwünschten Kindes, das sie weiter an den gehaßten Gatten bindet.

Aus diesen Beispielen läßt sich ableiten, daß Persönlichkeiten, die in einem vorangegangenen Lebensabschnitt in Richtung auf eine bestimmte, damals bereitliegende Thematik „vorgeprägt“ wurden, bei späteren Belastungen verschiedenster Art auf diese zurückgreifen, falls das Thema nicht schon seinerzeit „fixiert“ und dauernd beibehalten wurde. Ausnahmen von dieser Regel werden nach Besprechung der übrigen „Themen“ noch zu erörtern sein.

Angesichts der bisher gewonnenen Erkenntnisse können unsere vorläufigen Feststellungen über „bereitliegende Themen“ schon etwas präziser formuliert werden: In der Kindheit wird vom Menschen verlangt, seine Triebe zu kontrollieren, wobei ihm in der Einhaltung gewisser „ritualer“ Vorschriften eine Hilfe für die Erfüllung dieser Forderungen der Sozietät zur Verfügung gestellt wird. Eine übertriebene Beeinflussung in dieser Richtung provoziert offenbar nicht nur in der von der Psychoanalyse aufgezeigten Weise eine Betonung der sadomasochistischen Problematik, sondern legt auch die Tendenz fest, Belastungen jedweder Art in Form des „Rituals“ zu bewältigen. Somit wird nicht nur der Bereich der Triebkontrolle durch derartige Erziehungseinflüsse zu einem Hauptinteressengebiet der betreffenden Persönlichkeit gemacht, sondern auch die Wahl der Abwehr festgelegt. Die offenbar etwas später beim Menschen überhaupt an Bedeutung gewinnende Frage, ob man körperlich lebenstauglich sein wird, kann bei Belastungen zur Symptomwahl im „leiblichen Bereich“ führen. Je mehr der Mensch durch Vorkrankheiten oder entsprechende Erziehungseinflüsse auf Zweifel an seiner physischen Lebenstüchtigkeit hingelenkt wird, desto eher werden schon objektiv relativ geringfügige Belastungen als Bedrohung empfunden und hypochondrisch-phobisch verwertet. Damit wird auch hier wieder die Wahl einer Abwehr in einem bestimmten Bereich determiniert, die dann zur Bewältigung verschiedenster Konflikte herangezogen werden kann. Da jedoch anscheinend diese Themenwahl auch durch außerhalb der Erziehungseinflüsse gelegene Faktoren gelenkt wird, darf man sich eine „spezifische“ Psychodynamik nur dort erwarten, wo einerseits die körperliche Hinlenkung auf das „Leibesthema“ fehlt und andererseits die Belastung so geringfügig ist, daß sie bei einem nicht „neurotisierten“ Menschen der kritischen Altersgruppe die Problematik der körperlichen Lebenstauglichkeit nicht mobilisiert hätte. Daß diese Regel zutrifft, scheinen unsere Fälle zu beweisen, wobei noch die Einschränkung hervorzuheben ist, daß primitive oder debile Individuen Belastungen in ihrer Tragweite nicht abschätzen können und daher infolge einer Überbewertung auch ohne massivere Psychodynamik das „Leibesthema“ in der kritischen Periode auf Krankheitsebene heben können. Im folgenden muß nun gefragt werden, wieweit diese Erwägungen auch für die übrigen „Themen“ gelten.

b) „Begegnung“ und „Eifersucht“

Unsere Beobachtungen über die Beziehungen zwischen Migration und paranoischen Syndromen im weiteren Sinne lassen die Annahme zu, daß die „Entwurzelung“ und ihr im Effekt verwandte Phänomene für das „Begegnungs-“ und „Eifersuchtsthema“ eine ähnliche „sensibilisierende“ Rolle spielen könnten, wie die Vorkrankheiten für das „Leibesthema“. Analoges gilt für das „Allein-im-Leben-Stehen“ bei Frauen, wie die entsprechenden Untersuchungen über die Korrelation von „Alleinstehen“ und Paranoia zeigten. Einblicke in die Gründe dafür, warum die „Begegnungsproblematik“ gerade im „paranoiafähigen“ Alter besonders aktuell ist, ergeben sich aus einer weiteren Unterteilung der jeweiligen Inhalte, die in Tabelle 19 in Gesamt- und des leichteren Vergleiches wegen auch in Prozentzahlen dargestellt ist.

Betrachtet man diese Zahlen im Hinblick auf den Unterschied zwischen den Geschlechtern, so zeigt sich, daß bei den Frauen die Inhalte viel mehr auf die Bedrohung in der Wohn- und Familiensphäre bezogen sind, während bei den Männern die Problematik des beruflichen Erfolges und der politischen Einstellung im Vordergrund steht. Daß dies nicht nur dadurch bedingt ist, daß eben viel weniger Frauen als Männer berufstätig sind, geht aus der Tatsache hervor, daß von den 116 im Beruf

Tabelle 19. *Inhalte bei Paranoia und Paranoia querulans*

Inhalt	Männer		Frauen	
	Zahl	%	Zahl	%
Beeinträchtigung durch Nachbarn, Untermieter, Wohnungsgeber oder Hausmeister	8	8	106	45
Beeinträchtigung durch Familienangehörige	9	9	43	18
Benachteiligung oder Beeinträchtigung durch Ärzte	2	2	7	3
Verfolgung durch abgewiesene Sexualpartner	4	4	13	6
Beeinträchtigung durch Gatten oder Lebensgefährten	23	24	34	15
Benachteiligung bei Gerichtsverfahren oder durch Institutionen	11	12	7	3
Beeinträchtigung in der Berufssphäre	30	31	19	8
Politische Verfolgung	10	10	5	2
Summe	97	100	234	100

stehenden Frauen der Diagnose Paranoia und Paranoia querulans (109 bzw. 7) doch nur 19 eine auf die Karriere bezogene Problematik zum Inhalt ihres Zustandes machten, während 46 von ihnen sich in der Wohnsphäre und 19 durch Angehörige mit Ausnahme des Gatten beeinträchtigt fühlten. Das spricht für die von KEHRER aufgestellte Behauptung, daß bei den Frauen „das Lebensziel entsprechend der besonderen Stellung des Weibes in allen soziologischen Verbänden ein anderes ist." Daß nach Durchschreitung der Phase der Unsicherheit im Hinblick auf die körperliche Bewährung beim Mann die Erringung und Behauptung im Sozialsystem in den Mittelpunkt des Interesses rückt, setzt wohl die Grenzen des „paranoiafähigen" Alters beim männlichen Geschlecht fest. Die Tatsache, daß bei den Frauen mit beruflichem Beeinträchtigungsinhalt das Durchschnittsalter im Vergleich zu den Männern dieselbe Erhöhung zeigt wie bei der Gesamtgruppe, läßt sich wohl auch dahingehend interpretieren, daß die Problematik des schutzlosen Allein-Stehens selbst im beruflichen Sektor bei der Frau tonangebend ist. Eine Bestärkung findet diese Deutung durch die nähere Analyse der Rubrik „Verfolgung durch abgewiesene Sexualpartner". Hier wurden alle jene Fälle aufgenommen, bei welchen die Abweisung einer tatsächlichen oder vermeintlichen sexuellen Aufforderung zum Anlaß eines im weiteren nicht mehr im sexuellen Bereich spielenden Verfolgungs- oder Beeinträchtigungssyndroms wurde, wie z. B. der

Fall Pa. W. 5/36: 43jähr. ledige Hilfsarbeiterin, der in einer Zeit größerer Arbeitslosigkeit von einem Bekannten ein Posten angeboten wird. Die Patientin glaubt, der Betreffende habe sexuelle Absichten dabei gehabt, weist die Anstellung ab und entwickelt daraufhin ein weites Verfolgungssystem, wobei sie sich von „Verbrecherplatten", die der enttäuschte Arbeitgeber gedungen habe, bedroht fühlt.

Bei 12 von den 13 Frauen dieser Gruppe handelte es sich um Berufstätige, die sich den männlichen Arbeitskollegen — in der Formulierung einer solchen Patientin — „ausgeliefert" fühlten. Umgekehrt scheint ein Hinweis dafür, daß die berufliche Problematik beim Mann im „paranoiafähigen" Alter im Vordergrund steht, darin zu liegen, daß die Männer in unserem Material keine eigentliche Paranoia erotica entwikkeln, sondern — ähnlich wie der eben beschriebene Fall — sexuelle Aufforderungserlebnisse rasch in berufliche Beeinträchtigungserlebnisse umwandeln. Bei beiden Geschlechtern liegt die sexuelle Aufforderungsproblematik, wozu bei der Frau auch die eigentliche Paranoia erotica zu rechnen ist, mit ihrem Beginn vorwiegend vor dem 50. Lebensjahr. Die übrigen Inhaltsgruppen weisen keine charakteristischen Beziehungen zu bestimmten Altersstufen auf, weshalb hier an andere richtunggebende Faktoren gedacht werden muß. Der Vergleich der Inhalte bei der Paranoia und Paranoia querulans fördert außer dem aus begreiflichen Gründen stärkeren Hervortreten von Rechtsstreitigkeiten keine grundlegenden Unterschiede zu Tage. Auffällig ist, daß im Hinblick auf die Beeinträchtigung oder Verfolgung durch den Partner die Geschlechter relativ wenig Unterschiedlichkeit zeigen. Offenbar handelt es sich bei der Frage, ob man hier eine schlechte Wahl getroffen hat und an den „Unrechten“ geraten ist, der einen, bzw. den man — unter Verwendung der Außenprojektion als Abwehr — jetzt loswerden will, um eine den Mann wie die Frau betreffende Problematik.

Weitere Einsichten in die Gründe für das „Bereitliegen“ der Begegnungsproblematik und ihrer Verschiedenartigkeit bei Männern und Frauen ergeben sich aus der Analyse der auslösenden Situationen. Da die betreffenden Erkenntnisse plastischer hervortreten, wenn man diesbezüglich die verschiedenen Themen miteinander vergleicht, wurden sämtliche Diagnosengruppen — mit Ausnahme der inhomogenen überwertigen Ideen — in der folgenden Tabelle 20 berücksichtigt. Dabei wurde die Paranoia erotica als „sexuelle Beeinträchtigung“ von der zu einer Gruppe zusammengefaßten Paranoia und Paranoia querulans abgetrennt. Andererseits konnten die Rentenneurose wegen der gleichartigen Thematik mit der Hypochondrie und die Eifersuchtsparanoia mit der Alkoholparanoia zu einer Einheit verschmolzen werden.

Tabelle 20. *Themenwahl und Auslösungssituation*

Auslösungssituation Gruppe	Gruppensumme u. % v. beiden Geschlechtern		Thema / Auslösungssituation	Beeinträchtigung				Zwang		Hypochondrie		Eifersucht	
				sexuelle *a*		andere *b*		*c*		*d*		*e*	
	M	W	Geschlecht	M	W	M	W	M	W	M	W	M	W
Bedrohung der Persönlichkeit	23	82	Sexuelle Begegnung	—	9	3	16	2	5	3	1	2	1
	22%	78%	Streitigkeit o. Prozeß	—	—	7	31	—	—	1	—	1	—
			Delikt einer fremden Person	—	—	1	5	—	—	—	—	—	—
			Neue Nachbarn	—	—	1	11	—	—	—	—	—	—
			Neue Arbeit	—	2	—	—	2	1	—	—	—	—
Vereinsamung	30	77	Übersiedlung	—	—	2	10	—	1	—	—	2	—
	28%	72%	Tod eines Angehörigen	—	2	6	13	—	1	3	6	2	1
			Tod d. Partners	—	1	—	15	—	—	1	2	—	—
			Scheidung	—	2	6	14	—	1	2	1	—	—
			Untreue d. Partners	—	—	—	4	—	—	1	1	5	2

Tabelle 20 (Fortsetzung)

Auslösungssituation Gruppe	Gruppensumme u. % v. beiden Geschlechtern		Thema / Auslösungssituation	Beeinträchtigung				Zwang		Hypochondrie		Eifersucht	
				sexuelle *a*		andere *b*		*c*		*d*		*e*	
	M	W	Geshlecht	M	W	M	W	M	W	M	W	M	W
Abnahme sexueller Leistungsfähigkeit	9 43%	12 57%	Menopause	—	1	—	8	—	—	—	2	—	1
			Potenzschwäche	—	—	1	—	—	—	—	—	8	—
Körperliche Belastung	53 49%	55 51%	Schwangerschaft	—	—	—	—	—	—	—	3	—	—
			Krankheit	—	—	7	17	—	—	14	18	1	8
			Unfall	—	1	3	2	—	—	28	6	—	—
Veränderung i. d. sozialen Position	51 74%	18 26%	Politische Änderung	—	—	8	4	1	—	—	1	—	1
			Geschäftl. Zusammenbruch	—	—	7	4	—	—	—	—	—	—
			Verlust d. Postens	—	—	11	2	—	—	4	—	4	—
			Andere Veränderung	—	—	8	5	—	—	8	1	—	—
Beeinträchtigung d. „Besitzrechtes“ auf den Partner	45 78%	13 22%	Heirat	—	—	2	2	1	—	3	1	9	3
			Versuchungssituation des Partners	—	—	1	1	—	—	—	—	25	6
			Schwangerschaft d. Gattin	—	—	—	—	—	—	—	—	4	—
Andere	21	8	Andere Eheschwierigkeiten, Erbe, Haft, Krankheit e. Angehörigen, ungewünschtes Kind	—	1	10	4	1	1	7	1	3	1
	232	265	Summen	—	19	84	168	7	10	75	44	66	24
	47%	53%	% v. beiden Geschlechtern	0%	100%	33%	67%	41%	59%	63%	37%	73%	27%

a: Paranoia erotica
b: Paranoia und Paranoia querulans
c: Zwangsneurose
d: Hypochondrie und Rentenneurose
e: Eifersuchts- und Alkoholparanoia

Für diese Tabelle wurden nur jene Fälle berücksichtigt, bei welchen exaktere Angaben über die Auslösungssituation erhebbar waren. Die Themen und Auslösungssituationen wurden nach dem Grad des Unterschiedes zwischen den Geschlechtern gruppiert. Die einzelnen auslösenden Ereignisse wurden jeweils nach ihrem eigentlichen Bedeutungsgehalt geordnet: So rechneten wir z. B. den Einzug neuer Nachbarn dann zu den sexuellen Begegnungen, wenn dieses Ereignis von den Patienten so empfunden wurde oder tatsächlich zu einer sexuellen Annäherungsproblematik geführt hatte. Das gleiche gilt für neue Nachbarn, die von den Patienten als Versuchungssituation für deren Partner gewertet wurden oder wirklich eine solche darstellten. Daß sich die Zahlen innerhalb der Themen und Auslösungsursachen nicht mit jenen decken, die in Tabelle 19 die Inhalte wiedergeben, hängt einerseits damit zusammen, daß uns nur bei einer geringeren Zahl von Patienten etwas über die Auslösung bekannt war. Andererseits muß die Auslösung auch nicht unbedingt im Inhalt zum Ausdruck kommen: Bei 16 Frauen wurde z. B. durch eine sexuelle Begegnung ein nichtsexuelles Beeinträchtigungsthema ausgelöst, aber nicht alle fühlten sich dabei vom abgewiesenen Sexualpartner, sondern z. B. vom eigenen Gatten oder demjenigen des Partners verfolgt.

Betrachtet man zunächst die einzelnen Gruppen von Auslösungssituationen, so fällt auf, daß bei den Frauen vorwiegend jene Ereignisse auslösend wirken, die eine Bedrohung der Persönlichkeit darstellen oder zur Vereinsamung führen, während bei den Männern die Veränderungen in der sozialen Position und die Beeinträchtigungen des „Besitzrechtes“ auf den Partner den höchsten Stellenwert einnehmen. Die körperlichen Belastungen halten sich bei beiden Geschlechtern etwa die Waage, was damit zusammenhängen kann, daß sie sowohl als die Hilflosigkeit verstärkender Faktor wie auch als Handicap in der Wahrung der sozialen Position gewertet werden können. Wegen der stärkeren Betonung des letzteren Aspektes bei Unfällen treten diese vielleicht auch bei den Männern als abrupte Unterbrechungen der Karriere häufiger auslösend in Erscheinung. Die Menopause scheint bei jenen Fällen, wo sie für die einzelnen Patientinnen einen besonderen Stellenwert hat, wiederum mehr ein die Angst vor hilfloser Einsamkeit aktualisierender Faktor zu sein und deshalb vorwiegend die Beeinträchtigungsinhalte zu mobilisieren. Auf die Probleme der Potenzschwäche und des „Besitzrechtes“ auf den Partner werden wir im Rahmen des „Eifersuchtsthemas“ noch zurückkommen, wo sie vorwiegend als Auslöser aufscheinen.

Vergleicht man die Tabellen 19 und 20 miteinander, so ergibt sich eine große Übereinstimmung im Hinblick darauf, welche Lebensbereiche den Mann und die Frau besonders betreffen: Sowohl bei der Wahl der Themen von paranoischen Zuständen im engeren Sinne, wie bei der Anfälligkeit auf Auslösungssituationen bei allen untersuchten Syndromen steht die Wohn- und Familiensphäre bei der Frau, die berufliche und soziale Position beim Manne im Vordergrund, während — zumindest im Hinblick auf die Auslösung — die körperlichen Belastungen bei beiden Geschlechtern einen gleichen Stellenwert haben. Nachdem unsere Alterskurven gezeigt haben, daß gewisse Themen in bestimmten Altersstufen besonders hervortreten und erörtert wurde, warum das „Zwangsverhalten“ in der Kindheit und Jugend und das „Leibesthema“ in der „frühhypochondrischen“ Form in der Adoleszenz und dem frühen Erwachsenenalter „bereitliegt“, scheint sich der Unterschied zwischen „paranoiafähigem“ Alter beim Manne und bei der Frau durch die Verschiedenartigkeit der interessierenden Lebensbereiche zu erklären: Die Problematik der sozialen Position ist zweifelsohne früher aktuell und verliert auch früher an Bedeutung als die Angst vor dem Allein-in-der-Welt-Stehen. Damit ergibt sich aus dem Vergleich der paranoischen Themen und der Auslösungssituationen bei Männern und Frauen eine eindrückliche Bestätigung der angesichts des hohen Prozentsatzes von alleinstehenden Paranoikerinnen bei der Analyse des Zivilstandes geäußerten Vermutung, daß die weibliche Paranoia eine besondere Beziehung zum Alleinstehen haben müsse.

Nun müßten für die Auslösung paranoischer Zustände im „paranoiafähigen" Alter die gleichen Bedingungen gelten, die wir bei der Hypochondrie feststellen konnten: Belastungen in dieser Altersstufe müßten dann in der Regel im Bereich der gestörten Begegnung also im Sinne der Beeinträchtigung ihren Ausdruck finden. Ausnahmen von dieser Regel dürften nur darin liegen, daß der betreffende Patient durch Vorbelastungen bestimmter Art so in anderen Arten der Abwehr „eingeübt" ist, daß er anstelle des altersmäßig bereitliegenden paranoischen Themas Verhaltensweisen aufgreift, die für einen der vorangegangenen Lebensabschnitte spezifisch waren. Andererseits müßten auch hier wieder alle jene Vorschädigungen, die eine spezifische Sensibilisierung im Bereich der „Begegnung" zur Folge haben, den Schwellenwert für Belastungen im „paranoiafähigen" Alter herabsetzen. Unsere Befunde bezüglich der Migration haben darauf hingewiesen, daß man in der Entwurzelung einen solchen sensibilisierenden Faktor vermuten kann. Das gleiche gilt offenbar für das Alleinstehen bei der Frau. Nun haben wir bei der Zwangssymptomatik in der pedantisch-rituellen, bei der Leibesthematik in der phobisch-„over-protectiven" Erziehung durch die Eltern Einflüsse erkannt, die eine entsprechende Sensibilisierung während der frühkindlichen Entwicklung bewirken können. Mußten wir schon bei der Hypochondrie feststellen, daß im Gegensatz zu den Zwangskranken hier nur relativ selten eine offensichtlich die Symptomatik prägende spezifische Beeinflussung in der Kindheit nachweisbar war und die meisten Fälle keine durch gemeinsame Merkmale irgendwelcher Art ausgezeichnete Kindheitssituationen aufwiesen, so sind die Befunde bei der Paranoia noch uneinheitlicher. Wie auch die später angeführten Beispielfälle zeigen, haben wir es hier mit kindlichen Schicksalen zu tun, die alle Möglichkeiten umfassen und vom im glücklichen Heim Aufgewachsenen bis zum herumgestoßenen Waisenkind reichen. Weder die Rolle des Einzelkindes, noch die Stellung in der Geschwisterreihe oder bestimmte Vater- bzw. Mutterpersönlichkeiten treten in dem Gesamtmaterial besonders hervor und könnten zu Schlüssen führen. Auch bei den nachuntersuchten Fällen, die diesbezüglich besonders genau befragt wurden, ließen sich zwar oft erhebliche Störungen verschiedenster Art jedoch keine auf einen gemeinsamen Nenner zu bringende Angaben erheben. Lediglich der von manchen Patienten gegebene Hinweis, daß sie schon als Kind Einzelgänger gewesen seien, mag auf eine frühzeitige Störung der Vertrauensbildung hindeuten. Diesen stehen aber andere vor Krankheitsausbruch seit der Kindheit stets gesellige und kontaktfreudige Patienten gegenüber. Wenn sich nun auch die Ausbildung einer vertrauenden oder mißtrauenden Einstellung nicht aus der üblichen Beschreibung der Eltern und Geschwister ergeben muß, weil es sich dabei um subtilere Tönungen des Verhältnisses zu diesen Personen handelt, so wird doch durch die Uneinheitlichkeit der Kindheitssituationen die Ableitung der paranoischen Symptomatik aus spezifischen Störungen der frühkindlichen Entwicklung einigermaßen in Frage gestellt.

Besonderes Augenmerk verdient in diesem Zusammenhang die von der Psychoanalyse in den Vordergrund gerückte Beziehung zwischen verdrängten homosexuellen Tendenzen und Paranoia. Bei den diesbezüglichen Erörterungen muß man den Unterschied zwischen der von uns aus den bisher berichteten Beobachtungen abgeleiteten Auffassung und der psychoanalytischen Theorie im Auge behalten: Die meisten Autoren dieser Richtung sehen einen direkten Zusammenhang zwischen der Wahl der Außenprojektion als Abwehrmechanismus und einer spezifischen Homosexualitätsproblematik in der Kindheit: Die letztere determiniere die Form der Abwehr. Da eine derartige These nur durch ihre Umkehrbarkeit beweisbar wäre, müßte sich auch bei allen Fällen von Paranoia eine solche Problematik feststellen lassen. Wie bei der Erörterung der Literatur auseinandergesetzt wurde, ist dieser Beweis bisher noch nicht gelungen. Deshalb sprechen heute auch schon psychoanalytisch orientierte Forscher, wie zum Beispiel BRODSCHÖLL und STROTZKA, vielfach nur von einer häufig festzustellenden Homosexualitätsproblematik und verlassen sich nicht auf das Argument, daß jene Fälle, bei welchen keine Hinweise auf eine solche gefunden werden konnten, bloß nicht genügend gründlich analysiert seien. Unsere, sich auf die auch in der Literatur bestätigte Beobachtung des spezifischen „paranoiafähigen“ Alters stützende Auffassung nimmt nun an, daß die Tendenz, sich von außen beeinträchtigt zu fühlen, aus den früher erörterten Gründen einer bestimmten Altersstufe besonders naheliegt: Die Wahl der Abwehr werde durch das Alter, in welchem die Belastung auftritt determiniert. Wenn, wie unsere These des weiteren behauptet, im Bereich der psychodynamischen Entwicklung liegende Konflikte den Schwellenwert für Belastungen herabsetzen, dann müßte die homosexuelle Problematik bloß einen Sonderfall der „Sensibilisierung“ für Störungen der Begegnung darstellen. Ein Argument für diese Auffassung liegt in der Existenz der Paranoia erotica, die sich ja in vielen Fällen nur mittels komplizierter Konstruktionen zu einem Homosexualitätsproblem umdeuten läßt. Bei unvoreingenommener Betrachtung muß man vielmehr zu dem Schluß kommen, daß dem Liebeswahn eine Problematik auf dem Gebiet der mit starken Tabus belegten Heterosexualität zugrundeliegt, die den Schwellenwert für im betreffenden Alter mittels der Außenprojektion abgewehrte Belastungen erniedrigt. Bei den hypochondrischen Patienten mit einer schweren neurotischen Vorbelastung konnten wir zeigen, daß bereits geringfügigste Ereignisse, sofern sie nur für die innere Konfliktsituation einen „Anmutungscharakter“ haben, zur Auslösung der Symptomatik führen können. Das gleiche gilt nun für die Paranoia. So finden sich in den verschiedenen Gruppen von Auslösungssituationen der Tabelle 20 stets Patienten, bei welchen das betreffende Ereignis eine objektive Bedrohung auf dem genannten Gebiet darstellt, neben solchen, die ein an sich banales Erlebnis als spezifische Bedrohung empfanden.

Eine Problematik auf dem Gebiete der Homosexualität, die wir in unserem Material bei 6 Männern und 10 Frauen feststellen konnten, wobei angenommen werden kann, daß sich diese Zahl bei entsprechend tiefschürfenden Einzeluntersuchungen noch erhöhen würde, scheint in der Regel zu den schwereren Vorschädigungen während der Entwicklung zu gehören und dementsprechend die Schwelle für Auslösungerlebnisse tatsächlich herabzusetzen, wie die folgenden Beispielfälle zeigen:

Fall Pa. M. 25/47: Akademischer Maler. Vater Lehrer, dichtender Sonderling, dem der Patient sehr zugetan ist und durch welchen er auf die künstlerische Laufbahn gelenkt wird. Die Mutter spielt in der Familie kaum eine Rolle. Der Patient hat noch eine um 2 Jahre ältere Schwester, die der Mutter nähersteht, während zwischen Vater und Sohn stets ein Verhältnis innigen Verstehens besteht. Mit 38 Jahren hat der ledige Patient — bereits Professor — noch keinerlei sexuelle Beziehungen hinter sich. Zu dieser Zeit erzählt ein als Modell dienendes Mädchen, daß sie durch Bekannte von dem Bestehen eines Homosexuellen-Clubs gehört habe. Daraufhin entwickelt der Patient einen um den Bräutigam dieses Mädchens zentrierten Verfolgungswahn, indem er die Erzählung als Aufforderung zum Beitritt zu diesem Club interpretiert, wobei Schüler und der Lebensgefährte der Schwester einbezogen werden. Nach dem Tod des Vaters im 45. Lebensjahr des Patienten wird das Problem so akut, daß eine Aufnahme nötig wird.

Während bei diesem Fall das Homosexualitätsproblem unmittelbar zum Ausdruck kommt, klingt es bei der folgenden Patientin nur im Verlauf der Erkrankung diskret an:

Fall Pa. W. 3/36: 33jähr. Hausfrau. Uneheliches Kind, enge, eigenartige Mutterbeziehung (Mutter und Tochter waschen sich noch als Erwachsene, auch nach Verheiratung der Patientin, gegenseitig). Mit 20 Jahren Heirat, Gatte „sexuell kühl", nach 13 Jahren kinderloser Ehe liest die darüber unglückliche Patientin populärmedizinische Literatur über die Ursachen der Sterilität und läßt sich eine Wassermannprobe machen, die einen positiven Befund ergibt. Sie entwickelt daraufhin nach einer kurzen Periode hypochondrischer Beschwerden einen Verfolgungswahn um einen ehemaligen Freund, von dem sie vermutet, daß er sie angesteckt habe. Er lasse sie beobachten, sage allen Leuten, daß sie angesteckt sei und wolle sie zugrunderichten, weil sie ihn seinerzeit stehen gelassen habe. Deshalb Aufnahme mit 34 Jahren. In der Klinik ersucht sie dringend, sie nicht in die Anstalt zu verlegen, da es dort homosexuelle Frauen gäbe.

Derartige Fälle gehören zum klassischen Repertoire tiefenpsychologischer Paranoialiteratur. Wollte man sie als typisches und allgemeingültiges Beispiel für die Pathogenese der Paranoia hinstellen, dann wäre der Einwand berechtigt, den schon Guiraud gegen Freuds Fall Schreber mit der Vermutung erhebt, er sei „peut-être trop bien choisi". Faßt man sie jedoch angesichts jener Paranoiker, die eine unauffällige Vorgeschichte aufweisen und deren Symptomatik durch recht deutliche, objektive Beeinträchtigungen ausgelöst wurde, als Beispiele für eine Herabsetzung der Belastungsschwelle durch eine gestörte Psychodynamik auf, so finden sie offenbar den ihnen zugehörigen Platz bei der Bemühung, die Paranoiafrage zu klären. Vergleicht man die Psychodynamik der geschilderten Fälle etwa mit jener der folgenden Krankengeschichte einer Paranoia erotica, so treten die Beziehungen zwischen neurotischer Vorentwicklung, Inhalt, Belastungsschwelle, Alter und Abwehrwahl noch deutlicher hervor:

Fall PaErW. 13/52: 47jähr. Hausfrau, die aus einer Bauernfamilie stammt. Älteste von 7 Kindern, Ehe der Eltern wegen der wiederholten Ehebrüche des Vaters sehr schlecht. Trotzdem hängt die Patientin mit Bewunderung an dem lebensfrohen Vater. Kommt nach Schulaustritt als Hausgehilfin nach Wien, mit 16 Jahren „Kopfgrippe". Mit 24 Jahren erste Sexualbeziehung mit starken Schuldgefühlen, deretwegen sie sich auch rasch von dem betreffenden Partner löst. Mit 27 Jahren erste Ehe mit einem dem Vater ähnlichen Mann, der sie ständig betrügt; deshalb Scheidung mit 33 Jahren. 4 Jahre später heiratet die Patientin wieder — „aus sexueller Not". Der neue Gatte ist brutal, erzeugt bei der Patientin niemals einen Orgasmus. Kurz nach dieser Heirat Aufnahme wegen hysteriform gestalteter multipler hypochondrischer Beschwerden (wahnsinniger Kopf-, Nieren- und Herzschmerzen, „windet sich vor Qual"), die im Anschluß an die Forderung des Gatten auftreten, sie solle auch arbeiten gehen, um die finanzielle Lage des Haushaltes zu verbessern. Nachdem „auf Grund des körperlichen Zustandes" der Patientin, der Gatte von seinem Wunsch absieht, tritt Normalisierung ein. Im 47. Lebensjahr der Patientin erkrankt der Gatte und wird vom Hausarzt behandelt. Sie entwickelt daraufhin einen Liebeswahn um diesen Arzt, spürt eine Erregung im Genitale, wenn er sie anschaut. Verlangt, auch von ihm untersucht zu werden und merkt, daß er sie dabei „innig" an sich drücke. Gefühle, daß Nachbarn und Hausmeisterin davon wüßten und darüber Bemerkungen machten. Nachuntersuchung mit 61 Jahren: Hänge noch immer seelisch an diesem Arzt; er komme ihr „wie ein Vater" vor. Er wäre der richtige Partner für sie gewesen. Er habe bestimmt eine besondere Sympathie für sie; ob er sie wirklich liebe, könne sie nicht ganz sicher sagen: „Wäre er kein Arzt, wüßte ich sicher, woran ich bin. — Jetzt lebe ich halt der Vernunft“. Gatte mittlerweile impotent geworden. Bei der Patientin wieder stärkeres Hervortreten hypochondrischer Beschwerden, um einen tatsächlich bestehenden Diabetes gruppiert.

Die Psychodynamik dieser Patientin weist offensichtlich eine recht deutliche ödipale Problematik auf, welcher sie zunächst durch einen entsprechenden Schicksalsaufbau gerecht zu werden trachtet. In der Altersperiode der „Frühhypochondrie“ reagiert sie auf die Zumutung einer körperlichen Belastung mit einer typischen Symptomatik in der „Leibessphäre“, wobei eine gewisse Hinlenkung auf diese in der von der Patientin als langdauernd und „sehr schwer“ geschilderten „Kopfgrippe“ gelegen sein mag. Die hysterische Prägung der hypochondrischen Symptome könnte angesichts dessen, was die Tiefenpsychologie über die Beziehung zwischen ödipalem Konflikt und Hysterie erarbeitet hat, aus der Psychodynamik begründet werden. Im „paranoiafähigen“ Alter wählt sie dann zu einem Zeitpunkt, zu dem die Erkrankung des Gatten einerseits die Möglichkeit eröffnet, ihn zu verlieren, und andererseits ein die Züge einer Vater-Imago tragender Mann in Gestalt des Hausarztes in Erscheinung tritt, die nun bereitliegende Reaktionsform der Außenprojektion, wobei der Anlaß nicht über eine minimale „Anmutung“ im „richtigen Zeitpunkt“ hinausgeht. Mit den zunehmenden Beschwerden des Alterns resigniert sie schließlich in Form der „Späthypochondrie“.

Hier zeigt sich zunächst, daß die neurotische Vorentwicklung die Schwelle herabsetzt, jenseits welcher Belastungen auslösend wirken können. Das trifft bei diesem Fall sowohl für die Auslösung der zunächst auftretenden hypochondrischen wie auch der späteren paranoischen Symptomatik zu. Daß bei der letzteren die Außenprojektion auf eine spezifische, mit den früher geschilderten Fällen identische Psychodynamik zurückgeführt werden kann, ist wenig wahrscheinlich. Hingegen scheint bei dieser Patientin die vorliegende öpidale Problematik zunächst die hypochondrischen Symptome hysteriform zu tönen und dann den Liebesinhalt des paranoischen Zustandes festzulegen. Der Wechsel des Themas spricht dafür, daß eben tatsächlich im „paranoiafähigen“ Alter die Reaktion auf Konflikte sich im Bereich der „Begegnung“ manifestiert. Daß die Patientin nicht an der einmal schon gewählten Abwehr in der Leibessphäre festhält, hängt offenbar mit dem Ausbleiben einer „Fixierung“ zusammen. Deshalb bleibt es zunächst bei einer abklingenden hypochondrischen Reaktion. Bei der späteren Belastung kehrt sie wohl darum nicht zu der früher erprobten Abwehrform zurück, weil die Hinlenkung auf die Leibessphäre in der Vorgeschichte nicht genug intensiv war, während sich andererseits in ihr Elemente aufweisen lassen, denen eine besonders sensibilisierende Rolle für die Probleme der Begegnung zugesprochen werden kann: Die Bindung an den, die eheliche Treue nicht ernstnehmenden Vater könnte ebenso wie die Entwurzelung in dieser Richtung von Bedeutung sein. Erst die später auftretenden Altersbeschwerden verschieben das Thema dann wieder in den Leibesbereich der „Späthypochondrie“.

Die Analyse der bisher geschilderten Fälle der Paranoiagruppe zeigt, daß auch die Symptomatik im Bereich der Begegnung der Triebkontrolle dienen kann. Nur scheint es sich hier nicht, wie bisher oft angenommen um spezifische Konfliktsituationen zu handeln. Die Abwehr gegen mit starken Tabus belegte Triebregungen verschiedenster Art erfolgt vielmehr im „paranoiafähigen“ Alter offenbar deshalb in Form eines „Begegnungsproblems“, weil es in dieser Zeit naheliegt, innere und äußere Nöte und Ängste auf die Bedrohung durch Mitmenschen zu beziehen, sofern man nicht in anderen Weisen der Abwehr gut „eingeübt“ ist. Daß es sich dabei auch um die Abwehr verbotener heterosexueller Triebregungen handeln kann, wird abgesehen von der echten Paranoia erotica an jenen Fällen einsichtig, die derartige Probleme mittels eines rein auf die Berufskarriere bezogenen Verfolgungssystems zu bewältigen versuchen, wie der folgende Patient:

Fall PaM. 45/53: 37jähr. Ingenieur; hat eine jüngere und eine ältere Schwester, Liebling der Mutter. Heiratet eine dieser ähnliche, ihn bevormundende Frau. Die Ehe bleibt kinderlos, deshalb Adoption eines Kindes. Große berufliche Schwierigkeiten während des Krieges, da der Patient Halbjude ist. Als er später eine mit längeren Dienstreisen verbundene Stellung antritt, lernt er auswärts eine Frau kennen, mit der er auch beruflich zu tun hat und die ihm als bessere Partnerin als die Gattin erscheint, von welcher er sich aus Verantwortungsgefühl für das Adoptivkind nicht trennen will. Glaubt, daß diese Frau es auf ihn abgesehen habe. Daraufhin Entwicklung eines Verfolgungswahns um den Vorgesetzten, der ihn dieser Frau zutreiben und wegen seines Widerstandes beruflich ruinieren wolle. 10 Jahre später berichtet die Gattin, daß nach einer stationären Behandlung von 5 Wochen mit anschließender längerdauernder Psychotherapie, gefolgt von einem Wechsel des Postens, der Zustand völlig abgeklungen sei.

Daß auch sadistische Triebregungen im typischen Alter im Rahmen des Beeinträchtigungsthemas abgewehrt werden können, wird uns später im Zusammenhang mit dem Eifersuchtswahn noch beschäftigen. Vorderhand muß festgehalten werden, daß homo- und heterosexuelle Probleme aus begreiflichen Gründen häufig erst im „paranoiafähigen“ Alter bzw. in der Überlappungsperiode zwischen Beginnalter der Paranoia und Frühhypochondrie akutalisiert und dann je nach der Vorschädigung in der einen oder anderen bzw. — wie bei der früher geschilderten Patientin mit einer Paranoia erotica — hintereinander in der einen und anderen Art beantwortet werden. Damit erklärt sich die sicherlich tatsächlich zu beobachtende Häufung von Homosexualitätsproblemen bei paranoischen Zuständen, die auch nicht immer wie in den angeführten Beispielsfällen direkt zur Sprache kommen muß, sondern bloß aus der genauen Analyse der Einzelfälle einsichtig werden kann, was natürlich auch für die heterosexuellen, im ödipalen Bereich spielenden Konflikte zutrifft.

Bei Persönlichkeiten mit entsprechend starker neurotischer Vorentwicklung vollzieht sich der Ausbruch des paranoischen Zustandes in gleicher Weise, wie die Manifestation hypochondrischer Syndrome bei phobisch strukturierten Patienten. Das zeigt sich bei jenen Fällen, die im Anschluß an Delikte fremder Personen einen Verfolgungswahn entwickeln, wie z. B. ein, in einem bezüglich rassischer Beeinträchtigung überängstlichen Milieu aufgewachsener jüdischer Patient (Fall PaM 14/37), der zufällig Zeuge der Verhaftung eines Burschen auf offener Straße wurde und daraufhin eine auf Verfolgung durch eine Verbrecherbande bezogene Paranoia ausbildete. Diesen Patienten stehen nun jene Paranoiker mit unauffälliger Vorgeschichte gegenüber, auf die, wie früher erwähnt, zahlreiche Autoren — in jüngster Zeit wieder BRODSCHÖLL und STROTZKA — hingewiesen haben. Wie der folgende hierher gehörige Fall zeigt, tritt bei diesen Kranken eine aktuelle Belastung stärker in den Vordergrund, die dann eben „altersspezifisch“ beantwortet wird:

Fall PaM. 43/53: 55jähr. Taxichauffeur, wird von einem Kollegen, der glaubt, daß der Patient ihm einen Fahrgast „wegschnappen“ wolle, in einer tätlichen Auseinandersetzung verletzt. Daraufhin Entwicklung eines Verfolgungswahns um den Streitgegner mit Einbeziehung anderer Berufskollegen. Nach 10 Jahren berichtet die Gattin, daß der Wahn binnen kurzem abgeklungen und der Patient seither unauffällig sei. Die Vorgeschichte ergibt lediglich, daß der Patient „strenge aber gute“ Eltern und nur Stiefgeschwister aus der ersten Ehe der Mutter gehabt habe.

Bei diesem Patienten könnte in der geschilderten Kindheitssituation der Grund für eine gewisse mißtrauische Einstellung der Umwelt gegenüber gelegen sein, die zwar nicht genügend stark ausgeprägt war, um unter normalen Umständen im Anschluß an ein bloßes „Anmutungserlebnis“ in Erscheinung zu treten, aber doch dazu führt, daß eine Belastung, die ein anderer rasch verarbeitet hätte, eine paranoische Reaktion heraufbeschwört. Wie die später beschriebenen Beispielfälle PaM 52/54 (Seite 129) und PaM 66/61 (Seite 136) zeigen, können massivere Belastungen bei noch weniger auffälligen Vorgeschichten zu paranoischen Zuständen führen. Zusammenfassend läßt sich in Analogie zu dem über die Hypochondrie Gesagten bezüglich der Paranoia im engeren Sinne annehmen, daß die Themenwahl im betreffenden Alter naheliegt. Belastungen, gleichgültig, ob sie von außen kommen oder nur in einer Aktualisierung innerer Konflikte bestehen, werden im entsprechenden Alter paranoisch beantwortet, falls nicht eine „Vorprägung“ in anderen Bereichen das altersspezifische Thema zugunsten eines anderen in den Hintergrund treten läßt. Die bei der Hypochondrie gemachte Beobachtung, daß eine intellektuelle Unterbegabung den Schwellenwert für Auslösungerlebenisse infolge der eingeschränkten Fähigkeit, die Tragweite äußerer Belastungen abzuschätzen, herabsetzt, trifft auch für die Paranoia zu. Die paranoischen Reaktionen Schwachsinniger wurden jedoch wiederholt in der Literatur beschrieben, weshalb wir auf eine Darstellung derartiger Beispielfälle aus unserem Material verzichten.

Unsere Untersuchungen über das Alter bei Beginn der analysierten Syndrome haben gezeigt, daß die Eifersuchtsthematik am spätesten in Erscheinung tritt. Da das „paranoiafähige“ Alter beim Manne in einem früheren Lebensabschnitt beginnt, setzt sich die Eifersucht bei diesem deutlich von der Paranoia ab, während bei der in der Regel später paranoisch erkrankenden Frau Eifersuchts- und Beeinträchtigungsthema in den gleichen Lebensabschnitt fallen. Wir haben die späte Manifestation des Eifersuchtsthemas früher vermutungsweise mit einer Aktualisierung der Partnerambivalenz in einem Alter, in dem die Lösung und die Anknüpfung neuer Bindungen bereits schwierig wird, in Zusammenhang gebracht. Diese Annahme bedarf nun der Überprüfung angesichts dessen, was wir über die übrigen Themen erarbeitet haben, unter Berücksichtigung jener Befunde, die unser Material bei den Fällen von Eifersuchts- und Alkoholparanoia ergibt. Dabei kann zunächst die hohe Zahl von aus dem ländlichen ins städtische Milieu Abgewanderten unter den Eifersuchtsparanoikern beiderlei Geschlechts wohl wieder als ein das Mißtrauen fördernder Faktor erachtet werden. Die Erhebung über den Zivilstand bei Krankheitsbeginn hat nun ergeben, daß es sich in der überwiegenden Mehrzahl der Fälle um verheiratete Personen handelt, wobei sich die Eifersucht auf den angetrauten Partner bezog. Dies hat uns bewogen, die eigentliche Problematik in einer Bedrohung des Besitzanspruches auf den Partner zu sehen. Man muß sich nun fragen, warum einerseits bei diesen Patienten das Besitzrecht auf den Gatten eine solche Bedeutung gewinnt und warum andererseits dieses Problem erst so spät aktuell wird.

Was die erstere Frage betrifft, so kann wohl angenommen werden, daß für den Entwurzelten der Partner als Halt in einem fremden Milieu von größerer Wichtigkeit ist, als für denjenigen, der zeitlebens in der gleichen Umgebung verbleibt. Sucht man nach weiteren prädisponierenden Faktoren in der Vorgeschichte, so fällt in unserem Material auf, daß viele der hierhergehörigen Patienten aus kinderreichen Familien stammen. Die hierbei gefundenen Zahlen eignen sich nicht zu einem statistischen Vergleich, weil wir, wie bereits erwähnt, bei vielen der unserer Erhebung zugrundegelegten Fällen der verschiedenen Diagnosengruppen keine ausreichenden Angaben über die Kindheitssituation ermitteln konnten. Wenn wir bei jenen Krankengeschichten, die entsprechende Vermerke enthielten und den selbst nachuntersuchten Fällen häufiger als bei den anderen Diagnosen auf Patienten mit vielen Geschwistern stießen, so darf dies daher lediglich zur Vermutung führen, daß hier ein determinierender Einfluß liegen könne. Immerhin steht dieser Befund mit den von der Tiefenpsychologie erarbeiteten Erkenntnissen über die Beziehung zwischen Geschwisterrivalität und Eifersucht in Einklang. So fanden wir bei den 34 männlichen Eifersuchts- und Alkoholparanoikern mit Angaben über die Kindheit 5 aus Familien mit mehr als 10 Kindern, 7 aus solchen mit mehr als 5 und 9 mit 3 bis 5 Kindern, während nur 10 Einzelkinder waren. Bei den 8 hier gehörigen Frauen war die Herkunft aus kinderreichen Familien weniger auffällig, obwohl sich hier nur ein Einzelkind fand. Ansonsten ergeben sich aus der Sichtung der Kindheitssituation im Rahmen unserer Untersuchungsanordnung keine weiteren Hinweise für Gemeinsamkeiten zwischen den einzelnen Patienten. Mutatis mutandis gilt hier wohl auch das, was früher bezüglich der Kindheit der Paranoiker gesagt wurde: Eine Frustrierung des kindlichen Anspruches auf den „Besitz“ von Bezugspersonen läßt sich wohl nur aus der genauen Analyse von Einzelfällen erheben und entzieht sich der Vergleichsuntersuchung auf breiter Basis. Wie auch aus den später berichteten Beispielfällen hervorgeht, können offenbar verschiedene Familienkonstellationen das Verlangen akzentuieren, das alleinige Objekt der Zuneigung und Betreuung einer Bezugsperson zu sein, wobei das „Anonym-Bleiben“ in einer großen Geschwistergruppe nur eine der hierfür in Frage kommenden Möglichkeiten ist. Der frustrierte Wunsch nach Beachtung wurde von einem unserer Eifersuchtsparanoiker wohl recht typisch mit dem Satz formuliert: „Ich habe eine sehr traurige Kindheit gehabt und mich immer zurückgesetzt gefühlt — für mich hat keiner etwas übrig gehabt.“

Wenn man in der Entwurzelung und den diskutierten Frustrierungen in der Kindheit Faktoren sehen kann, die den betreffenden Menschen für das Eifersuchtsthema „sensibilisieren“, so bleibt doch die Frage offen, warum dieses Problem erst so spät „aktualisiert“ wird. Geht man dabei von dem bei den bisher besprochenen Syndromen aufgestellten Konzept aus, daß es sich jeweils um Reaktionen handelt, mittels welcher Belastungen bewältigt werden, muß man zunächst klären, was das Eifersuchtsthema für den Patienten „leistet“. Die am weitesten verbreitete Auffassung in dieser Richtung läuft darauf hinaus, daß der Patient seine eigenen sexuellen Tendenzen, die er infolge starker Tabulierung nicht ehebrecherisch ausleben darf oder wegen Abnahme der Potenz nicht mehr entsprechend zu verwirklichen können meint, in den Partner projiziert. Eine besondere Stütze für diese These wird in der Häufigkeit der Eifersuchtsthemen beim Alkoholiker gesehen. So meint E. Bleuler, daß es der Alkoholiker nicht ertrage, die Schuld für das Scheitern seiner Ehe sowohl auf dem Gebiete der sexuellen Potenz, wie auch im Hinblick auf die übrige Verantwortung der Familie gegenüber bei sich selbst zu suchen. Deshalb schiebe er die Verantwortung der Frau mit dem Vorwurf der Untreue zu. In ähnlicher Weise nimmt Kretschmer an, daß bei gewissen Eifersuchtsparanoikern das latente Gefühl des eigenen Unrechtes und der

Impotenz hinter den Eifersuchtsideen stehe. Die Bedeutung der Potenzabnahme in der Genese des Eifersuchtswahns wird dann meist für das späte Beginnalter verantwortlich gemacht. Die analytische Durchleuchtung der Persönlichkeit des Alkoholikers hat nun andererseits darauf hingewiesen, daß eine der Wurzeln für die Symptomwahl des Alkoholismus in einer ambivalenten Einstellung zu einer harten, oft männlichen aber dennoch ihren Pflichten nachkommenden Mutter gelegen sein kann, die später ihren Niederschlag in der Partnerwahl findet. Die Verheiratung mit einer, diesem Muttertypus ähnlichen Frau, der gegenüber man seine männliche Rolle durch Trinken und Freisetzung aggressiver Tendenzen unter Alkohol unter Beweis zu stellen versucht, wurde von Hoff bei Alkoholikern beschrieben. Da gerade solche Mütter eine Frustrierung der Ansprüche auf eine Sonderstellung bedeuten, ist es begreiflich, daß dem Alkoholiker das Eifersuchtsproblem überhaupt naheliegt. Heiratet er nun noch nach Art eines neurotischen Schicksalsaufbaues eine ähnliche Frau, so kann in der Eifersucht einerseits die Angst gesehen werden, von der Gattin ebenso wie von der Mutter vernachlässigt zu werden und andererseits die zugleich vorhandene Tendenz von der Mutterfigur loszukommen und seine erwachsene Männlichkeit zu beweisen, wobei dieser Wunsch in den Partner projiziert wird. Daß auch bei jenen Eifersuchtsparanoikern, die keine Alkoholanamnese aufweisen, eine ähnliche Psychodynamik vorliegt, wird durch die früher angestellten Erwägungen über die Kindheit dieser Patienten nahegelegt. Ein Beispiel hierfür ist der folgende Fall:

Fall Ei PaM. 52/57: Facharbeiter, zweites von vier Kindern. Die ältere Schwester war der bevorzugte Liebling der Mutter, zu dem Patienten sei sie als einzigem Sohn immer sehr streng gewesen. Trotzdem sei er sehr an ihr gehangen. Der Vater spielt kaum eine Rolle in der Familie, arbeitet meist auswärts. Heiratet erst mit 43 Jahren nach dem Tode der Mutter eine energische, aber sexuell kühle Frau. Vorher nur flüchtige Bekanntschaften, dabei einmal luetische Infektion. Wollte sich aus Mißtrauen gegen die Frauen nicht binden. Wenige Wochen nach der Verehelichung Ausbildung eines typischen Eifersuchtswahns mit Untersuchung der Gattin, Feststellung von Flecken im Leintuch etc. Verdächtigt sie mit Untermieter und anderen Männern. Nachuntersuchung mit 51 Jahren: Eifersucht nach ca. 3 Jahren abgeklungen, hat sich mit der Gattin „zusammengelebt“.

Die Parallele in der Psychodynamik von Alkoholikern und Eifersuchtsparanoikern gibt eine Erklärungsmöglichkeit für die Tatsache, daß die Eifersuchtsthematik bei Trinkern so häufig zu beobachten ist. Die von der Psychoanalyse aufgezeigte Beziehung zwischen Alkoholismus und Homosexualität hat andererseits wieder dazu beigetragen, angesichts des Vorliegens von Projektionen beim Eifersuchtswahn die früher diskutierte These zu stützen, daß dieser spezifisch der Abwehr homosexueller Tendenzen diene. Wenn aus den bereits erörterten Gründen eine solche regelhafte Beziehung bestritten werden muß, so ist in bezug auf die Eifersuchtsproblematik zuzugeben, daß hier homosexuelle Tendenzen in der Unsicherheit der eigenen Geschlechtsrolle gegenüber bei jenen Fällen, die der geschilderten Mutterbeziehung entsprechen, mitbeteiligt sein mögen. Es fällt jedoch schwer, die gesamte Problematik der Eifersucht auf diesen Aspekt zu reduzieren.

Andererseits muß jedoch auch gefragt werden, inwiefern bei der Eifersuchtsparanoia wirklich die Bewältigung eines Konfliktes zwischen Triebanspruch und Überich in analoger Weise wie bei manchen Fällen von Paranoia vorliegt. Bei jenen Fällen, die im Zusammenhang mit einer Potenzstörung beginnen, mag in der Eifersucht tatsächlich eine Möglichkeit liegen, den sich aus diesem Versagen ergebenden Konflikt erträglicher zu machen. Dieser Sachverhalt trifft, worauf Wyss jüngst wieder hinweist, zweifelsohne bei vielen Alkoholikern und manchen anderen Eifersuchtsparanoikern zu. Unser Material legt es jedoch nahe, hierin nicht die Regel zu sehen, da es zweifelsohne eine Reihe von typischen Eifersuchtsparanoikern gibt, bei welchen weder eine reale, noch eine befürchtete Potenzschwäche eine Rolle spielt. Handelt es sich bei vielen Fällen von Paranoia wirklich um eine Abwehr gegen mit Tabus belegte Triebregungen, die geradezu eine der Phobie analoge Struktur aufweisen kann, so scheint der Eifersuchtswahn viel mehr einer Perversion zu ähneln. Freilich gibt es auch hier Fälle, die Kehrer als „erwartungsneurotische Eifersucht" mit der Zwangsneurose in Zusammenhang bringt, weil die betreffenden Patienten von der steten zwanghaften Erwartung beherrscht sind, betrogen zu werden, ohne jedoch darüber hinaus zu Handlungen zu schreiten. Daneben stehen aber jene, die ihre Gattinnen in ständiger Wiederholung brutal zwingen, Ehebrüche zu gestehen oder ihr Vorleben zu berichten, was gemeinsam mit den inquisitorischen körperlichen Untersuchungen zweifelsohne schon einem echt perversen Verhalten sehr nahe kommt. Daß es sich dabei oft von vornherein um ein Arrangement handelt, das der Befriedigung dieser Tendenzen dienen soll, läßt sich an manchen unserer Fälle zeigen, die bei hohen grundsätzlichen Forderungen bezüglich Virginität und ehelicher Treue die von Matussek beschriebene Überzeugung hegen, daß man den Frauen von vornherein nicht trauen dürfe und den Zweifel durch die Gewißheit der Untreue ersetzen wollen: Manche dieser Patienten suchen sich schon Partnerinnen, die sich für ein derartiges „Spiel" eignen, d. h. Gattinnen „mit Vorleben", ehemalige Prostituierte oder wie der später dargestellte Fall APaM 61/61 (Seite 131) eine von einem anderen Mann schwangere Frau unter Kenntnis dieses Tatbestandes.

Behält man die der Perversion verwandte Struktur des Eifersuchtswahns im Auge, so wird der Unterschied zur Eifersucht des Normalen verständlicher, den man in der Regel als Beweis dafür heranzieht, daß die Eifersuchtsparanoia ein psychotisches Geschehen sei. So warnt z. B. Jaspers vor der Überschätzung der Psychogenese dieser Zustandsbilder, weil er beim Eifersuchtsparanoiker nichts finde, was der realen Erfahrung der Eifersucht beim Normalen entspräche. Tatsächlich ist auch die Problematik des typischen Eifersuchtsparanoikers eine grundsätzlich andere als die des um die Gunst einer Frau ringenden jugendlichen Liebhabers, an den man in der Regel bei Nennung des Begriffes Eifersucht denkt. Stehen bei dem letzteren die Rivalen, denen gegenüber man die eigenen Vorzüge unter Beweis stellen muß, im Mittelpunkt des Interesses, so haben die Nebenbuhler für den Eifersuchtsparanoiker deshalb keine Bedeutung, weil es diesem offenbar um die sado-masochistische Gestaltung der Beziehung zum Partner geht. Dementsprechend handelt es sich beim Unterschied zwischen „normaler" Eifersucht und Eifersuchtsparanoia zunächst um denjenigen zwischen „normaler" und perverser Beziehung zum anderen Geschlecht und noch nicht von vornherein um ein Gegenüberstehen von „normalem" bzw. neurotischem Geschehen und Psychose. Sieht man die Eifersuchtsparanoia in dieser Perspektive, so stellt sich zunächst die Frage, warum der „normale Typus" der Eifersucht so selten in „fixierter" Form zur Beobachtung gelangt. Dies könnte sich mit dem Naheliegen des Leibesthemas in jener Altersstufe erklären lassen, in der man um das andere Geschlecht wirbt: Entweder man setzt sich den Nebenbuhlern gegenüber durch und erringt den angestrebten Partner oder man neigt dazu, die Ursachen der Niederlage in der eigenen körperlichen Insuffizienz zu suchen und eine hypochondrisch-phobische Symptomatik zu entwickeln, sofern man nicht über genügend Selbstsicherheit verfügt, um eine nicht erhörte Liebe durch Werbung um einen anderen Partner zu überwinden. Wäre damit eine mögliche Erklärung für diese Frage gegeben, so bleibt noch offen, warum die perverse Gestaltung des Eifersuchtsthemas so spät in Erscheinung tritt. Hier scheint zunächst eine gewisse Antwort in der bekannten Tatsache zu liegen, daß perverse Strebungen überhaupt häufig zunächst durch verschiedene Mechanismen abgewehrt werden und erst in späteren Jahren bei Abnahme der Widerstandskraft der Persönlichkeit und mit Nachlassen der Strenge des Überichs zum Durchbruch kommen. In dieser Hinsicht ist der Wechsel von paranoischen und eifersüchtigen Inhalten interessant, wenn man im Auge behält, daß in der Außenprojektion bei der Paranoia eine Abwehr von verbotenen Triebregungen gesehen werden kann. Ein eindrucksvolles Beispiel hierfür ist der folgende Fall:

Fall PaM. 48/53: Werkmeister. Vater brutal und pedantisch, schlägt die Kinder wegen geringster Formfehler. Mutter weich. Zurückgezogen, zweiter von 4 Geschwistern. Großvater mütterlicherseits chronischer Alkoholiker, Großvater väterlicherseits pathologisch eifersüchtig. Heiratet mit 23 Jahren eine Frau, von der er weiß, daß sie vorher zahlreiche Verhältnisse hatte. Will sie durch seine Liebe aus ihrem „Vorleben“ herausbringen und schwängert sie vor der Verehelichung. Muß das Elternhaus verlassen, weil dieses gegen die Heirat ist. Nach der Geburt Zweifel darüber, ob er wirklich der Vater ist, wirft der Gattin ständig die vorehelichen Beziehungen vor, verlangt ausführliche Schilderungen derselben und hat Eifersuchtsideen bezüglich ihrer ehelichen Treue. Mit 27 Jahren Schädeltrauma, 48 Stunden bewußtlos. Mit 34 Jahren systemisierter Verfolgungswahn um den Schwager, von dem er glaubt, daß er mit seiner Frau ein Verhältnis habe. Induziert den Vater und seinen Bruder, der sich seinerseits nun von seiner Gattin vergiftet fühlt. Die Vergiftungsideen werden um neurasthenische Beschwerden gruppiert.

Nachuntersuchung mit 50 Jahren; Atlethiker, völlig geordnet und klar, ruhig weitschweifig, ins Detail gehend: Seit der *Aufnahme* im 39sten Lebensjahr lebe er weiter mit seiner Gattin, aber gehe sexuell seine eigenen Wege, habe keinen Geschlechtsverkehr mehr mit ihr gehabt. Machen gemeinsame Ausflüge in der Freizeit. „Ich schätze sie als Hausfrau, aber nicht als Ehefrau!“ Will sich deshalb nicht scheiden lassen und auch nicht, weil seine Gattin auf einen diesbezüglichen Vorschlag mit Selbstmord gedroht hatte. Seinerzeitige Wahnideen unkorrigiert, aber „ad acta“ gelegt. Lebt nur mehr dem Beruf, dort sehr erfolgreich, gewissenhafter Fachmann.

Dieser Fall zeigt das früher geschilderte typische „Arrangement“, wobei die Vorgeschichte sowohl für das aggressiv-sadistische Element wie für dessen eifersüchtige Gestaltung determinierende Einflüsse aufweist. Den Wandel der Eifersucht zum Verfolgungsthema kann man hier im Sinne einer Abwehr interpretieren, wobei die aggressiven Tendenzen nach außen projiziert werden. Die Art der Bewältigung des Konfliktes erfolgt dann in der, dem betreffenden Lebensalter naheliegenden Form der Beeinträchtigung. Der überaus häufige Wechsel zwischen Verfolgungs- und Eifersuchtsthema bei Paranoikern — in unserem Material bei 33 Männern und 23 Frauen — stellt sich unter diesen Gesichtspunkten als eine Sonderform des der Tiefenpsychologie gut bekannten Hin- und Herschwankens zwischen verbotenen Triebdurchbrüchen und ihrer Abwehr dar. Dabei handelt es sich in der Mehrzahl der Fälle wie bei dem eben geschilderten um das Anklingen eines Eifersuchtsthemas, das dann bald in einen Verfolgungswahn umgeformt wird. Nur bei 9 Männern und 8 Frauen konnten wir den umgekehrten Vorgang im Sinne des Überganges einer Paranoia in einen Eifersuchtswahn beobachten. Ein typisches Beispiel hierfür ist ein Patient (PaM 50/53) der mit 39 Jahren einen Verfolgungswahn um die Gattin entwickelte, innerhalb dessen bereits

Eifersuchtsideen vereinzelt anklangen. Erst mit 49 Jahren wurde eine Aufnahme von 5 Monaten nötig, während welcher sich die Gattin scheiden ließ. Mit 52 Jahren heiratet der Patient nochmals und bildet daraufhin rasch einen Eifersuchtswahn aus. Man konnte hier annehmen, daß die mit der Loslösung der ersten Gattin während des Anstaltsaufenthaltes gemachte Erfahrung den Vorwand bietet, unter Verzicht auf den Abwehrmechanismus der Außenprojektion das perverse Eifersuchtsverhalten ausleben zu können. In ähnlicher Weise findet man jedoch auch Fälle, die nach einer Periode der Abwehr mittels hypochondrischer Mechanismen eine typische Eifersuchtssymptomatik ausbilden. Schließlich ist ja auch der Alkoholismus als eine Weise der Konfliktbewältigung erkannt worden, wobei sich die Charakterveränderung des chronischen Alkoholikers als Freisetzung der vorher in Schach gehaltenen mit Tabus belegten Triebtendenzen darstellt. Angesichts des früher über die Psychodynamik der Alkoholiker Gesagten ist es nicht sehr verwunderlich, daß viele von ihnen auf das Verhaltensmuster des Eifersuchtswahns verfallen. Nimmt man in diesen Fällen eine Herabsetzung der Hemmung infolge der organischen Hirnschädigung an, wobei das gleiche für den Altersabbau zutrifft, so handelt es sich dabei doch nur um eine, wenn auch wesentliche Förderung jenes Vorganges, der überhaupt in höheren Lebensjahren die Abwehr zugunsten der Triebfreisetzung in den Hintergrund treten läßt. Mag darin ein Grund für das spätere Auftreten der Eifersuchtssymptomatik gelegen sein, so liegt vielleicht ein anderer darin, daß der Lebensabend überhaupt die Tendenz in sich birgt, bisher noch nicht Er- und Ausgelebtes nachzuholen. Zugleich tritt das Interesse an der Karriere und der sozialen Position zugunsten der Beziehung zum Partner in den Hintergrund. Strebungen, die vorher im Beruf ausgelebt oder sublimiert wurden, verlangen jetzt ihren Einbau in die Ich-Du-Beziehung, wobei tatsächlich die früher neben der „Positionsproblematik" latent „getragene" Partnerambivalenz zum zentralen Problem wird und durch die nun auch beim Manne in Erscheinung tretende Furcht der Vereinsamung eine besondere Zuspitzung erfährt. Zugleich vermag wohl die Ausbildung einer Eifersuchtsproblematik mit all den Bedeutungen, die sie den alltäglichen Banalitäten — auch rückdeutend — verleiht, einem Leben, das nicht zur Erringung gesteckter Ziele geführt hat und von dem man weiß, daß es jetzt diese Ziele nicht mehr erreichen kann, wieder einen Inhalt zu geben. Für denjenigen, der im sozialen Gefüge der Wir-Beziehung keine befriedigende Position erreicht hat oder sie bald zu verlieren wähnt, mag dann auch die Wahrung der „Hausmacht" zu einem vordergründigen Problem werden und die Entwicklung der Eifersucht im Sinne des „Besitzrechtes" auf den Partner, das in vielen Fällen ja auch auf andere Familienangehörige ausgedehnt wird, fördern. Bei manchen Patienten läßt sich — wie bei dem letzten Beispielfall — der umgekehrte Vorgang beobachten: Wird die Auslebung der Eifersucht durch die reale Bedrohung — zum Beispiel derjenigen der Internierung — zu gefährlich, so verzichten sie und „erfangen" sich im Beruf, der dann zum ausschließlichen Lebensinhalt wird.

Die bisher erörterten Motive für die Entstehung derjenigen Eifersucht, der wir beim Eifersuchtswahn begegnen und die Hinweise für die späte Aktualisierung dieses Themas geben, finden sich jeweils in einem anderen Mischungsverhältnis: Bei manchen Patienten tritt der perverse Aspekt in Gestalt der Untersuchungen und erpreßter Geständnisse mit dem nicht gehaltenen Versprechen des anschließenden endgültigen Verzeihens stärker hervor, bei anderen der erwartungsneurotische, zentriert um die Angst vor Vereinsamung oder vor der versagenden Potenz. Das letztere Problem kann in manchen seltenen Fällen von früh auftretender Eifersuchtsparanoia in „frühhypochondrischer“, neurasthenischer Prägung den Zustand bedingen. Manchmal steht, gerade bei früh beginnenden Fällen eine ödipale Problematik typischer Art im Vordergrund des Motivspektrums, wie bei dem folgenden Fall:

Fall Ei Pa M. 38/54: Hilfsarbeiter, drittes von 7 Kindern, einziger Sohn, von der Mutter sehr verwöhnt. Lebt nach Verheiratung mit der Gattin weiter im Elternhaus in sehr beengten Wohnverhältnissen (10 Personen in einer 2-Zimmer-Kabinett-Wohnung). Im 29. Lebensjahr des Patienten stirbt die Mutter, was er als schweren Schlag empfindet, da er sich seither „mit niemandem mehr aussprechen“ konnte. 3 Wochen später Eifersuchtswahn, wobei er die Gattin verdächtigt, mit seinem Vater ein Verhältnis zu haben. Typische Suche nach Flecken im Bett und der Wäsche der Gattin sowie Befragungen über ihr Vorleben. Szenen, die den Vater zu einem Selbstmordversuch treiben. Nachuntersuchung mit 38 Jahren: Debiler. Wurde 5 Tage nach der Aufnahme aus der Anstalt entlassen. Kurz danach zog der Vater zu einer Lebensgefährtin, worauf die Eifersuchtsideen völlig abklangen. Lebt seither in guter Ehe und ist berufstätig.

Wie auch der später geschilderte Fall (EiPaW 30/59, Seite 143) zeigt, findet sich eine so „unumwundene“ Austragung einer ödipalen Problematik meist bei Unterbegabten und in primitiven Verhältnissen Herangewachsenen, während sie differenziertere Individuen meist vom Physisch-Sexuellen distanzieren. Differenzierte Persönlichkeiten entwickeln einen typisch obszönen Eifersuchtswahn in der Regel nur, wenn sie die vorher geschilderte perverse Struktur aufweisen und auch dann meist erst in einem Alter, in dem die Scheu vor dem banal-physischen Aspekt der Partnerbeziehung bereits nachgelassen hat oder wenn die Hemmungen durch einen organischen Abbauprozeß bzw. ein psychotisches Geschehen überrannt werden, worauf wir später noch zurückkommen werden.

Die bisher angestellten Erwägungen haben uns gewisse Hinweise darüber gegeben, warum die einzelnen untersuchten Themen in den Lebensabschnitten „naheliegen“, in welchen die betreffenden Syndrome beginnen. Wir haben gesehen, daß Vorschädigungen im Sinne der „Sensibilisierung“ den Menschen für bestimmte „Themen“ anfälliger machen können und daß ihr Grad in einem Ergänzungsverhältnis zur objektiven Schwere der auslösenden Belastung steht. Dabei haben wir vermerkt, daß auch die intellektuelle Unterbegabung den Schwellenwert für Belastungen durch die verminderte Fähigkeit, deren Tragweite einzuschätzen, herabsetzen kann. Die Beschäftigung mit dem Eifersuchtsthema hat schließlich noch gelehrt, daß es sich auch dort, wo die Vorschädigung in der Psychodynamik im tiefenpsychologischen Sinne gelegen ist, nicht nur um eine Abwehr verbotener Triebregungen, sondern auch um deren Freisetzung nach Art der Perversion handeln kann. Ferner ließ sich zeigen, daß dort, wo es um eine Abwehr geht, in der Regel auch bei späteren Belastungen auf schon einmal eingeübte Mechanismen zurückgegriffen wird. Im Gegensatz dazu scheint sich der Wechsel des Themas damit zu erklären, daß der zuerst auftretende Abwehrmechanismus nicht durch spezifische Vorschädigungen entsprechend tief in der Persönlichkeit verankert war und auch nicht durch den Grad der ersten Belastung stark genug „eingeschliffen“ wurde, so daß bei späteren Konflikten „altersspezifisch“ reagiert wird. Das trifft anscheinend auf zwei unserer Fälle zu, die in der Jugend eine vorübergehende Zwangssymptomatik und in den mittleren Lebensjahren dann eine Paranoia erotica entwickelten. Das gleiche gilt für Patienten, die nach einer vorübergehenden „frühhypochondrischen“ Symptomatik eine Paranoia ausbilden. Andererseits kann eine spätere intensive Hinlenkung auf ein anderes Thema, zum Beispiel das Hinzukommen eines schwereren körperlichen Leidens, den Syndromwandel bewirken. Diesem Sachverhalt begegnen wir häufig bei Fällen, die von der Paranoia zur „Späthypochondrie“ überwechseln. Allerdings muß die Hinlenkung auf das Leibesthema entsprechend intensiv und andauernd sein, ansonsten werden z. B. unbedeutendere oder akute, kurzdauernde Erkrankungen meist im Sinne von Vergiftungsideen in den Beeinträchtigungswahn eingebaut, ebenso wie sie bei entsprechender Vorschädigung im „paranoiafähigen“ Alter oft nach Art des Erklärungswahnes nur die Paranoia auslösen. Schließlich haben wir im Zusammenhang mit dem Eifersuchtswahn auch in dem Wechsel zwischen Triebabwehr und -freisetzung einen dem Wandel von neurotischem zu perversem Verhalten analogen Modus des Themenaustausches erkannt.

Aus den bei den einzelnen „Themen“ angestellten Erwägungen ergibt sich, daß sie jeweils aus recht verschiedenen Gründen „naheliegen“: Handelt es sich bei der Zwangssymptomatik um eine wohl recht eindeutig durch das Verhalten der Eltern und die frühkindliche „Traumatisierung“ nahegelegte Form der Abwehr, so gewinnen die übrigen untersuchten „Themen“ in den verschiedenen Altersstufen ihre Aktualität offenbar durch andere, mit dem Wechsel vom körperlichen Heranwachsen zum Erwachsensein, mit der Erringung und Verteidigung einer „Position“, mit der Vereinsamung und dem Nachlassen der Strenge des Überichs in Zusammenhang stehende Lebensumstände. Der Psychodynamik im tiefenpsychologischen Sinne kommt hierbei neben der sensibilisierenden Rolle auch noch eine der besonderen Gestaltung des jeweiligen Themas zu: von ihr hängt es anscheinend ab, ob das „Leibesthema“ mehr phobisch oder mehr hysteriform behandelt wird, und das gleiche gilt wie unsere Beispielfälle zeigen, für die Gestaltung der Paranoia oder des Eifersuchtswahns. Daß bei der Themenwahl ganz allgemein für den Mann die Probleme der Karriere, der „Position“ und für die Frau diejenigen des „Allein-im-Leben-Stehens“ tonangebend sind, kommt in der Anfälligkeit für bestimmte Auslösungssituationen auf Tabelle 20 deutlich zum Ausdruck. Ferner zeigt sich in dieser Tabelle auch, daß beim Manne das hypochondrische und das eifersuchtsparanoische Thema überwiegt, während bei der Frau die Beeinträchtigungsproblematik häufiger ist, was dieser Verschiedenheit der Interessensphären entspricht, indem dem Manne das sich Zurückziehen auf die „Hausmachtposition“ oder in die Hypochondrie einen Ausweg aus einer Niederlage in der Erringung oder Verteidigung der sozialen Stellung offen läßt, während die das Alleinstehen fürchtende Frau mehr dazu neigt, in der Bedrohungsproblematik zu verharren. Wenn wir auch aus den früher erörterten Gründen aus der Zahl männlicher und weiblicher Patienten in den einzelnen Diagnosengruppen keine Schlüsse ziehen wollten, so steht dieser auf dem Vergleich jener Fälle, bei welchen Auslösungen bekannt waren, beruhende Befund doch mit der Literatur in Einklang, wenn zum Beispiel KRANZ betont, daß die hypochondrischen und eifersuchtsparanoischen Inhalte bei den Männern überwiegen.

Außerdem führt dieser Autor auch noch den Erfinderwahn als typisch männliche Wahnform an. In unserem Material verfügen wir nur über 9 Fälle von überwertigen Ideen, alle männlichen Geschlechtes. Während zwei von ihnen eine auf das „Leibesthema“ bezogene Symptomatik aufwiesen, die im typischen Alter der „Frühhypochondrie“ begann, handelte es sich bei den anderen um einen Erfinderwahn, der in späterem Alter bei bereits aus dem Berufsleben Ausgeschiedenen auftrat. Da wir keinen dieser Fälle nachuntersuchen konnten, können wir auch keine Aussagen über die Genese dieser Zustandsbilder machen. Wie aus den Krankengeschichten hervorgeht, läßt sich jedoch annehmen, daß es sich hier um eine weitere Möglichkeit handelt, das Scheitern einer realen Positionsfindung oder -erhaltung zu kompensieren.

All diese Erwägungen, die stets auf die bei jedem Patienten andere Konstellation und Akzentuierung der einzelnen, für das Syndrom jeweils ausschlaggebenden Faktoren hinwiesen, in welchen nicht nur die Wahl und der Wandel der Symptome, sondern auch ihr gleichzeitiges Bestehen im Sinne von Haupt-, Neben- oder Parallelwahn begründet ist, sind bisher nur ein Beitrag zur verstehenden Psychologie der untersuchten Zustände. Angeregt dazu wurden wir von der auch von anderen Autoren gemachten Erfahrung, daß der Paranoia nur eine der allgemeinmenschlichen Reaktionen auf Grenzsituationen zugrunde liegt, weshalb wir meinten, man könne sie nur im Vergleich mit anderen Reaktionsformen und unter Anlegung gleicher Maßstäbe untersuchen. Hat uns die unter diesen Voraussetzungen vorgenommene Erhebung Einsichten in die Gründe für die Wahl der Reaktionsform gegeben, so kann einer solchen Aussage nur dann eine Bedeutung sowohl für das Problem der Paranoia wie für dasjenige der „fixierten“ Neurosen zukommen, wenn sich erweisen läßt, daß die „Fixierung“ bei all diesen Themen den gleichen Gesetzen gehorcht, was jetzt noch zu erörtern ist.

4. Psychopathologie der „Fixierung“ und „psychotische Gestaltung“ der Themen

Wie die Übersicht über die Wahnliteratur gezeigt hat, wurde in der Regel der Psychopathologie der akuten Wahnphänomene, bzw. der „Primärerlebnisse“ bei ihrer Entstehung die meiste Aufmerksamkeit gewidmet. Die Fixierung hingegen wurde bei Annahme eines „Prozesses“ auf das Weiterlaufen eines psychotischen Geschehens oder auf postpsychotische Residualzustände zurückgeführt, die zwar in letzter Zeit — besonders von Conrad und Janzarik — in ein umfassenderes Konzept eingebaut wurden, über deren psychopathologische Struktur man aber trotzdem nur jene vereinzelten Hinweise findet, die im Abschnitt über „Organische Läsion und Fixierung“ erörtert wurden. Bei den „Entwicklungen“ hingegen wurde die Fixierung auf die Schwere der Psychodynamik bzw. auf das Weiterbestehen der auslösenden Belastung zurückgeführt. Dementsprechend haben sich die Untersuchungen über die Gründe des Festhaltens an den paranoischen Zuständen einerseits auf den Nachweis eines psychotischen Beginns, den Ausgang in eine bekannte Psychose und die erbliche Belastung, andererseits auf die Erhellung der Psychodynamik konzentriert. Wie früher erörtert, hat keine dieser Methoden zu dem eindeutigen Beweis geführt, daß eine Fixierung nur dann statthat, wenn entweder ein Defekt bzw. eine weiterlaufende Psychose oder eine schwere neurotische Persönlichkeitsstruktur, respektive eine andauernde überwältigende Belastung vorliegt. Wie Kolle vor kurzem zusammenfassend feststellte, ist eine solche Klärung aller Fälle im Sinne ihrer Zuordnung zu dem einen oder dem anderen der genannten Erklärungsmodi durchaus noch nicht gelungen. Auch eine Kombination beider Möglichkeiten wie sie etwa Janzarik mit dem Hinweis auf die Verzahnung von „dynamischem“ Geschehen und Erlebnis, oder Conrad mit der Diskussion der „neurotischen Wahnfixierung“ versucht, hat über bessere Einsichten in Einzelfälle hinaus noch keine allen fixierten Wahnbildungen gerecht werdende Erklärung gebracht. Unter Bezugnahme auf die früher eingehend dargestellte Tatsache, daß alle der untersuchten Syndrome in „fixierter“ Form beobachtet werden können, versuchten wir vom Thema unabhängige, rein formale Kriterien bei den fixierten Syndromen zu finden. Geht man dabei, wie wir es getan haben, von jenen Fällen aus, die im Sinne des „reinen Querschnittssyndroms“ Zeichen einer bekannten Psychose vermissen lassen, so ergeben sich drei Gruppen von Zustandsbildern, deren Psychopathologie unterschiedliche Merkmale aufweist: Einerseits haben wir es mit Fällen zu tun, die durch die eigenartige „bizarre“ Gestaltung der Inhalte, die Affektverarmung und Kontaktstörung die Annahme eines schizophrenen Geschehens nahelegen, auch wenn sich diese eben mangels eindeutiger Symptome zunächst nur auf ein „Präcox-Gefühl“ stützen kann. Diesen stehen andererseits Patienten gegenüber, bei welchen die Verstimmung, seltener in mehr depressiver und häufiger in hypomanischer oder dysphorischer Form, im Vordergrund steht und die den von der Spechtschen Schule beschriebenen Fällen entsprechen. Schließlich aber heben sich von den beiden genannten Gruppen jene Patienten ab, die durch eine eigenartige Weitschweifigkeit und Klebrigkeit gekennzeichnet sind, die an den epileptischen Charakter erinnert und von Kehrer im Schriftbild treffend als „merkwürdige Pedanterie und Akribie, ein Überwichtignehmen kleiner Einzelheiten und eine eigenartige Umständlichkeit der Schilderung“ hervorgehoben wurde. Diese Unterschiede zwischen den verschiedenen Patiententypen finden in Krankengeschichten häufig nicht die nötige genaue Präzisierung:

So wird unter dem Begriff „Weitschweifigkeit“ oft einerseits das ins Detail gehende Kleben am Thema, andererseits das von Ewald hervorgehobene „Sich-Übernehmen bei innerer Ideenflucht“ gekennzeichnet. Manchmal wird sogar auch die umständliche, in Andeutungen ausweichende, gelegentlich in die faselige Denkstörung hineinreichende affektverarmte Darstellungsweise schizophrener Defektzustände als „weitschweifig“ beschrieben. Zweifelsohne ist die Deskription der hier vorliegenden Unterschiedlichkeiten nicht ganz einfach; ist man jedoch erst einmal auf sie aufmerksam geworden, so lassen sie sich klinisch recht gut feststellen: Die umständlich weitschweifigen, am Detail klebenden Patienten lassen jede Ideenflucht vermissen; sie sind eher verlangsamt, pedantisch und „wirken organisch“, was auch in einer mimischen Verarmung, gelegentlich sogar in einer entsprechenden Veränderung der gesamten Hintergrundsmotorik zur Geltung kommt. Damit setzen sie sich eindeutig von den hypomanischen Kranken ab, deren Ideenflüchtigkeit auch stets Parallelen im mimischmotorischen Bereich aufweist. Ebenso deutlich sind die Unterschiede zu den dysphorischen Zuständen: Auch bei diesen ist häufig eine gewisse Ideenflucht nachweisbar; das Festhalten am Thema entspricht hier mehr einem oft als Gereiztheit imponierenden hartnäckigen Zurückkehren zum Gegenstand als einem „Kleben“, während Mimik und Motorik mehr Unruhe bis zur anklingenden Agitiertheit verraten. Die depressiven Patienten wiederum sind durch die stärker hervortretende traurige Stimmungslage charakterisiert, durch deren „dunkle Brille“ das jeweilige Thema als unabänderliches Schicksal gesehen wird, von dem man den Blick nicht lösen kann, wobei man nicht einer mimischen Verarmung sondern vielmehr dem von der klassischen Psychiatrie so anschaulich geschilderten, melancholischen motorischen Ausdruckstyp begegnet. Die schizophrene Gruppe schließlich verrät sich meist dadurch, daß neben den erwähnten eigenartig bizarren Gestaltungen der Inhalte und der Affektverarmung die Kontaktstörung zur Geltung kommt, wobei das Beharren am Thema, das „Kleben“ am Zuhörer fehlt und der schizophrenen Distanziertheit Platz macht. Mimik und Motorik zeigen hier gelegentlich das Anklingen von Grimassieren, Bewegungsstereotypien und -bizarrerien.

Diese klinischen Unterschiedlichkeiten kommen nun auch im psychologischen Testbild zur Geltung, wobei wir uns des Rorschach-Versuches bedienten. Die üblichen

Rorschach-Untersuchungen bei Paranoikern wandten bisher in der Regel die Aufmerksamkeit den typischen paranoiden Zeichen zu und bezogen sich weitgehend auf die Unterschiedlichkeiten zum schizophrenen Rorschach-Bild. Unser Anliegen hingegen war es, Zeichen zu finden, die sich eventuell mit dem Phänomen der Fixierung in Zusammenhang bringen ließen. Dabei gingen wir von der, bei einer Untersuchung von Rentenneurotikerinnen gemachten Erfahrung aus, daß sich bei diesen Fällen einerseits häufig ein organisches Rorschach-Syndrom fand, während sowohl das fixierte Festhalten an den vorliegenden hypochondrischen Symptomen wie auch das psychopathologische Bild der geschilderten Gruppe von klebrig-weitscheifigen Paranoikern entsprach. Angesichts der früher angestellten Erwägungen über die Rolle des „pathologischen Funktionswandels des Gehirns“ im Sinne Conrads für die Fixierung ergab sich dabei die Frage, ob sich diese Funktionsänderung etwa in Gestalt des organischen Rorschach-Syndroms fassen lassen könnte. Das häufig beobachtete Vorkommen fixierter Wahnbildungen bei eindeutig Gehirngeschädigten, die Ähnlichkeit des psychopathologischen Befundes zwischen vielen Paranoikern und Epileptikern legte diese Fragestellung weiterhin nahe, wobei nicht nur die Abgrenzung von den klinisch mit der Schizophrenie und der Cycloidie in Zusammenhang zu bringenden Fällen von Interesse war, sondern auch die Suche nach etwaigen Gemeinsamkeiten, die Hinweise für die Gründe der Fixierung auch bei diesen Zuständen geben könnten.

Bei der entsprechenden Untersuchung haben wir uns auf das organische Rorschach-Syndrom nach Piotrowski bezogen, das nach den zusammenfassenden Beurteilungen von Delay, Pichot, Lemperiere und Perse als eines der verläßlichsten Verfahren zur Erkennung organischer Hirnveränderungen anzusehen ist. Piotrowski hat die folgenden Zeichen im Rorschach-Bild als typisch für das organische Syndrom herausgearbeitet, wobei das Vorliegen von mindestens fünf der angeführten Kriterien für eine organische Hirnschädigung spricht:

1. Verminderung der Zahl der Antworten (unter 15).
2. Verlängerung der Reaktionszeit.
3. Keine oder höchstens eine positive Bewegungsantwort (B+).
4. Farbnennungen.
5. Herabgesetzter Prozentsatz der gut gesehenen Formantworten (F+% <70).
6. Herabgesetzter Prozentsatz der Vulgärantworten, bei erniedrigter Zahl der Antworten (V% <25).
7. Erhöhung des Prozentsatzes an Perseveration des Inhalts der Deutungen (P% >35—40%).
8. Ratlosigkeit („impotence“) im Sinne von als inadäquat erkannten Antworten verbunden mit der Unfähigkeit, sie zu verbessern.
9. Unsicherheit, die sich als mangelndes Vertrauen in die eigenen Fähigkeiten und Bitte um bestätigende Versicherungen ausdrückt.
10. Vermehrte stereotype Redewendungen („automatic phases“) (>40%).

Dazu kommt noch gelegentlich eine Vermehrung der Farb-Form- und der reinen Farbantworten (FbF und Fb), eine Unklarheit und qualitative Ungleichförmigkeit bei der Erfassung.

Der bei der Nachuntersuchung durchgeführte Rorschach-Test wurde nun unter besonderer Berücksichtigung dieser Kriterien ausgewertet und die gewonnenen Daten in den Tabellen 21 bis 24 dargestellt. In diese Zusammenstellungen wurden auch jene

Fälle aufgenommen, die wir nicht selbst nachuntersuchen konnten, bei welchen jedoch das Originalprotokoll des Tests — und nicht nur die Auswertung — noch auffindbar war. Dabei zeigte sich, daß in der früheren, nicht von uns durchgeführten Auswertung, die oft eindeutig festzustellenden massiven organischen Zeichen unberücksichtigt geblieben waren, weil man offenbar die Fragestellung nach der diagnostischen Zuordnung zur Paranoia, Hypochondrie oder Zwangsneurose im Auge hatte und den organischen Aspekt des Zustandes überhaupt nicht in Erwägung zog, was ganz der von uns früher kritisierten „konventionellen" Art der Zuordnung der untersuchten Syndrome entspricht. Da es uns darum ging, aus dem Test etwaige subtilere Hinweise auf die Gründe der Fixierung, bzw. des „pathologischen Funktionswandels" und nicht eine Bestätigung des ohnehin schon klinisch diagnostizierbaren „Themas" zu finden, haben wir in den folgenden Tabellen die jeweils vorhandenen hypochondrischen, paranoiden und anankastischen Zeichen im Rorschach nicht eigens angeführt. Diejenigen Fälle, bei welchen sich klinisch Zeichen für ein zugrundeliegendes cyclisches oder schizophrenes Geschehen fanden, wurden in den Tabellen 23 und 24 gesondert zusammengestellt, weil sie im Test abgesehen von den entsprechenden Hinweisen auf das Vorliegen einer Cycloidie oder eines schizophrenen Zustandes auch im Hinblick auf die Piotrowskischen Zeichen im Vergleich zu den typisch organischen Syndromen Besonderheiten zeigen. Jene Fälle, die vor weniger als 2 Jahren einer Elektroschock- oder Neuroleptica-Behandlung unterzogen worden waren, sowie die lobotomierten Patienten, wurden in diese Testuntersuchung nicht einbezogen, um Verwechslungen mit einem artifiziell gesetzten organischen Rorschach-Syndrom zu vermeiden.

Analysiert man zunächst die in Tabelle 21 und 22 angeführten Fälle, die ein typisches organisches Rorschach-Syndrom bieten, so fällt auf, daß sie mit Ausnahme einzelner Patienten, auf die wir noch zurückkommen werden, neben anderen Zeichen des Piotrowskischen Syndroms eine deutliche Erhöhung des Perseverationsprozentsatzes zeigen:

Tabelle 21. *Fälle mit ausgeprägtem organischem Rorschach-Syndrom* (Piotrowski)

	Fall	Zahl der Antworten	Reaktionszeit verlängert	B+	Fb-nennungen	F+%	V%	Perseveration	Ratlosigkeit	Unsicherheit	Stereotype Redewendungen	FbF und Fb	Bemerkungen
Paranoia	18/37	17	—	0	1	60	<25	53	—	—	35	7	
Männer	48/53	9	—	0	1	60	15	90	—	+	44	3	14. 5. 1963
		—	—	0	—	55	<25	65	—	—	33	4	25. 3. 1953
	52/54	18	—	0	—	67	22	56	—	—	45	4	26. 10. 1963
		19	—	1	—			48	—	—	—	—	20. 7. 1954 (Protokoll unvollst.)
	58/57	15	—	1	—	78	24	50	—	—	—	5	
	60/60	18	—	2	1	77	—	61	—	+	62	1	26. 3. 1963
		23	—	0	—	62	22	48	—	+	74	2	8. 3. 1960
	68/63	15	+	0	—	—	—	65	—	+	30	7	
Paranoia	102/49	32	—	1	—	65	<25	44	—	+	50	2	
Frauen	120/51	13	—	0	—	67	—	69	—	—	38	2	
	143/53	18	—	0	1	60	<25	54	—	—	34	4	
	147/53	22	+	1	—	70	—	54	—	—	48	2	
	205/60	17	—	0	—	23	<25	48	—	—	77	—	
	206/60	19	—	1	—	<62	<25	53	—	—	38	1	
	209/61	11	—	0	—	92	25	54	1	—	82	—	

Tabelle 21 (Fortsetzung)

	Fall	Zahl der Antworten	Reaktionszeit verlängert	B+	Fb-nennungen	F+%	V%	Perseveration	Ratlosigkeit	Unsicherheit	Stereotype Redewendungen	FbF und Fb	Bemerkungen
Paranoia	21/52	21	—	1	—	70	21	76	—	+	50	3	dazu leicht dysphorisch
querulans Männer	29/60	11	—	0	1	62	17	92	—	+	82	2	
Paranoia	16/53	14	—	0	—	75	<25	50	—	+	71	—	dazu etwas depressiv
erotica Frauen	24/61	14	—	0	2	84	<25	44	—	—	42	4	
Eifersuchts-	35/54	15	—	0	—	72	—	60	—	—	48	4	
paranoia	38/45	12	—	0	—	50	17	—	—	—	55	3	grenzdebil
Männer	60/59	17	—	1	—	60	—	53	—	—	71	1	
Eifersuchts-	6/51	27	—	0	3	50	<25	—	—	—	33	7	dazu leicht hypomanisch
paranoia	17/53	17	+	0	—	81	—	59	1	+	64	—	
Frauen	18/53	16	—	2	2	84	13	50	—	—	32	2	
	19/54	12	—	0	1	—	<25	76	—	—	66	1	
	31/59	16	—	0	—	80	20	50	—	—	94	1	

Tabelle 22. *Fälle mit ausgeprägtem organischem Rorschach-Syndrom* (Piotrowski)

	Fall	Zahl der Antworten	Reaktionszeit verlängert	B+	Fb-nennungen	F+%	V%	Perseveration	Ratlosigkeit	Unsicherheit	Stereotype Redewendungen	FbF und Fb	Bemerkungen
Alkohol-	23/53	24	—	0	—	10	9	62	—	—	70	—	
paranoia	51/59	12	+	0	1	80	18	54	1	+	50	5	
Männer	52/59	15	+	0	—	80	24	67	—	—	47	4	
	57/60	16	—	2	—	70	33	60	—	—	35	4	
	61/61	17	—	0	—	50	<25	100	—	—	50	—	
Überwertige Ideen Männer	8/63	12	+	1	—	75	<25	50	—	—	39	4	
Hypo-	25/49	16	—	1	1	70	13	46	—	—	44	3	
chondrie	37/51	22	—	0	—	50	—	81	—	+	76	—	
Männer	40/51	9	+	0	—	20	15	90	—	—	68	—	
	55/55	23	—	0	—	68	20	61	—	—	60	2	
	61/59	20	—	0	—	22	15	60	—	—	45	2	
Hypo-	21/52	18	—	0	—	68	10	61	—	—	67	4	
chondrie	37/53	28	—	0	—	66	<25	—	—	—	30	4	dazu unterbegabt u. etwas dysphorisch
Frauen	53/60	10	—	0	—	38	10	90	—	—	60	1	
	54/60	28	—	0	—	62	20	75	1	—	50	2	
	55/60	13	—	0	1	81	21	54	—	—	—	5	

Tabelle 22. *Fälle mit ausgeprägtem organischem Rorschach-Syndrom* (Piotrowski) (Fortsetzung)

	Fall	Zahl der Antworten	Reaktionszeit verlängert	B +	Fb-nennungen	F + %	V %	Perseveration	Ratlosigkeit	Unsicherheit	Stereotype Redewendungen	FbF und Fb	Bemerkungen
Renten-neurosen Männer	13/50	11	—	0	—	64	18	38	—	—	55	—	
	19/53	21	—	1	—	80	—	—	—	—	70	4	grenzdebil dazu etwas dysphorisch
	20/54	15	—	1	2	40	20	63	—	—	55	1	
Renten-neurosen Frauen	13/60	20	—	1	—	65	15	52	—	—	50	0	
	14/60	23	—	0	—	91	39	65	—	—	70	0	
Zwangs-neurose Männer	9/63	21	—	1	—	—	—	73	—	—	32	4	
Zwangs-neurose Frauen	15/61	18	—	1	—	69	20	44	—	—	61	3	

Das klinische Bild all dieser Patienten entspricht jener früher gekennzeichneten Gruppe von Fällen, die durch die Weitschweifigkeit und das Haften am Detail ausgezeichnet sind. Wesentlich erscheint, daß diese formalen Kriterien ebenso wie der Rorschach-Befund innerhalb sämtlicher von uns untersuchten Syndrome anzutreffen sind, wie anhand einiger Beispielfälle erläutert werden soll. Dabei ist im Auge zu behalten, daß sich bei manchen Fällen aus der Vorgeschichte oder den Ergebnissen der Nachuntersuchung Hinweise auf eine organische Schädigung ergaben, die man für das Rorschach-Syndrom verantwortlich machen könnte, während solche bei anderen Patienten nicht feststellbar waren. Ferner läßt sich aus den folgenden Beispielfällen auch entnehmen, daß es darunter alle möglichen im vorangegangenen Abschnitt erörterten Variationen der Vorgeschichte gibt. So finden wir hier sowohl Patienten mit einer deutlichen „Psychodynamik" wie auch Fälle, die eine solche vermissen lassen, durch spätere Ereignisse „Sensibilisierte" und Kranke, bei welchen eine objektiv schwere Belastung das Zustandsbild ausgelöst hat:

Fall PaM. 18/37: subalterner Beamter.

Auslösung: Streit mit Vorgesetzten, Disziplinarverfahren. Starke Bindung an die ältere Schwester, sonst keine Geschwister, Onanieproblematik.

Mit 33 Jahren nach der geschilderten Auslösungssituation Beziehungsideen, die rasch wieder abklingen und neurasthenische Beschwerden. Mit 36 Jahren Versetzung — Schreibkrampf. Wird wegen beruflichen Versagens entlassen: Wiederaufleben der Beziehungsideen, Verfolgungswahn um den ehemaligen Vorgesetzten. Deshalb *Aufnahme* mit 38 Jahren. Dabei werden ein Strabismus, eine Pupillendifferenz und Zeichen eines Morbus Basedow vermerkt.

Nachuntersuchung mit 65 Jahren: Weiter gleiche Verfolgungsideen, sehr weites System (alle Nachbarn hetzten gegen ihn). Dies sei ihm jedoch gleichgültig. Pykniker, weitschweifig, klebrig verlangsamt, verwahrlost, athetoide Bewegungsunruhe in den Händen. Hat nach dem Krieg noch einige Zeit als Industrieangestellter gearbeitet, seit 10 Jahren arbeitsunfähig. EEG mit leichter Alpha-Seitendiskrepanz zugunsten von links am Rande der Norm.

Nimmt man unseren früher dargestellten Überlegungen folgend an, daß ein „neurotisches" Geschehen, durch einen organischen Prozeß „eingefangen" und fixiert werden kann, so ist dieser Fall hierfür ein eindrucksvolles Beispiel, weil hier zweifelsohne ein, wenn auch wegen mangelnder Bereitschaft des Patienten zur Durchuntersuchung nicht geklärter organischer Hirnprozeß vorliegt: Die mit 33 Jahren vorübergehend auftretenden neurasthenisch-sensitiv gefärbten Beziehungsideen lassen sich noch rein „psychogen“ interpretieren. Zum fixierten Syndrom werden sie offenbar erst dann, als sie bei einer neuerlichen Belastung wieder aufleben, wobei der bei der Nachuntersuchung eindeutig manifeste Cerebralschaden, wie aus den Angaben der damaligen Krankengeschichte zu vermuten, bereits in Erscheinung tritt und die „Überschreitung der Grenze zum Somatischen“ im Sinne CONRADs bewirkt. Ein Gegenstück zu diesem Patienten stellt der Fall Hyp. M. 37/51 dar, der mit 28 Jahren bei Vorliegen einer starken neurotischen Mutterbindung an einer „Herzneurose“ erkrankte, mit 46 Jahren wegen einer fixierten Hypochondrie zur Aufnahme kam und bei der Nachuntersuchung mit 58 Jahren ein deutliches akinetisches Parkinsonsyndrom aufwies.

Ein anderes interessantes Beispiel stellt der auf Seite 119 dargestellte Fall PaM 48/53 dar: Dieser Patient, — von vorneherein eifersüchtig, wofür eine Reihe von Faktoren in der Familiensituation richtungsweisend waren — hatte zunächst einen Eifersuchtswahn mit raschem Übergang in eine Paranoia entwickelt. Die Rorschach-Untersuchung ergab bei der Aufnahme im Jahre 1953 bereits ein damals nicht beachtetes organisches Syndrom, das sich bei der Nachuntersuchung 1963 wieder feststellen ließ. Dieser klinisch der typischen Paranoia entsprechende Fall hatte unter dem Druck der drohenden Internierung aus seinen Wahnideen, die er auch bei der Nachuntersuchung unkorrigiert festhielt, keine anderen Konsequenzen als den Abbruch der sexuellen Beziehung zur Gattin bezogen. In der Anamnese haben wir ein schweres Schädeltrauma vermerkt, das mit dem klinischen Bild und dem Rorschach-Befund in Beziehung zu bringen wäre.

Im Gegensatz dazu konnte bei den folgenden Fällen, bei welchen ebenfalls zwei Testprotokolle das Psychosyndrom erwiesen, keine faßbare Hirnschädigung als Ursache für dasselbe gefunden werden:

Fall Pa. M. 52/54: Kraftfahrer.

Auslösung: mit 32 Jahren Streit mit der Schwester wegen deren Männerbekanntschaften nach Rückkehr aus der Kriegsgefangenschaft. Einziger Sohn, lebt mit Mutter und Schwester, deren Mann gefallen ist, zusammen. Keine weiteren Auffälligkeiten in der Vorgeschichte.

Verfolgungsideen um die von dem Patienten verjagten Liebhaber der Schwester, nachdem diese sich erbost über seine Einmischung äußert: „Ich werde schon noch einen finden, der dich umbringt.“ Glaubt, daß aus der Zeit der Kriegsgefangenschaft ihm feindlich gesinnte Kommunisten dabei mit im Spiele sind.

Nachuntersuchung mit 41 Jahren: Astheniker, geordnet, etwas weitschweifig, klebrig; das seinerzeitige System ca. 3 Jahre nach Aufnahme einer Lebensgemeinschaft und Trennung von der Schwester abgeklungen. Jetzt im Anschluß nach einem Autounfall Beeinträchtigungsideen gegen die ihm die Schuld beimessende Behörde, die breit dargestellt werden. Ständig berufstätig.

Bei diesem Patienten finden wir keine besonderen „Vorschädigungen“ in der Kindheit. Der üblichen Klassifikation entsprechend würde man einen solchen Fall unter die paranoischen Reaktionen einreihen, wobei die Erlebnisse der Kriegsgefangenschaft mit dem dort ausgeübten politischen Druck die Bereitschaft dafür bewirkt haben könnten, daß die Drohung der Schwester ein paranoisches Zustandsbild auslöst. Auffällig bleibt aber das lange Festhalten an dem Thema sowie die Tatsache, daß der Patient bei der neuerlichen Belastung durch den Autounfall (bei welchem es zu keiner körperlichen Verletzung gekommen war) nicht nur neuerlich mit Beeinträchtigungsideen reagiert, sondern diese offenbar wieder „klebrig“ in Gang hält. Die Parallele zwischen der im Test feststellbaren Perseveration und dem „Haften am Thema“, das MORSELLI unter dem Begriff „perseverence“ als besonders charakteristisch für den fixierenden Paranoiker beschreibt, drängt hier sehr deutlich zu der Annahme, daß der Patient an jenen Ideen, die andere Menschen nach den gleichen Belastungen ebenfalls oft entwickeln aber auch wieder rasch fallen lassen, deshalb so lange festhält, weil seine Hirnfunktion aus uns unbekannten Gründen pathologisch abgewandelt ist. Den gleichen psychopathologischen und Testbefund weist der folgende Patient auf, bei dem die auslösende Belastung objektiv eine Bagatelle ist, während die Vorgeschichte nur mit dem Hinweis, daß er seit seiner Kindheit Einzelgänger war, auf eine bestehende mißtrauische Grundeinstellung schließen läßt:

Fall PaM. 60/60: Bahnhofsvorstand.

Auslösung: Amtsantritt eines neuen Direktors der Privatbahn, bei welcher der Patient beschäftigt ist. Dieser spricht Patienten mit niedrigerem Titel an.

Vater ebenfalls Bahnhofsvorstand. Zweiter von 3 Geschwistern. Einzelgänger. Nach der Auslösung mit 38 Jahren Gefühl, daß der Direktor das dem Patienten untergebene Personal gegen ihn aufhetze (z. B. der Fahrdienstleiter stelle absichtlich die Weichen falsch). Führt seine Bücher nicht mehr, um die vorgesetzte Dienststelle auf die „Machinationen“ des Direktors aufmerksam zu machen. Mit 50 Jahren im Anschluß an körperliche Mißbehagensgefühle Ausdehnung des Systems auf die um 23 Jahre jüngere Gattin. Glaubt, diese gebe ihm im Einvernehmen mit dem Direktor Gift ins Essen.

Aufnahme mit 53 Jahren wegen Vernachlässigung seiner beruflichen Pflichten und Gattenmißhandlung.

Nachuntersuchung mit 56 Jahren: Kein ausgeprägter Konstitutionstyp, geordnet, klar, etwas klebrig und ausführlich in seinen Schilderungen. Wurde vor 3 Jahren pensioniert, seither Mitarbeiter einer Lokalzeitung, Gründer eines Schachklubs, Gemüseübernehmer für Großeinkäufer. Fest überzeugt von seinerzeitigem Wahnsystem. „Das interessiert mich aber nicht mehr.“ Keine sexuellen Beziehungen mit der Gattin mehr.

Ein Beispiel für eine Vorgeschichte, die sowohl für eine mißtrauische Grundeinstellung wie auch für eine gewisse Betonung der „Leibessphäre“ Faktoren enthält, ist der folgende Patient, der nach einer auslösenden Belastung eine Paranoia querulans und später, als seine Niederlage in dem geführten Rechtsstreit durch die endgültige Pensionierung besiegelt wird, zusätzlich ein hypochondrisches Zustandsbild entwickelt:

Fall Pa QM 51/52: Höherer Postbeamter. Als Kind chron. Ekzeme. Eine um acht Jahre ältere Schwester und ein um zwei Jahre älterer Bruder. Einzelgänger. Ehe der Eltern unglücklich. Strebsam, philosophisch und schriftstellerisch interessiert.

Auslösung: Maßregelung wegen einer politischen Publikation mit 45 Jahren. Mit 37 Jahren aus politischen Gründen pensioniert, versucht mit 45 Jahren Wiedereinstellung, die dadurch erschwert wird, daß ein ehemaliger politischer Gegner Personalreferent ist. Publiziert deshalb einen politischen Artikel und wird gemaßregelt. Ausbildung eines streng systemisierten Verfolgungswahnes um den betreffenden Berufskollegen. Wird mit 49 Jahren wegen ständiger Eingaben und Einbeziehung des Generalpostdirektors in das System pensioniert. Im Anschluß daran hypochondrische Beschwerden. Fortsetzung des Kampfes um sein „Recht“. Deshalb Aufnahme mit 51 Jahren.

Nachuntersuchung mit 62 Jahren: Pykniker, gehemmt, verlangsamt, weitschweifig-klebrig, unveränderter Zustand.

Die beiden folgenden Fälle betreffen das Eifersuchtsthema mit recht charakteristischer Vorgeschichte, wobei sich bei der ersten Patientin wiederum keine Hinweise für die Genese des organischen Rorschach-Syndroms finden lassen, während der zweite

Fall eine Alkoholparanoia ist, bei welcher sich die alkoholische Hirnschädigung für die „Überschreitung der Grenze zum Somatischen“ verantwortlich machen läßt:

Fall Ei Pa F 17/53: Hausfrau.

Beginn: mit 49 Jahren.

Auslösung: Nachbarin macht die Patientin aufmerksam, daß der Gatte sie betrüge.

Jüngste von 5 Kindern, mit 2 Jahren den Vater verloren, Liebling der Mutter. Glaubt, der Gatte betrüge sie mit verschiedenen Frauen, besonders mit einer früheren Bekannten. Führt Listen über die Zeit, die der Gatte außer Haus verbringt. Bemerkt die Ehebrüche des Gatten an seinem roten Gesicht, an seiner umständlichen und verlegenen Art Zigaretten zu drehen. Hat das Gefühl, daß die Leute darüber reden.

Aufnahme 4 Jahre nach Beginn wegen eines theatralischen Selbstmordversuches.

Nachuntersuchung mit 63 Jahren: Pyknikerin; berichtet, daß sie eine Woche nach der seinerzeitigen Aufnahme aus der Anstalt entlassen wurde. Der Gatte habe sie weiter betrogen, weshalb sie mit 57 Jahren geschieden wurde. Sie bekomme wenig Alimente, weil der Rechtsanwalt vom Gatten beeinflußt worden sei. Unverändertes System, jedoch „ad acta“ gelegt. Klebrig, weitschweifig.

Fall A Pa 61/61: Fleischhauergehilfe.

Körperliche Erkrankungen: Seit dem 41. Lebensjahr Asthma, mit 54 Jahren Nierenoperation, seither weniger Alkohol, während der Patient vorher durch Jahre hindurch schwerer Alkoholiker war. Drittes von 7 Kindern, Vater korrekt, streng, Mutter „zu gut“. Der Patient sei mehr am Vater gehangen. Heiratet mit 21 Jahren eine von einem anderen Mann schwangere Frau.

Mit 57 Jahren langsame Entwicklung eines typischen Eifersuchtswahnes, mit Untersuchung der Gattin und Aggression gegen diese.

Nachuntersuchung mit 59 Jahren: Astheniker, geordnet, verlangsamt, klebrig. Wurde 3 Monate vorher aus der Anstalt entlassen, lebt seither getrennt von der Gattin. Verbringt mit ihr die Wochenende, jedoch kein Geschlechtsverkehr mehr mit ihr. Unverändert überzeugt, daß sie ihn betrogen habe.

Daß sich eine typische „klebrige Weitschweifigkeit“ mit einem organischen Rorschach-Syndrom auch bei noch recht jugendlichen Patienten findet, ohne daß man aus der Vorgeschichte Hinweise für eine Cerebralschädigung erheben kann, zeigt der folgende Fall einer „überwertigen Idee“:

Fall Ü. Id. 8/63: Sanitätssoldat.

Auslösung: Nasenbeinbruch.

Einziges Kind, Liebling des Vaters, der höhere Erwartungen in ihn setzt.

Mit 24 Jahren im Anschluß an die Nasenverletzung Gefühl jüdisch auszusehen. (Typisch sensitive Beziehungsideen.) Erzwingt plastische Operation, ist aber von deren Ergebnis nicht befriedigt. Versucht zahlreiche Ärzte zu einer neuerlichen Operation zu bewegen. Da ihm das nicht gelingt, operiert er sich selbst. Einen Monat später verlangt er, da der Erfolg ihn nicht überzeugt, weiterhin hartnäckig nach einer Operation und wird deshalb zur Begutachtung an die Klinik verwiesen. Klebrig, ins Detail gehend, etwas verlangsamt.

Zur Illustration der Tatsache, daß sich das organische Rorschach-Syndrom in allen untersuchten Diagnosengruppen findet, seien nun noch je ein Fall einer Hypochondrie und einer Rentenneurose angeführt. Bei der ersten Patientin ist in der Angabe über präeklamptische Symptome während einer Gravidität, bei der zweiten in einem vorangegangenen Schädeltrauma ein Hinweis auf eine mögliche Genese der Schädigung gegeben. Beide Fälle weisen eine Vorgeschichte mit „Sensibilisierungen“ für das „Leibesthema“ auf.

Fall: Hyp F. 21/52: Hausfrau.

Beginn: mit 38 Jahren.

Auslösung: Geburt mit nachfolgendem Tod des Kindes.

Körperliche Erkrankungen: In der Kindheit viel Anginen, mit 37 Jahren Appendektomie, mit 38 Jahren Gravidität mit präeklamptischen Symptomen. Drittes von 5 Kindern. Liebling des Vaters, an dem sie sehr gehangen sei. Mutter hart und grob. Heiratet einen um 14 Jahre älteren Mann. Aufnahme in einem hysterischen Erregungszustand. Sie habe stechende Unterleibsschmerzen, im Bauch gehe etwas Furchtbares vor, als ob alle inneren Organe sich voneinander gelöst hätten. Sie spüre ein Herzstechen, das furchtbar sei.

Es wird ein etwas sprunghafter Gedankenablauf, eine lebhafte Mimik beschrieben, zugleich aber vermerkt, daß die Patientin geistig träge sei. Die Diagnose lautet: Depressiv-hypochondrisches Zustandsbild, Parametritis chronica.

Nachuntersuchung mit 50 Jahren: Asthenikerin. Zwischendurch wegen Adhäsionen im Bauch operiert (mit 39 Jahren). Im Anschluß daran Venenentzündung mit Lungenembolie. Weitere multiple Beschwerden. Kollapsartige Übelkeiten, könne Arme und Beine nicht heben. Mit 40 Jahren deshalb Mandeloperation. Die Beschwerden hätten nachher unverändert weiter bestanden.

Mit 47 Jahren nochmals Adhäsionslösung im Bauch, seither leichte Besserung, leide jedoch ständig noch unter allen möglichen Schmerzen, auch wenn ihr immer gesagt werde, sie bilde sich alles nur ein. Weitschweifig, klebrig.

Fall RNF 13/60: Hausfrau.

Beginn: 35 Jahre.

Auslösung: Nicht feststellbar.

Körperliche Erkrankungen: Tonsillektomie wegen häufiger Anginen, mit 30 Jahren Appendektomie, mit 31 Jahren Sturz, angeblich 8 Tage bewußtlos, anschließend Sprachstörungen und Gefühllosigkeit der linken Körperhälfte. Mit 35 Jahren Ischias, mit 48 Jahren Gallenblasenoperation, nachher zunehmende Beschwerden.

Jüngstes von 6 Kindern, in der Volksschule einmal sitzen geblieben. Kommt mit 42 Jahren zur *Aufnahme* wegen ischiasartiger Beschwerden beiderseits. Hat das Gefühl, im Kreuzbein sei etwas eitrig. Erklärt sie sei eine halbe Ärztin, wisse alles voraus, könne auch die Zukunft prophezeien. Schmerzen in der Brust, Kopfschmerzen. Wird als verlangsamt, monoton und depressiv beschrieben und als hypochondrisches Bild bei Debilität aufgefaßt.

Mit 52 Jahren neuerliche Aufnahme wegen Rentenbegehren. Ständige Schmerzen im Bauch, Kreuz, allen Gliedern, Kopfschmerzen. Berichtet, daß ihr die Haare ausfallen, wobei dermatologischerseits der Verdacht geäußert wird, es handle sich um Artefakte der Patientin. Wird als Depression bei Unterbegabung mit Elektroschock ohne Erfolg behandelt.

Nachuntersuchung mit 55 Jahren: Pyknikerin, berichtet, daß ihre Beschwerden unverändert weitergingen. Die Krankenkasse habe sie ruiniert, trägt Stöße von Krankengeschichten mit sich, ist weitschweifig, klebrig, ins Detail gehend.

Test: mit 52 Jahren wird bereits ein organisches Psychosyndrom, mit 55 Jahren ein deutliches organisches Psychosyndrom (vor der Elektroschockbehandlung) vermerkt. Die Testprotokolle konnten nicht aufgefunden werden. Daher ist nur dasjenige der Nachuntersuchung in die Tabelle 22 aufgenommen.

Die Vorgeschichte der beiden Fälle von Zwangsneurose mit organischem Rorschach-Syndrom ist in der Tabelle 17 bzw. 18 enthalten. Hinweise auf eine bestimmte Cerebralschädigung ließen sich bei diesen Patienten nicht erheben.

Wir haben also bei einer großen Zahl von Fällen, die infolge des jeweils festgehaltenen Themas verschiedenen Diagnosengruppen angehören, während ihnen neben der Tatsache der „Fixierung" auch noch ein gleichartiges psychopathologisches Bild bei der klinischen Untersuchung gemeinsam ist, ein organisches Rorschach-Syndrom festgestellt. Es ist naheliegend, daß mit diesem Befund testmäßig jene Funktionsstörung erfaßt wird, die für die „Fixierung" bei derartigen Fällen verantwortlich zu machen ist: Die gesteigerte Perseveration, die bei den Patienten der Tabelle 21 und 22 so stark in den Vordergrund tritt und von Bohm als „assoziative Leere" zur Erklärung des „Haftens am Thema" herangezogen wird, könnte sehr wohl die Ursache dafür sein, daß diese Fälle an einem aus den früher erörterten Gründen einmal als Reaktionsform auf eine „Grenzsituation" gewählten Thema mit jener „Tenacität" festhalten, die KEHRER bei den fixierenden Patienten aller von uns untersuchten Syndrome hervorhebt. Damit ergibt sich jedoch sofort die Frage nach der Genese dieses auffälligen Rorschach-Syndroms bei den einzelnen Patienten. STRØMGREN hat unter dem Begriff der „Ixoidie“ ein psychopathologisches Syndrom beschrieben, das dem Bild dieser Gruppe von „fixierenden“ Patienten entspricht, wobei er jene Fälle, bei welchen der eigenartige psychopathologische Befund mit einer erworbenen Läsion in Zusammenhang zu bringen war, als „ixophren“ bezeichnet. Wie aus unseren Beispielfällen ersichtlich wird, liegt bei manchen von ihnen tatsächlich der Hinweis für eine vorangegangene Cerebralschädigung vor. Wie die aus den Beispielfällen ersichtlichen Anhaltspunkte für das mögliche Vorliegen einer Hirnschädigung zeigen, wird diesen Läsionen in der Regel bei der Diagnosestellung offenbar viel zu wenig Aufmerksamkeit geschenkt, weil man sich aus Gründen der „Konvention“ am „Thema“ und nicht an den vom Inhalt unabhängigen Kriterien des psychopathologischen Status orientiert. Unsere Fälle legen nun nahe, daß bei manchen von ihnen das aus verschiedensten Gründen einmal vordergründige Bedeutung erhaltende Thema durch das Hinzutreten einer organischen Schädigung „eingefangen“ wird, so daß der Patient später auch nach Abklingen der auslösenden Umwelteinflüsse „nicht mehr davon loskommt“. Typisch für diese Genese scheint der Eifersuchtswahn bei Alkoholikern zu sein, bei dem wir auf eine, das Eifersuchtsthema nahelegende Psychodynamik hingewiesen haben, während die schließliche Fixierung zum festgehaltenen Wahn sich auf die Cerebralschädigung des chronischen Alkoholikers zurückführen läßt. Deshalb kann man bei Trinkern wohl so häufig Eifersuchtsideen feststellen, während sie erst infolge der chronischen Schädigung, die bei Alkoholikern stets im organischen Rorschach-Syndrom zum Ausdruck kommt, zum fixierten „echten“ Wahn werden, weshalb CONRAD ja auch gerade diese Fälle als Beispiel für die „Grenzüberschreitung zum Somatischen“ anführt. Auch der mehrfach erwähnte Fall Pa M 48/53 läßt die Fixierung der Symptomatik mit dem durchgemachten Schädeltrauma in Zusammenhang bringen, das zu jenem Funktionswandel geführt haben könnte, der den Patienten an dem ihm naheliegenden Thema „haften“ läßt und auch im Rorschach-Syndrom faßbar wird. Die organische Hirnschädigung wird bei solchen Fällen in der Regel deshalb vernachlässigt, weil sie nicht jene Grade erreicht, die über die eigenartige „Weitschweifigkeit“ und das Kleben am Detail hinaus im klinischen Bild auffällig wird. Daß es sich bei diesen Fällen nur um relativ leichtere Schädigungen handelt, die noch nicht die Grenze der Demenz erreichen, geht ja auch daraus hervor, daß wir bei unseren Befunden nur selten eine verlängerte Reaktionszeit feststellen konnten. Andererseits verliert man das Vorliegen einer Läsion oft deshalb aus dem Bereiche der Aufmerksamkeit, weil sie häufig nicht in den gleichen Zeitabschnitt wie das Auftreten des Wahns fällt, weshalb nicht an einen Kausalzusammenhang gedacht wird. Vergegenwärtigt man sich jedoch, daß eine einmal stattgehabte, ein leichtes organisches Psychosyndrom verursachende Cerebralschädigung zunächst nur eine gewisse Persönlichkeitsveränderung etwa im Sinne einer gesteigerten Perseverationstendenz hervorruft, die erst dann auffällig wird, wenn ein „Thema“ infolge auslösender Momente besonders in den Vordergrund des Interesses des Individuums tritt, dann wird verständlich, wie ein solcher „Funktionswandel“ zunächst nur eine „Bereitschaft“ darstellt und erst bei Ergreifen eines überwertigen Inhalts zum „fixierten Wahn“ wird. So könnten nicht nur — wie bei der Alkoholparanoia — später hinzutretende Hirnschädigungen die Fixierung eines schon vorher psychodynamisch bedeutungsvollen „Themas“ bewirken, sondern auch vorangegangene Läsionen das Festhalten erst später aktualisierter „überwertiger“ Inhalte verursachen. Dieser Vorgang würde das von JASPERS beschriebene auffällige Fixieren von überwertigen Ideen nach Abklingen des begleitenden Affekts erklären. Schließlich kann natürlich die Hirnschädigung selbst auch einmal die auslösende Belastung darstellen und dann, wie z. B. bei den posttraumatischen oder postencephalitischen Wahnbildungen das Thema sowohl im Sinne der Betonung der Leibessphäre determinieren — wie auch die Fixierung bedingen.

Die bisher erörterten Möglichkeiten wären der ixophrenen Persönlichkeitsstruktur STRØMGRENS zuzuordnen. Man muß sich nun fragen, worin die Ursachen für das typische klinische Bild und den entsprechenden Rorschach-Befund bei jenen Patienten liegen könnten, deren Vorgeschichte keine Anhaltspunkte für eine stattgehabte Hirnschädigung aufweist. Zweifeslsohne finden sich unter ihnen auch solche, bei welchen mögliche Läsionen übersehen wurden. Wir wissen heute sicherlich noch zu wenig über jene Hirnfunktionsveränderungen, die durch leichte und oft übersehene Schädigungen, z. B. durch Grippeencephalitiden, seröse Meningitiden oder durch die von CONRAD in diesem Zusammenhang hervorgehobenen endokrinen Störungen verursacht werden könnten. Eine Aufhellung dieser Probleme wird vielleicht weitere Einsichten in die Genese mancher „fixierter Syndrome“ bringen. Auch nicht beachtete Geburtstraumen mögen hier ebenso wie intrauterine Schädigungen eine Rolle spielen. Die fixierten Wahnbildungen bei Schwachsinnigen mögen hier ebenfalls eine Begründung finden. Bekanntlich ist ein Teil der Oligophrenen durch ein dem organischen Rorschach-Bild ähnliches Testprotokoll charakterisiert. Unter unseren Fällen zeigen manche Oligophrene (EiPaM 38/45 auf Tabelle 21 und RNM 13/50 auf Tabelle 22) das organische Syndrom, wobei aber die Perseveration nur Grenzwerte erreicht und zugleich das „Weitschweifig-Klebrige“ im klinischen Bild zurücktritt, während die Stereotypie und verminderte Zahl der Antworten deutlich ist. Daß auch in diesen Zeichen ein Anhaltspunkt für die Fixierung gegeben sein kann, wird später noch zu diskutieren sein. Abgesehen von diesen Fällen bleibt aber eine Reihe von Patienten übrig, die ein organisches Rorschach-Syndrom einschließlich der erhöhten Perseveration mit entsprechendem klinischem Status aufweisen, ohne daß man einen Anhaltspunkt für eine vorangegangene oder hinzugekommene Cerebralschädigung finden kann. Damit wird die Frage nach der Genese dieser Zustandsbilder gestellt. Eine befriedigende Antwort ist hierauf noch nicht gegeben worden. KEHRER deutet den von ihm herausgearbeiteten psychopathologischen Status dieser Patienten — allerdings in Unkenntnis des Testbefundes — als Folge einer übersteigerten Selbstbewertung. Berücksichtigt man das hier gefundene Rorschach-Bild, das mit der meist fehlenden verlängerten Reaktionszeit beim Vorliegen sonstiger organischer Zeichen, insbesondere der gesteigerten Perseveration dem von BOHM dargestellten Testergebnis bei der Strömgrenschen Ixoidie entspricht, so erscheint die Erklärung KEHRERS wenig wahrscheinlich. Sie müßte erst durch den Nachweis erhärtet werden, daß eine gesteigerte Selbstbewertung ein dem organischen Rorschach-Syndrom analoges Testbild bietet, der angesichts der bisherigen Literatur zu diesem Problem kaum erwartet werden kann. Naheliegender ist hier schon die von K. SCHNEIDER als eine der möglichen Ursachen für psychische Störungen angeführte Persönlichkeitsvariation, die DE BOOR als „Patho-Variationen“ zwischen die „Krankheiten im medizinischen Sinn“ und die „Spielarten seelischen Seins“ stellen möchte. Grundsätzlich wäre dann denkbar, daß Personen, deren Hirnfunktion von vornherein in der Weise abgewandelt ist, wie dies im klinischen Befund

und im organischen Rorschach-Syndrom zum Ausdruck kommt, bei Belastungen in einer „altersspezifischen“ oder durch sonstige Einflüsse anders determinierten Art reagieren, dieses Reaktionsmuster aber dann fixieren. Der geschilderte Fall Ü.Id.M 8/63 könnte so gelagert sein, wobei auf die Belastung der verunstaltenden Verletzung altersspezifisch in frühhypochondrisch-sensitiver Art reagiert und das Thema dann fixiert festgehalten wird. Ob die Klassifizierung solcher Fälle als „Patho-Variationen“ tatsächlich einem Konstitutionstyp entspricht oder aber nur eine Verlegenheitsdiagnose ist, die unser Unvermögen, eine vorangegangene Hirnschädigung aufzudecken, bemäntelt, ist ein Problem künftiger Forschung, der sich hier offenbar interessante Fragestellungen eröffnen.

Ähnliche, einer weiteren Klärung harrende Probleme stellen sich bei jenen Fällen, die, wenn man den Nachweis des organischen Psychosyndroms als Ausdruck des pathologischen Hirnfunktionswandels auffaßt und diesen mit Conrad als „Ganzheitsstörung“ deutet, eine Kombination mit einer „Werkzeugstörung“ nahelegen. Hierher gehört wahrscheinlich nicht nur, wie bereits erörtert, ein Teil der Paraphrenien, sondern auch eine Reihe von jenen Fällen, die Waldron als „delusonary parasitosis“ bezeichnet und die durch die Gewißheit ausgezeichnet sind, daß in ihrer Haut Parasiten nisten. Für das Vorliegen einer organischen Schädigung bei derartigen Patienten spricht, daß diese Symptome häufig bei hirnatrophischen Prozessen zur Beobachtung gelangen. An ein ähnliches Geschehen läßt der folgende Fall denken:

Fall HypW. 59/60: 30jähr. Lehrerin, bei der im Anschluß an einen artifiziellen Abortus das Gefühl auftritt, die Brüste sänken nach unten und seitwärts ab. Innerhalb von 3 Jahren dehnt sich ein „Hautlaufen“ auf den ganzen Körper aus, das bei Wärme verstärkt wird, verbunden mit dem Gefühl, daß nun auch „Fett und Muskeln“ in Hüften und Schenkeln absinken. Plastische Operationen sind ohne jeden Erfolg. Die Patientin wird mit 37 Jahren unter der Diagnose „Hypochondrie, Neurose“ aufgenommen; sie bandagiert seit Jahren fast den ganzen Körper, um ein weiteres Absinken der Gewebe zu verhindern. In der Vorgeschichte seit dem 19. Lebensjahr schwere Migräneattacken. Typische „Weitschweifigkeit“, im Test das deutliche organische Psychosyndrom, das in Tabelle 22 wiedergegeben ist. EEG mäßig diffus abnorm.

Solche Fälle werden häufig als schizophren aufgefaßt, obwohl weder klinisch noch testmäßig Anhaltspunkte hierfür bestehen. Die erhobenen Befunde sprechen jedoch offenbar für das Vorliegen von cerebral schädigenden Prozessen, deren weitere Aufklärung vielleicht auch mehr Licht in jene Fälle bringen könnte, die lediglich die Fixierung von allgemein-menschlichen Grundreaktionen bei nachweisbarem organischem Testsyndrom ohne begleitende Organsensationen aufweisen.

Betrachtet man nun die Piotrowskischen Zeichen bei jenen Fällen, die im klinischen Bild eine cyclische Tönung und im Test zusätzlich entsprechende Hinweise zeigen, so ergeben sich die in Tabelle 23 dargestellten Daten.

Dabei fällt auf, daß eine Reihe der angeführten Fälle ebenfalls für das organische Rorschach-Syndrom in Betracht kommende Zeichen, insbesondere eine Erhöhung des Stereotypieprozentsatzes aufweist. Das Festhalten am Thema ist nun nicht nur bei jenen Fällen zu beobachten, die eine größere Zahl von organischen Hinweisen oder gar die vermehrte Stereotypie zeigen. Das Testprotokoll des auf Seite 90 dargestellten Falles Hyp.M. 59/58, der ein durchlaufendes Fortbestehen der Symptomatik bei einem cyclischen Rorschach-Bild bietet, ist ein Beispiel für ein solches Fehlen von auffälligeren organischen Zeichen. Wie die folgenden Fälle zeigen, kann das cyclische

Tabelle 23. *Piotrowski-Syndrom bei cyclischen Patienten (die Fälle ohne Bemerkung zeigen die Testmerkmale der Dysphorie)*

	Fall	Zahl der Antworten	Reaktionszeit verlängert	B+	Fb-nennungen	F+%	V%	Perseveration	Ratlosigkeit	Unsicherheit	Stereotype Redewendungen	FbF und Fb	Bemerkungen
Paranoia Männer	66/61	17	—	5	—	89	31	28	—	—	*46*	*2*	Hypomanie
Paranoia Frauen	175/55	19	—	1	—	81	>25	21	—	—	*42*	*1*	Hypomanie
	183/56	*13*	(?)	*1*	—	82	31	14	—	—	*62*	*1*	chronische Depression
Paranoia erotica Frauen	13/52	*13*	—	*1*	—	90	36	—	—	—	*56*	*4*	
Eifersuchtsparanoia Männer	47/57	—	—	5	—	93	29	35	—	—	*53*	*2*	Hypomanie
	52/57	*14*	—	*0*	—	*64*	<*25*	—	—	—	—	*4*	Hypomanie
Eifersuchtsparanoia Frauen	16/53	*13*	—	*0*	—	*62*	*17*	23	—	—	*78*	—	
Alkoholparanoia Männer	62/61	18	—	3	—	75	44	28	—	—	*42*	*2*	
Hypochondrie Männer	2/36	*15*	—	*1*	—	89	—	27	—	—	40	*5*	Hypomanie
	28/49	34	—	7	—	80	*20*	12	—	—	27	*1*	
	59/58	*15*	—	2	—	75	>25	12	—	—	25	*2*	
Hypochondrie Frauen	36/53	—	—	*0*	—	84	<*25*	15	—	—	*53*	*5*	
	48/58	19	—	3	—	75	*25*	—	—	+	*53*	1	
	50/58	28	—	2	—	67	*21*	28	—	+	*44*	*7*	Hypomanie
	52/60	30	—	3	—	92	30	15	—	—	*46*	*4*	
	59/61	*16*	—	2	—	82	>25	25	—	—	*50*	*5*	depressiv
Rentenneurose Männer	18/53	*11*	—	2	—	77	36	15	—	—	*55*	*1*	
Rentenneurose Frauen	3/52	32	—	2	—	75	>25	—	—	—	*62*	*4*	
	7/52	27	+	7	—	—	*19*	30	—	—	29	*3*	
Zwangsneurose Männer	7/62	17	+	*0*	*1*	88	—	20	—	—	*65*	1	
	10/63	38	—	2	—	83	—	—	—	—	*48*	*3*	
Zwangsneurose Frauen	17/62	20	—	3	—	88	40	*50*	—	—	20	*8*	Hypomanie

Element in hypomanischer, depressiver oder dysphorischer Prägung bei „fixierten" Syndromen beobachtet werden und wiederum in Kombination mit den verschiedensten Themen auftreten, wobei sich ebenso wie bei den Fällen mit organischem Rorschach-Syndrom wieder die verschiedensten Möglichkeiten von Vorgeschichten mit und ohne „Psychodynamik" finden:

Fall PaM 66/61: Subalterner Industrieangestellter.

Auslösung: Ehestreitigkeiten, bei denen sich der Patient während des Krieges als Mischling nicht durchsetzen kann.

Streng erzogen, drei ältere Schwestern, Vorzugsschüler. Wird Artillerieoffizier, erlernt jedoch nebenbei „auf alle Fälle“ ein Handwerk. Muß aus rassischen Gründen Beruf aufgeben. Heiratet mit 20 Jahren „aus idealistischen Gründen“ ein Mädchen aus ärmlichen Verhältnissen. Mit 39 Jahren Gefühl, die Gattin schmiede ein Komplott gegen ihn, um ihn loszuwerden. Er werde deshalb im Büro boykottiert.

Nachuntersuchung mit 60 Jahren: Pykniker, redet viel, hypomanisch, etwas aggressiv gefärbt. Ließ sich im Anschluß an die Aufnahme mit 40 Jahren scheiden, heiratet neuerdings, wird nach kurzer Zeit wieder geschieden, heiratet mit 43 Jahren die erste Gattin nochmals und läßt sich ein Jahr später wieder scheiden um mit 49 Jahren eine vierte Ehe einzugehen, in der er vorübergehend Vergiftungsideen gegen die Schwiegermutter entwickelt. Deshalb nochmalige Aufnahme mit 59 Jahren. Keine Einsicht in die seinerzeitigen Wahnideen. Das sei jedoch alles vorüber, er fühle sich sehr wohl.

Nachdem er mit 49 Jahren als Naziopfer mit Herz- und Nervenbeschwerden pensioniert wurde, kaufmännische Tätigkeit.

Test: hypomanisches Bild.

Fall Pa F 175/55: Hausfrau.

Beginn: 60 Jahre.

Auslösung: Heirat des Sohnes, bleibt allein in der Wohnung. Prozeß mit Nachbarn wegen Wasserrohrbruches.

Uneheliches Kind einer Sängerin, bei Großtanten aufgewachsen. Zehn Jahre vor der Erkrankung Verwitwung. Ihre beiden Kinder heiraten in der Folge und machen sich selbständig. Mit 60 Jahren Aufnahme: Beeinträchtigungsideen um die Gegnerin in dem Prozeß, den die Patientin verloren hat. Hausmeisterin in das System einbezogen. Schreibt anonyme Briefe, schickt den Nachbarn beleidigende Karikaturen. Wird als „weitschweifig“, erregt, etwas depressiv geschildert.

Nachuntersuchung mit 68 Jahren: Pyknikerin, etwas beschleunigter Gedankenablauf, hypomanisch, sehr gesprächig, heiter. Hält an den seinerzeitigen Beeinträchtigungsideen fest, jetzt habe sie jedoch Ruhe, da ihre ehemalige Gegnerin an einer Arteriosklerose erkrankt sei. Befaßt sich mit Schriftstellerei.

Test: hypomanisch.

Fall Pa F 183/56: Verwitwete Bedienerin.

Auslösung: Ausschulung des Sohnes aus dem Gymnasium.

Hat mit 3 Jahren die Mutter verloren, eine Tante führt die Hauswirtschaft, bevorzugt die jüngere Schwester der Patientin. Als sie 13 Jahre ist, stirbt auch der Vater. Heiratet mit 32 Jahren, bekommt 34jähr. einen Sohn, nach dessen Geburt der Gatte einrückt, um erst 8 Jahre später wieder zurückzukommen. Obwohl er sich um den Sohn wenig kümmert und zu ihm streng ist, liebt ihn dieser mehr als die Mutter. Als sie 45 Jahre ist, stirbt der Gatte. Im 49. Lebensjahr der Patientin wird der Sohn wegen schlechten Studienfortganges ausgeschult. Sie entwickelt daraufhin ein Verfolgungssystem um den Deutschprofessor des Sohnes. Bezieht die anderen Lehrer mit ein und auch die eigene Schwester. Unternimmt einen Selbstmordversuch im Vorzimmer des Schuldirektors, um die Welt „auf dieses Treiben aufmerksam zu machen“. Deshalb *Aufnahme* mit 49 Jahren.

Elektroschockbehandlung ohne wesentlichen Erfolg.

Mit 52 Jahren neuerlicher Selbstmordversuch, gleiches System, Ausweitung auf die Hausparteien.

Nachuntersuchung mit 59 Jahren: Pyknikerin, depressiv, wortkarg. Über die Verfolgung befragt antwortet sie: „Ich kümmere mich nicht weiter darum.“ Der Sohn ist mittlerweile Fachschulingenieur geworden und steht vor der Heirat.

Test: chronische Depression.

Fall A. Pa. 61/61: Fleischhauermeister.

Auslösung: Gattin gesteht einen Ehebruch.

Vater Alkoholiker, einziger Sohn unter fünf Geschwistern. Mutter hat die Mädchen bevorzugt, er hat sich mit dem Vater besser verstanden. Wollte Jus studieren, konnte jedoch aus finanziellen Gründen nicht. Schon vor der Heirat eifersüchtig.

Nach dem Geständnis der Gattin mit 37 Jahren typischer Eifersuchtswahn mit Untersuchen der Gattin, fester Überzeugung, daß sie es gleichzeitig mit mehreren Männern, vielleicht sogar mit ihrem eigenen Vater hält. Gattin um 8 Jahre jünger. Wegen Aggressionen gegen die Gattin Aufnahme mit 50 Jahren. Regelmäßiger jedoch nicht exzessiver Alkoholgebrauch. Kein Zeichen eines chron. Alkoholismus.

Nachuntersuchung mit 52 Jahren: Pykniker, mißtrauisch, leicht aggressiv, humorvoll. Er sei 5 Tage nach der seinerzeitigen Aufnahme aus der Anstalt wieder entlassen worden.

Unverändert gleiche Ideen, lebt mit Gattin weiter zusammen, hat jedoch keine sexuellen Beziehungen seither mit ihr. „Der ärgste Trieb ist vorbei." Will sich nicht scheiden lassen, weil er ohne die Gattin das Geschäft nicht mehr führen könne. Hat zeitweise Sexualbeziehungen ohne Liebesbindung mit Zufallsbekanntschaften.

Test: Dysphorie.

Dieser Fall war offenbar wegen des typischen klinischen Bildes bei bestehendem regelmäßigen Alkoholgebrauch (der Patient lebt in einer Weinbaugegend) zu unrecht als Alkoholparanoia diagnostiziert worden. Weder bei der seinerzeitigen Aufnahme noch bei der Nachuntersuchung konnten Zeichen eines chronischen Alkoholismus festgestellt werden und auch der Test zeigte nicht das bei chronischen Alkoholikern stets anzutreffende organische Syndrom.

Fall Hyp. F. 36/53: Industrieangestellte.

Beginn: 33 Jahre.

Auslösung: Überforderung im Beruf. Pleuritis.

Mit 9 Jahren Lungentuberkulose, 1 Jahr Heilstätte, mit 20 und 30 Jahren jeweils neue Streuung mit Heilstättenbehandlung.

Vater streng, keine menschliche Beziehung zu ihm, verliert mit einem Jahr die Mutter, kommt zu Pflegeeltern und mit 4 Jahren zu dem mittlerweile wieder verheirateten Vater zurück. Versteht sich nicht mit Stiefmutter. Düsteres, unzugängliches Kind. Mit 9 Jahren Stuprum durch einen Fremden mit aufregendem Prozeß. Löst Verlobung 3 Wochen vor der Heirat um sich mit einem wesentlich älteren und ihr mehr Schutz versprechenden Akademiker zu verloben. Der erste Bräutigam begeht darauf Selbstmord, was schwere Schuldgefühle zur Folge hat. Sie heiratet mit 22 Jahren, bekommt 2 Kinder. Als sie 25 Jahre alt ist, stirbt der Gatte.

Aufnahme mit 34 Jahren wegen Schmerzen in den Schultern bis in die Nieren, Magenkrämpfe, Gewichtsverlust, Konzentrations- und Schlafstörungen, etwas depressiv, fürchtet daß ein Jugendfreund, den sie wiedergetroffen hat, sich an ihren Kindern vergreifen könnte, mit Hinweis auf ihr Vergewaltigungserlebnis.

Nachuntersuchung mit 44 Jahren: Asthenikerin, wurde bei und nach der letzten Aufnahme durch ein Jahr psychotherapeutisch behandelt, fühlt sich wesentlich besser, sei berufstätig, habe jedoch noch zeitweise in der früheren Art Schmerzen. Klar geordnet, keine Auffälligkeiten im Gedankenduktus, etwas ängstlich.

Test: leichte Dysphorie.

Die angeführten Beispielfälle zeigen alle eine gewisse Erhöhung des Stereotypprozentsatzes im Rorschach-Befund. Inwieweit dies mit einem Nicht-wieder-Erlangen der „dynamischen Ausgangssituation" nach dem ersten Verstimmungszustand im Sinne JANZARIKS in Zusammenhang gebracht werden kann, muß der weiteren Forschung überlassen bleiben. Für unsere Fragestellung wesentlich erscheint bei den geschilderten Krankengeschichten zunächst, daß die verschiedenen Arten der Verstimmung durchaus nicht selektiv mit bestimmten Themen kombiniert sind, was gegen die ursprünglich von der Spechtschen Schule vertretene Auffassung spricht, daß der dysphorische Mischaffekt im Sinne einer mißtrauischen Ausgangslage das Beeinträchtigungsthema determiniere. Erfährt diese Hypothese schon durch die Tatsache, daß es ein „paranoiafähiges" Alter gibt, eine gewisse Einschränkung, so weisen unsere Fälle darauf hin, daß Verstimmungen, gleichgültig ob sie mehr hypomanisch, depressiv oder dysphorisch sind, jeweils nur das „naheliegende Thema" aktualisieren. Ein typisches Beispiel hierfür ist der folgende Patient, bei welchem im Gegensatz zu den bisher geschilderten Fällen mit einer dysphorischen bzw. mehr depressiv getönten hypochondrischen Symptomatik ein chronisch hypomanischer Verstimmungszustand festzustellen war, wobei eine für die Hinlenkung des Interesses auf das Leibesthema typische Vorgeschichte vorliegt:

Fall Hyp. M. 2/36: Malergehilfe.
Beginn: 26 Jahre.
Auslösung: Ikterus, Gattin will sich scheiden lassen.
Körperliche Erkrankungen: 6 Jahre Chorea, 20 Jahre Gonorrhoe, 26 Jahre Ikterus, Plattfüße.

Vorletzter von 5 Brüdern, muß 1. Volksschulklasse wegen Chorea wiederholen, seither „nervös“. 15 Jahre Vater gefallen, 40 Jahre nach Aufregung mit Chef Schrei- und Weinkrämpfe.

Aufnahme mit 32 Jahren wegen krampfartiger Schmerzen im Brustkorb, die in den Rücken ausstrahlen, brennende Schmerzen in den Fußsohlen, Kopfschmerzen und Schwindelzustände.

Diagnose: Hypochondrisches Bild, Schizophrenie?

Nachuntersuchung mit 59 Jahren: Pykniker, etwas beschleunigter Gedankenablauf, völlig geordnet, schildert ausführlich, daß seine Beschwerden kontinuierlich zugenommen hätten. Es handle sich um ein „gefährliches Brennen“ im Rücken, wolle sich deshalb auch die Wirbelsäule operieren lassen, „damit der Talg weggeht“. Stehe bei einer Reihe von Ärzten in Behandlung.

Mittlerweile eigenen Betrieb aufgebaut, arbeite ständig. Ehe sei nach seiner Entlassung aus der Klinik in Ordnung gekommen und weiterhin ohne Probleme.

Auch bei den drei der cyclischen Gruppe zuzuordnenden Zwangsneurosen handelte es sich in zwei Fällen um mehr depressiv gefärbte Verstimmungen, während der dritte Fall einer chronischen Hypomanie entsprach.

Insgesamt läßt sich bei den cyclischen Fällen feststellen, daß der Verlauf im Gegensatz zu den „klebrig-weitschweifigen“ Patienten mit dem organischen Rorschach-Syndrom manchmal mehr wellenförmig gestaltet ist und dann auch im Hinblick auf die soziale Anpassung etwas günstiger zu sein scheint. Manchmal liegen auch phasische Verläufe vor, die bei Vorliegen des paranoischen Themas der „periodischen Paranoia“ entsprechen. Daneben gibt es aber auch die chronischen Verstimmungszustände, die sich im Hinblick auf die Streckenprognose wenig von der früher geschilderten „organischen“ Gruppe unterscheiden.

Betrachtet man nun jene Fälle, die sowohl klinisch wie auch testmäßig einen Ausgang in schizophrene Defektzustände aufweisen, so fällt wieder das Fehlen einer merklich erhöhten Perseveration auf, während manchmal der Stereotypieprozentsatz gesteigert ist.

Zwei Beispielfälle, wovon der erste anscheinend zwei, der zweite einen schizophrenen Schub durchgemacht hat, mögen diese Gruppe veranschaulichen.

Fall PaF. 185/56: Hausbesorgerin.
Beginn: 45 Jahre.
Auslösung: Empfindet die ihr neu auferlegte Pflicht der Lebensmittelkartenverteilung als Belastung.

Jüngstes von 4 Kindern, mit 9 Jahren die Mutter verloren. Kommt zu Pflegeeltern. Eifersüchtiger Gatte.

Fühlt sich von unbekanntem Ausländer verfolgt, ohne System. Schwächegefühl. Schlaflosigkeit mit Vergiftungsideen. Beziehungs- und Beobachtungsideen, Bedeutungserlebnisse. Deshalb *Aufnahme* mit 47 Jahren.

Mit 59 Jahren neuerliche Aufnahme. „Fühlt sich vom Nachbar bestohlen." Systemisierter Verfolgungswahn um den Hauseigentümer, der die Nachbarn veranlaßt mit Nachschlüssel in ihre Wohnung zu gehen und ihr Zimmer zu beschmutzen. Glaubt, daß es sich dabei um die Rache des Hausbesitzers handelt, der mit ihr ein Verhältnis eingehen wollte. Er sei immer gekommen, wenn ihr Gatte nicht zu Hause war.

Nachuntersuchung mit 66 Jahren: Pyknikerin, System nicht korrigiert. Sei nach der letzten Aufnahme delogiert worden und wohne seither bei der Tochter. Kurz danach sei der betreffende Hauseigentümer gestorben, seither habe sie Ruhe. Spricht viel, ins Detail gehend, in gewähltem Hochdeutsch, jedoch nicht „weitschweifig-klebrig".

Test: Schizophrener Defekt.

Tabelle 24. *Piotrowski-Syndrom bei schizophrenen Defektzuständen*

	Fall	Zahl der Antworten	Reaktionszeit verlängert	B+	Fb-nennungen	F+%	V%	Perseveration	Ratlosigkeit	Unsicherheit	Stereotype Redewendungen	FbF und Fb	Bemerkungen
Paranoia	185/56	20	—	*0*	—	*60*	*<25*	—	—	—	30	*3*	
Frauen	195/58	*15*	—	*0*	*1*	*<40*	*<25*	—	—	—	*74*	*5*	mit hypomanischen Zeichen
Eifersuchts-	23/50	*15*	—	—	—	*37*	*20*	—	—	—	—	—	
paranoia Männer	43/56	24	—	2	—	—	25	33	—	—	*54*	*2*	mit hypomanischen Zeichen

Fall Ei Pa 43/56: Industriearbeiter.

Vater Trinker, beide Eltern an Tbc gestorben, als Pat. 7 Jahre alt; im Waisenhaus aufgewachsen, in der Volksschule 1 Klasse sitzen geblieben, in der Jugend Davonlauf aus Heim- und Lehrstellen. Deshalb mit 16 Jahren *Aufnahme* unter Diagnose „Psychopathische Minderwertigkeit". Selbstmordversuch. Mit 29 Jahren neuerlicher Selbstmordversuch wegen Tbc und Arbeitslosigkeit. Entwickelt mit 49 Jahren langsam einen Eifersuchtswahn, glaubt die Gattin habe mehrere Männer, die Leute deuten auf ihn, irgend etwas sei los. Auf der Straße bewegen sich die Leute eigenartig, die Gattin gebe den Liebhabern Zeichen durch Offenlassen des Fensters etc. Glaubt Gattin sei in Gangsterring verstrickt und fühlt sich von diesem verfolgt. Kein typisches Untersuchen der Gattin, akustische Illusionen. Deshalb Aufnahme mit 49 Jahren.

Nachuntersuchung mit 57 Jahren: Lebt seit der Entlassung, die einige Monate nach der Aufnahme erfolgt sei, glücklich mit der Gattin, glaubt, daß man damals das alles „arrangiert" habe, damit er sich von der Gattin betrogen fühle. Man hätte ihn und die Gattin auseinanderbringen wollen, er wolle keine Namen nennen, wolle nichts mehr mit der Sache zu tun haben. Er sei Rentner, wenn er sich um eine Stelle bewerbe, wissen die Leute schon alles. Affektverarmt.

Test: Schizophrener Defekt.

Bei diesen Patienten fehlt auch im klinischen Bild das typisch „Weitschweifig-klebrige" der Fälle mit organischem Testsyndrom. Aus der Tatsache, daß wir in unserem Nachuntersuchungsmaterial so wenige Fälle haben, die mit einem schizophrenen Prozeß in Zusammenhang gebracht werden können, darf nicht auf die Seltenheit des Auftretens der untersuchten Syndrome bei schizophrenen Zuständen geschlossen werden. Vielmehr muß hier in Betracht gezogen werden, daß ein relativ großer Teil gerade der schizophrenen Patienten in dauernder Anstaltsunterbringung verblieben ist. Andererseits haben offenbar viele Patienten, deren Krankengeschichte auf das Vorliegen einer Schizophrenie schließen ließ, der Einladung zur Nachuntersuchung nicht Folge geleistet, während gerade die „Organischen“ und Cyclischen mit der bei jenen Fällen, die den entsprechenden psychopathologischen Befund aufweisen, auch in der Literatur beschriebenen Bereitwilligkeit, ihr Problem darzulegen, von unserer Einladung Gebrauch machten. Insgesamt haben wir in unserem Gesamtmaterial 55 Fälle gefunden, die entweder vor dem Auftreten des „reinen Querschnittssyndroms“ einen sicheren schizophrenen Schub durchgemacht hatten und damit den Kahnschen Paranoikern auf Defektbasis entsprechen, oder sich im weiteren Verlauf zu typischen Schizophrenien entwickelten, was aus späteren Aufnahmen, bzw. den Berichten der Anstalten zu entnehmen war. Mit Ausnahme eines einzigen Falles, der seinerzeit das Querschnittssyndrom einer Hypochondrie geboten hatte, handelte es sich dabei um Patienten der Paranoiagruppe im weiteren Sinne (Paranoia, Paranoia querulans und erotica, Eifersuchts- und Alkoholparanoia). Auch dies darf aber wohl nicht dahingehend gedeutet werden, daß die hypochondrische oder anankastische Thematik seltener als die paranoische im Rahmen schizophrener Zustände auftritt. Wie manche unserer Beispielfälle zeigen, werden ja hypochondrische Zustände, besonders, wenn sie in „frühhypochondrischer“, „realitätsferner“ Gestaltung auftreten, sehr häufig sogar fälschlich als Schizophrenie diagnostiziert. Entwickeln sie sich dann tatsächlich zu eindeutig schizophrenen Zuständen, so scheint auch das zu Beginn vorhandene „reine hypochondrische Querschnittssyndrom“ als Diagnose nicht auf, weshalb diese Fälle in unserem Auswahlgut nicht vorhanden waren. Andererseits gingen uns wohl auch jene Fälle verloren, die nach einem schizophrenen Schub eine fixierte Hypochondrie auf Defektbasis ausbilden, weil hier die ursprüngliche Diagnose fortgeführt wird, was beim systemisierten Verfolgungswahn gleicher Genese deshalb nicht so häufig vorkommt, weil der diagnostizierende Arzt die Paranoia oft von vornherein als eine Form der schizophrenen Defekte auffaßt, die er so besonders kennzeichnen will. Desgleichen beweisen z. B. die Publikationen von STENGEL und Ch. MÜLLER die Häufigkeit von zwangsneurotischen Bildern bei Schizophrenien. Daß wir über keine derartigen Fälle verfügen, mag außerdem an der geringen Zahl unseres Materials gelegen sein.

Mag bei jenen Fällen, deren Verlauf auf einen fortschreitenden schizophrenen Prozeß schließen läßt, die „Aktualisierung“ der jeweils naheliegenden Themen mit den bei der Schizophrenie erörterten „Grundstörungen“ — etwa auf dem Gebiete des Erlebnisvollzuges oder der Wahrnehmung in Zusammenhang stehen, so bleibt die Frage für die Gründe der „Fixierung“ bei den Defekten noch offen, solange deren Struktur noch nicht besser erfaßt ist. Dies scheint gerade im Hinblick auf den „energetischen Potentialverlust“ im Sinne CONRADS von Interesse, wobei dieser wohl noch mittels verfeinerter Methoden objektivierbar gemacht werden müßte. Zugleich wäre dabei nach Funktionsänderungen zu suchen, die ein „Festhalten am Thema“ unserem Verständnis näher bringen. Unser Material, mit dem Hinweis auf eine erhöhte Stereotypie bei manchen Fällen ist zu klein, um hier irgendwelche Schlüsse zu erlauben. Interessant wäre in diesem Zusammenhang eine Fortsetzung des von RAUSH angestellten Vergleiches zwischen paranoiden und katatonischen Schizophrenen, der bei den ersteren eine erhöhte Perseveration ergab, wobei man den Befund bei hypochondrischen hebephrenen Verläufen und stabilisierten Defekten in gleicher Art untersuchen sollte, was unseres Wissens bisher noch nicht geschehen ist.

Alle von uns nachuntersuchten Patienten, bei welchen wir einen Rorschach-Test durchführen konnten, ergaben einen Befund, der eine Einreihung in eine der drei angeführten Gruppen erforderlich machte. Dabei muß betont werden, daß diese Zuordnung aufgrund der klinischen Untersuchung erfolgte und der Rorschach-Versuch nur zusätzlich und insbesondere im Hinblick auf das Vorliegen von organischen Zeichen in die Betrachtung einbezogen wurde. Es erscheint uns im Hinblick auf die bisherigen Erfahrungen mit dem Rorschach-Test sicherlich nicht erlaubt, aus testmäßigen Hinweisen auf hypomanische, depressive, dysphorische oder schizophrene Züge schon die Diagnose „manisch-depressives Krankheitsgeschehen" oder „Schizophrenie" abzuleiten. Derartige, einem einmaligen Querschnitt entsprechende Zeichen im Test dürfen wohl erst dann als zusätzliche Stützung einer Diagnose verwertet werden, wenn der klinische Befund unter Berücksichtigung des Krankheitsverlaufes in die gleiche Richtung weist. Insbesondere ist im Auge zu behalten, daß, wie bereits mehrfach betont, noch nicht gesagt werden kann, ob die klinischen und testmäßigen Zeichen einer der „Cycloidie" einzuordnenden Verstimmung mit dem manisch-depressiven Krankheitsgeschehen im engeren Sinne zusammenhängen. Eine gewisse Skepsis ist auch bezüglich der Zuordnung jener Fälle zu bewahren, die klinisch und im Testbefund das Bild eines schizophrenen Defektes nahelegen. Vielleicht gehören manche dieser Fälle eher ins Gebiet der Paraphrenie, sofern man bei dieser eine „Werkzeugstörung" annimmt. Es wäre nämlich durchaus denkbar, daß gewisse „Werkzeugstörungen" einerseits zunächst noch nicht die cerebrale Gesamtfunktion so sehr in Mitleidenschaft ziehen, daß klinisch und im Test „organische" Zeichen auftreten, während sie andererseits zu Symptomen und Testhinweisen führen können, die der Schizophrenie ähneln. Die Klärung dieses Problems muß der weiteren Forschung überlassen bleiben. Allerdings ist festzuhalten, daß viele derartige Patienten, wie die eigene Erfahrung und die Literatur lehren, im weiteren Verlauf doch in recht eindeutig schizophrene Endzustände ausmünden. Bei jenen Patienten, die klinisch durch die „klebrige Weitschweifigkeit" ausgezeichnet sind, scheint uns schließlich das begleitende organische Rorschach-Syndrom eine gute Stütze für unsere Theorie zu bieten, daß wir es hier mit einer entsprechenden somatischen Veränderung der Hirnfunktion zu tun haben.

Einige Fälle erwiesen sich bei der Nachuntersuchung als völlig unauffällig. Da gerade diese Patienten eine Testuntersuchung ablehnten, können wir über ihr Rorschach-Syndrom nichts aussagen. Hier ist jedoch die Annahme naheliegend, daß es Fälle gibt, die eines der untersuchten Syndrome vorübergehend im Sinne einer „Reaktion" aufwiesen, ohne dabei eine cycloide, schizophrene oder „organisch" veränderte Persönlichkeitsstruktur zu haben. Die schriftlichen Antworten und Auskünfte durch Angehörige von Patienten, die sich anscheinend völlig normalisiert hatten, sprechen auch dafür, daß gerade diese Fälle nicht gerne an ihre Krankheitsepisode erinnert werden und deshalb die Nachuntersuchung vermeiden. Die Schlußfolgerungen aus unserer Untersuchung können sich daher nur auf die erfaßbaren „fixierten" Syndrome beziehen. Ehe jedoch darauf eingegangen werden kann, muß noch festgehalten werden, daß wir auch Fälle finden konnten, bei welchen eine Kombination zwischen den Merkmalen der drei sich voneinander abhebenden Gruppen vorlag. Angesichts der Tatsache der in der Literatur oft beschriebenen und, wie erwähnt, gerade bei der Paranoia in den Vordergrund gerückten Verquickung cyclischer und schizophrener Elemente ist es auch nicht besonders auffällig, daß zum Beispiel der Fall Pa.W. 195/58 auf Tabelle 24 eine solche Struktur aufweist. Andererseits müssen sich ja „organische" und cyclische bzw. schizophrene Zeichen nicht ausschließen, wie der folgende

Beispielfall eines organischen Rorschach-Syndroms bei Debilität mit cyclischer Komponente zeigt, der wegen seiner typischen Vorgeschichte nun noch dargestellt wird:

Fall Ei. Pa. 30/59: Hilfsarbeiterin.
Beginn: 32 Jahre.

Auslösung: Verbringt Urlaub mit Gatten und eigener Mutter. Hat eine um 1 Jahr ältere voreheliche Halbschwester, die von der Mutter bevorzugt wird. Diese beiden hätten immer zusammengehalten, wobei sie sich stets übervorteilt gefühlt habe. Hänge sehr am Vater, dessen Liebling sie ist.

Verdächtigt den Gatten mit ihrer 55jährigen Mutter zu flirten. Er habe einen roten Kopf sobald sie in seiner Nähe sei, die Mutter ebenfalls. Beide seien unruhig und atmeten heftig, wenn sie beieinander seien. Glaube nicht, daß der Gatte tatsächlich ein Verhältnis mit der Mutter habe, sondern sich ein solches nur wünsche. Sie habe schon vorher ähnliches bemerkt, wenn der Gatte neben älteren Frauen im Kino sitze. Der Gatte tausche mit diesen Frauen auch Blicke, sie habe das Gefühl daß die Leute auf der Straße darüber reden und sie verächtlich anschauen.

Hat gewisse Tendenz zur Einsicht, meint jedoch, Mutter und Halbschwester wollten ihre Ehe zerstören. Während des Urlaubs kommt es zu heftigen Szenen und deshalb zur Aufnahme. — Elektroschockbehandlung. Wird mit dem Verdacht auf Dissimulation entlassen.

Nachuntersuchung mit 36 Jahren: Leptosome Patientin, völlig gleiches System: „Wenn ich Ihnen sage, daß er alte Frauen gerne sieht, werden Sie sagen es sei Einbildung.“ Gedankenablauf etwas beschleunigt, völlig geordnet.

Test: I. Q. 92 Cycloidie mit deutlichen organischen Zeichen. (Antworten: *11*; B + : *O;* F + % : 75; V % : *25*; P % 30; Stereotypie : 73; Fb: *1*)

Wir haben also an unserem Material feststellen können, daß die einzelnen untersuchten Syndrome, wenn sie in „fixierter“ Form vorliegen, entweder in typischer Art „weitschweifig-klebrig“ sind und dann auch ein organisches Rorschach-Syndrom aufweisen, oder mit Zeichen einer Cycloidie oder eines schizophrenen Geschehens kombiniert sind. Wir konnten dabei zeigen, daß jene Fälle, die niemals cyclische oder schizophrene Symptome erkennen lassen, bei entsprechend „neurotischer“ Vorentwicklung oder bei unterbegabten Patienten häufig in einer „realitätsfernen“ Gestalt auftreten, die zu der — später nicht erhärtbaren — Diagnose „Schizophrenie“ verleiten. Die Durchsicht der Krankengeschichten derjenigen Patienten, bei welchen später eine Schizophrenie sichergestellt werden konnte, zeigte uns keine verläßliche Möglichkeit diese Krankheit schon am Beginn mit Sicherheit von den genannten akuten Phänomenen bei „Neurotischen“ oder bloß „Debilen“ — und nicht Pfropfschizophrenen — abzugrenzen, sofern nicht schon eindeutig psychotische Symptome vorhanden waren. Das entspricht der von Ernst bei der Katamnese von Neurotikern gemachten Erfahrung, daß man die Schizophrenie klinisch nicht diagnostizieren kann, bevor sie „da ist“. Für die Unmöglichkeit, hier — sofern es sich nicht um eindeutige Wahnstimmungen handelt — das „Schizophrene“ zu erkennen, mag auch die von Kolle unterstrichene Tatsache verantwortlich sein, daß man die von Matussek bei Schizophrenen festgestellten Wahrnehmungsveränderungen auch bei anderen Personen im Affekt antrifft. Deshalb scheint uns hier die sichere Abgrenzung eines schizophrenen Geschehens von heftigen Affektzuständen oder cyclischen Verstimmungen nicht möglich, was auch Conrad für gewisse Fälle betont. Allerdings war dieses Problem auch nicht eigentlicher Gegenstand unserer, auf die fixierten Wahnbildungen bezogenen Untersuchung. Andererseits aber scheint sich uns zu ergeben, daß ein cyclisches oder schizophrenes Geschehen nicht nur für die Fixierung, sondern auch für die „Aktualisierung“ bereitliegender Themen in Frage kommen kann. Einen Hinweis hierfür kann man in der je nach Beginnalter unterschiedlichen Symptomatik der schizophrenen Prozeßpsychosen vermuten:

Die mehr dem leiblichen Bereich entstammende Symptomwahl bei der Hebephrenie, auf deren Ähnlichkeit mit den körperlichen Problemen der Postpubertät schon BLEULER hinweist, erscheint so deutlicher in ihrer Altersabhängigkeit, während zugleich die Rolle der „over-protective mother" in ihrer auf das physische Wohl und Weh hinweisenden Haltung als determinierend für bestimmte Abwehrhaltungen besser verständlich wird. Bei solchen Überlegungen muß man freilich auch die Vehemenz des Verlaufes der Grundkrankheit berücksichtigen: Je rascher der Prozeß, desto weniger reichen wahrscheinlich die „banalen" Abwehrreaktionen aus und desto mehr wird die Fremdartigkeit des chaotischen Grunderlebens in die Charakterisierung der Symptome als „unheimlich", „gemacht" — xenopathisch — hereingenommen, so daß sie nicht mehr als „Frühhypochondrie" sondern bereits deutlich als Hebephrenie in Erscheinung treten. Ähnliches gilt dann wohl auch für jene Fälle von „Paranoia", die später schizophren zerfallen im Vergleich zu den sofort als paranoide Schizophrenie erkennbaren Verläufen. In diesem Zusammenhang ist interessant, daß KLAGES bei der Spätschizophrenie, in einem Alter das unseren Überlegungen gemäß bereits der „Späthypochondrie" zugehört, wieder das Überwiegen von Symptomen aus der „Leibessphäre" beschreibt. Fraglich bleibt, ob hier doch auch noch das Problem der „Werkzeugstörung" mit im Spiele ist, wie KLAGES meint, wenn er auf den thalamischen Charakter der Symptome seiner spätschizophrenen Fälle hinweist. Dabei ist ja doch noch schwer erklärlich, warum die früher erkrankenden Schizophrenen eine paranoide Symptomatik entwickeln, es sei denn, man vermutet hier einen der „chronogenen Lokalisation" MONAKOWS entsprechenden Vorgang für den allerdings der Nachweis erst zu erbringen wäre. Ähnliche Parallelen ergeben sich bezüglich der Themenwahl jener manischen oder depressiven Phasen, bei welchen die Schwere der endogenen Symptomatik die „reine" Paranoia oder Hypochondrie aus der diagnostischen Erwägung anschließt, während die Inhalte offenbar doch in der von uns aufgezeigten Abhängigkeit zu Lebensalter und „Vorschädigung" zu stehen scheinen. Eine systematische Überprüfung dieser, der klinischen Erfahrung entsprechenden Zusammenhänge wäre Aufgabe weiterer Untersuchungen.

Wenn wir auf Grund unserer Erhebungen den cyclischen Verstimmungen oder schizophrenen Prozessen keine determinierende Rolle in der Themenwahl beimessen können, so bleibt noch die Frage offen, ob sie auf ihre besondere Gestaltung von Einfluß sein können. Abgesehen von der, bei der Diskussion der Literatur erwähnten Möglichkeit, daß ein psychotisch verändertes Erleben den Grad der subjektiven Gewißheit auch bei geringer Affektstärke erhöhen und die „Realitätsferne" der Inhalte prägen kann, steht hier besonders die aggressive Gestaltung der Paranoia querulans zur Debatte. Eine Reihe von Autoren hat diesbezüglich die hypomanischen Züge dieser Patienten ins Treffen geführt (KOLLE, KRANZ, KRETSCHMER). Wenn wir auch bei den nachuntersuchten Fällen keine Hypomaniker fanden, so wiesen unserer Krankengeschichten doch darauf hin, daß viele dieser Querulanten der Hypomanie-Gruppe zugehören. Andererseits scheint für die querulatorische Gestaltung jedoch sowohl bei der Paranoia querulans, wie bei der Rentenneurose noch eine andere Genese in Frage zu kommen, die ihre Wurzeln in der psychodynamischen Persönlichkeitsentwicklung und nicht in der „Grundkrankheit" hat. So fanden wir hier eine Reihe von Fällen, die jener Entwicklung entsprachen, die ERIKSON als „Flucht in eine negative Identität" beschrieb, wie bei dem Sohn eines Fabrikbesitzers, der sich als verstoßener „Tunichtgut" als Hilfsarbeiter durchbrachte, dann das elterliche Unternehmen erbte und im Anschluß daran einen querulatorischen Beeinträchtigungswahn entwickelte. Nachdem er sich in die neue Rolle eingewöhnt hatte, verschwanden die Symptome völlig. Sechs Jahre nach der Aufnahme berichtete die Gattin, daß ihr Mann, den sie nach seiner Erkrankung geheiratet hatte, ein erfolgreicher Unternehmer und guter Familienvater sei und keine psychischen Auffälligkeiten zeige. Anhaltspunkte für eine Hypomanie ließen sich aus der Krankengeschichte nicht erheben. Derartige Fälle lehren, daß man die Rolle der „Grundkrankheit" für die Gestaltung des jeweiligen Zustandsbildes weder überschätzen, noch generalisieren soll.

Schließlich wäre noch zu klären, ob das, wie die Literaturübersicht gezeigt hat, sehr uneinheitliche Erbbild der Paranoia bei Berücksichtigung der von uns festgestellten verschiedenen Gruppen — der „organischen", cyclischen und schizophrenen — eine Präzisierung erfährt. Die uns zur Verfügung stehenden Angaben erscheinen jedoch nicht genügend zuverlässig, um hier bindende Aussagen machen zu können. Eindeutige Hinweise für schizophrene Erkrankungen in der Familie fanden wir nur bei zwei Paranoikern und einer Hypochondrie, die klinisch und testmäßig der „organischen" Gruppe angehörten, sowie bei zwei sich später schizophren entwickelnden Eifersuchtsparanoikern. Eine hypomanische Paranoia querulans wies eine sichere manisch-depressive Belastung auf. Im übrigen konnten nur unklare, wenn auch manchmal auf ein manisch-depressives Krankheitsgeschehen oder auf Schizophrenie verdächtige Erkrankungen, neben Alkoholismus, Suiciden etc. im Familienbild erhoben werden, was etwa den Angaben der Literatur entspricht. Dementsprechend würde es der wissenschaftlichen Exaktheit widersprechen, hier irgendwelche Schlüsse zu ziehen.

Nachdem wir nun auch jene Erkenntnisse beschrieben haben, die sich aus unserem Material über die „Grundstörung" bei den untersuchten Syndromen ziehen lassen, ist noch zu diskutieren, welche Folgerungen sich daraus für die psychiatrische Praxis und die weitere Forschung ergeben.

D. Zusammenfassung und Ausblick

Ausgehend von der aus der Literaturübersicht gezogenen Erkenntnis, daß Inhalte jedweder Art dann uneinfühlbar sind, wenn sie in „fixierter" Form festgehalten werden, haben wir in unserer Untersuchung — die „konventionellen" Zuordnungsmodi der klassischen Psychiatrie außer acht lassend — Syndrome miteinander verglichen, die üblicherweise teils der „Neurose", teils dem „Wahn" zugerechnet werden. Die an unserem Material gewonnenen Ergebnisse scheinen die Annahme zu bestätigen, daß man in den „Themen" das Variable, in den für die Fixierung verantwortlich zu machenden Funktionsstörungen die konstanten Elemente sehen muß, die sich innerhalb der verschiedenen Diagnosengruppen stets wiederfinden. Dabei haben sich uns gewisse Einsichten in die „Themenwahl" einerseits und die Grundlagen der „Fixierung" andererseits eröffnet, die ihrerseits neue Fragen für die weitere Forschung aufwerfen, die es nun zu formulieren gilt.

Viele der von uns festgestellten Zusammenhänge sowohl im Hinblick auf die „Themenwahl" wie auf die „Fixierung" wurden schon vorher von einzelnen Autoren beobachtet jedoch niemals in systematischer Weise untersucht. Desgleichen erfahren unsere Ergebnisse aus der Beschreibung von Einzelfällen und Verlaufstypen in der Literatur auch dort ihre Bestätigung, wo dem betreffenden Autor die Zusammenhänge nicht auffielen, weil sein Interesse anderen Fragestellungen zugewandt war. Dementsprechend finden sich in der Literatur allenthalben schon ausgesprochene Hinweise auf unsere Ergebnisse, die allerdings — meist infolge der „konventionellen" Voreingenommenheit — in der Regel nur einen Teilaspekt des Problems ins Auge fassen. So ist zum Beispiel bei der Paranoia die Frage der „Fixierung" auf Basis einer Cycloidie oder eines schizophrenen Defektes bereits häufig diskutiert worden, während man diese Möglichkeiten bei den „neurotischen" Zuständen meist viel weniger beachtet hat, was insbesondere für die Rolle der cyclischen Verstimmungszustände bei der „Fixierung" von Neurosen zutrifft. Andererseits hat man einer „organischen" Grundlage der Fixierung im Sinne einer Cerebralschädigung, die ebenfalls wieder eingehender bei der Paranoia als bei den fixierten Neurosen erörtert wurde, meist nur dann die nötige Aufmerksamkeit geschenkt, wenn sie bereits in Form einer Demenz in Erscheinung trat. Versucht man unsere Erkenntnisse über Themenwahl und Fixierung zusammenzufassen, so geht man am besten zunächst von der letzteren aus, da die fixierenden Elemente, wie wir gezeigt haben, offenbar konstant in allen untersuchten Syndromen vorkommen, während die Themen das Variable darstellen:

Bei der Nachuntersuchung konnten wir bei jenen Fällen, die in „fixierter" Form auftraten, entweder einen schizophrenen Defekt, einen der „Cycloidie" zuzurechnenden Verstimmungszustand, oder ein organisches Rorschach-Syndrom feststellen, das seine klinische Entsprechung in dem von uns schlagwortartig als „klebrige Weitschweifigkeit" zusammengefaßten psychopathologischen Status hatte. Unter Verwendung des Hocheschen Einteilungsprinzipes müßte man diese drei Störungstypen als Achsensymptome auffassen, während die „Themen" den Randsymptomen zuzuordnen wären. Während insbesondere beim paranoischen Syndrom die Psychopathologie der schizophrenen und cyclischen Achsensymptomatik schon von anderen Autoren in ihren Besonderheiten hervorgehoben wurde, trifft dies für die mit einem organischen Rorschach-Syndrom einhergehende Gruppe insofern nicht zu, als — trotz ausgezeichneter Beschreibung des betreffenden psychischen Bildes bei manchen Autoren — nicht an ein psychoorganisches Syndrom gedacht wurde. Das mag daran liegen, daß die „klebrige Weitschweifigkeit" bei diesen Fällen ja in der Regel nicht jenen Grad erreicht, der dem Psychiater von der epileptischen Charakterveränderung her vertraut ist. Die Beachtung der organischen Zeichen im Rorschach-Test scheint uns eine wertvolle Hilfe für die Identifizierung dieser Fälle zu sein, wenn auch der einmal auf die betreffenden Zusammenhänge aufmerksam gewordene Untersucher sie zweifelsohne bereits klinisch diagnostizieren kann.

Den drei verschiedenen Typen der Achsensymptomatik entsprechen offenbar auch unterschiedliche Verlaufsformen, wobei man allerdings jeweils das Vorliegen eines fortschreitenden Krankheitsgeschehens oder eines „Defektes" in Betracht ziehen muß. Am besten erforscht sind diese Zusammenhänge wohl bei der Schizophrenie, wo die Literatur sowohl über Fälle verfügt, die prozeßhaft fortschreitend zum Zerfall führen, als auch über solche, die sich nach einem Schub auf Defektniveau konsolidieren. Die ersteren bieten bei langsamem Fortschritt in der Regel das typische Bild der echten Generalisierung, wobei die ständige Zufuhr von psychotisch verändertem Erlebnismaterial die kontinuierliche Erweiterung und zugleich zunehmende Entfernung von der Realität bedingt. In unserem Material konnten wir solche Fälle nicht persönlich nachuntersuchen, sondern nur anhand der Krankengeschichten bei den einzelnen Aufnahmen verfolgen und die Bestätigung des eingetretenen Zerfalls aus den Anstalten einholen. Derartige Fälle sind ebenso wie diejenigen, die einen systemisierten Wahn auf Basis eines „schizophrenen Defektes“ beibehalten, wiederholt beschrieben worden. Die letzteren weisen, wie unsere Nachuntersuchungsfälle auch zeigen, ein gewisses „Zur-Ruhekommen“ der Wahnproblematik auf, ohne je tatsächlich zu korrigieren. Die Systemisierung erfolgt hier bei Abklingen der akuten psychotischen Symptomatik im Sinne der „sekundären Verarbeitung“, wobei es im Rahmen der Selbsterklärungsversuche zu einer gewissen Erweiterung des Systems kommen kann, die jedoch nur dem Versuch einer logischen Durchdringung der stattgehabten Erlebnisse und nicht einer psychotisch gesteuerten „Generalisierung“ entspricht.

Bei den cyclischen Zuständen ist das phasenhafte Auftreten und Abklingen der Symptomatik ebenfalls wiederholt beschrieben worden. Bei unseren Nachuntersuchungsfällen konnten wir siebenmal einen cyclischen Verlauf mit völliger Korrektur des in der Phase gebotenen Syndroms beobachten (2 Fälle von Paranoia, 1 von Paranoia querulans, 4 von Eifersuchtsparanoia, 1 von Hypochondrie). Bei den meisten der hierhergehörigen Patienten handelte es sich jedoch um chronische Verstimmungszustände, die meist wellenförmige Intensitätsschwankungen aufwiesen, jedoch niemals ein völliges Abklingen der Symptomatik zeigten. Die insbesondere von JANZARIK aufgeworfene Frage bei derartigen Fällen, ob es sich um ein Nicht-wieder-Erlangen der „dynamischen Ausgangssituation“, also in gewissem Sinne ebenfalls um Defektzustände handelt, scheint unseres Erachtens ein der künftigen Forschung zur besseren Objektivierung anheimzustellendes Problem zu sein. Wie unsere Beispielfälle zeigen, finden sich auch diese Fälle häufig mit ihrem „Thema“ ab, ohne es je zu korrigieren.

Bei den „klebrig-weitschweifigen“ Patienten fanden wir, wie aus den Beispielfällen hervorgeht, ebenfalls viele, die in der schon von KRAEPELIN hervorgehobenen Art ohne zu korrigieren „zur Ruhe kommen“ und das Problem — meist unter dem Druck der mit Internierung drohenden Umwelt — „ad acta“ legen. Dabei handelt es sich jedoch im Grunde um nichts anderes als um eine Art der häufig als Therapie der Paranoia angegebenen „Anleitung zur Desaktualisierung“, während am Thema unerschütterlich festgehalten wird, ohne daß jenes wellenförmige Hervor- und Zurücktreten der den Inhalten beigemessenen Bedeutung zu beobachten ist, das man bei den Cyclischen findet. Der eigenartige psychopathologische Status dieser Patienten, der klinisch durch die „klebrige Weitschweifigkeit“ und im Test durch das organische Rorschach-Syndrom mit dem deutlichen Hervortreten der Perseveration gekennzeichnet ist, verleiht der Frage nach der Ätiologie dieses Zustandes besondere Bedeutung. Bei manchen unserer Beispielfälle konnten wir einen Zusammenhang zwischen dem „organischen“ Bild und vorangegangenen Cerebralschädigungen wahrscheinlich machen. Wir erörterten dabei die Möglichkeit, daß eine einmal stattgehabte Hirnschädigung einen irreversiblen Funktionswandel des Gehirns verursachen kann, der sich zunächst bloß als gewisse Veränderung der Persönlichkeit zeigt, und erst dann Krankheitsniveau erreicht, wenn sich die Tendenz zum „Haften am Thema“ eines „überwertigen Inhaltes“ bemächtigt. Solche vorgeschädigte Persönlichkeiten würden dann bei Belastungen mit den grundsätzlich jedem Menschen zugänglichen „Reaktionen auf Grenzsituationen“ antworten, im Gegensatz zum Normalen jedoch nicht mehr imstande sein, von dem „Thema“ wieder loszukommen. Diesen Patienten könnte eine andere Gruppe gegenübergestellt werden, bei welchen das „Thema“ schon vorher „aktualisiert“ wurde und aus Gründen der Psychodynamik stets „naheliegend“ war, jedoch nur gelegentlich krisenhaft in den Vordergrund trat. Bei solchen Fällen könnte in einer später hinzukommenden Hirnschädigung der Grund dafür gesehen werden, daß schließlich eine solche „Krise“ nicht mehr abklingt, sondern parallel mit den nun einsetzenden — von JASPERS bei den „psychischen Prozessen“ beschriebenen — Persönlichkeitsveränderungen zur „Fixierung“ des Zustandes führt. Hierher scheinen viele der „von vornherein“ eifersüchtigen Trinker zu gehören, die in eine Alkoholparanoia übergehen. In manchen Fällen handelt es sich schließlich bei dem cerebralen Funktionswandel nicht um eine einmalige, zu einem stationären Defekt führende, abgeschlossene Schädigung, sondern tatsächlich um fortschreitende Prozesse, die eine chronische Verschlimmerung bis zur Demenz und zum Auftreten von neurologischen Symptomen zeigen, wie an zwei Beispielfällen dargestellt wurde. Daß manchmal die Hirnschädigung selbst die auslösende „Belastung“ sein und sogar die Themenwahl determinieren kann, wurde anhand des Beispiels postencephalitischer Hypochondrien erörtert.

Nun haben wir bei unseren Beispielfällen auch solche angeführt, bei welchen kein Anhaltspunkt für eine irgendwann stattgehabte Hirnschädigung zu finden war. Zieht man die von vielen Autoren für die Fixierung verantwortlich gemachte „Komplexverkrampfung“ hier in die Überlegung herein, so wäre zu fragen, ob diese allein den klinischen Befund der „klebrigen Weitschweifigkeit“ bzw. das Bild eines organischen Rorschach-Syndroms bewirken kann. Dieses Problem bedarf zweifelsohne der weiteren Überprüfung. Wie schon diskutiert, erscheint es uns aber eher unwahrscheinlich, daß ein der Psychodynamik entstammender Konflikt sowohl klinisch wie auch testmäßig einen Befund bewirken sollte, der jenem bei verifizierten Hirnschädigungen so sehr gleicht. Dazu kommt noch, daß viele dieser Patienten, die das „organische“ Bild ohne Beweis einer stattgehabten Hirnschädigung aufweisen, gar keine „schwere neurotische Vorentwicklung“ erkennen lassen, sondern vielmehr die Annahme nahelegen, daß sie nur infolge einer vorgegebenen Bereitschaft zum „Haften am Thema“ bei einer banalen Belastung eine Reaktionsweise festhalten, die ein „Normaler“ rasch wieder fallen gelassen hätte. Daß diese vorgegebene Bereitschaft oft wegen des häufig langen zeitlichen Abstandes zwischen Hirnschädigungen und „Aktualisierung“ mit nachfolgender Fixierung des Themas außer acht gelassen wird, haben wir erwähnt. In unserem Gesamtmaterial fanden wir bei 243 Fällen Hinweise auf die Möglichkeit, das fixierte Syndrom mit solchen Vorschädigungen in Zusammenhang zu bringen: In den betreffenden Vorgeschichten konnten wir jeweils Störungen feststellen, bei welchen auch in der Literatur fixierte Wahnbildungen beschrieben wurden und die erfahrungsgemäß ein organisches Rorschach-Syndrom verursachen können, wie schwerere Hirntraumen, Geburtsschädigungen, Encephalitiden und Meningitiden, Lues cerebri, Epilepsie, Intoxikationen, Stoffwechselstörungen — wie z. B. die von KEHRER hier hervorgehobene perniziöse Anämie — oder chronischer Alkoholismus. Schließlich wurde auch die Frage diskutiert, ob ein bestimmter Konstitutionstyp im Sinne einer „Patho-Variation“ von vornherein mit der Bereitschaft zum „Haften am Thema“ belastet sein könnte und so eine Prädisposition in sich birgt, bei Belastungen „fixierte“ Syndrome zu entwickeln. Dabei wurde betont, daß eine Überprüfung der Frage, ob es sich nicht auch hier um unerkannte intrauterine, natale oder spätere, übersehene Schädigungen handelt, ein weiteres Thema künftiger Forschung sein könnte, das den Anschluß an die Probleme der Oligophrenie zu finden hätte.

Wenn wir mehr dazu neigen, unsere Befunde bei den „weitschweifigen" fixierenden Patienten mit organischen Läsionen in Zusammenhang zu bringen, so stehen wir CONRADs Standpunkt bezüglich der „Überschreitung der Grenze zum Somatischen" sehr nahe. Angesichts der Erfahrung, daß wir einen derartigen, den Verdacht auf eine organische Genese erweckenden Befund auch bei dem anankastischen und „Leibesthema" gemacht haben, würden wir diesen Funktionswandel jedoch lieber nicht als Unfähigkeit zur „kopernikanischen Wendung" auf die mangelnde Möglichkeit, sich selbst in der Relativität zur Welt zu sehen, beschränken sondern allgemein als Unfähigkeit fassen, von einem naheliegenden Thema loszukommen. CONRAD hat gemeint, daß die „Unmöglichkeit des Überstieges" bei den schizophrenen, cyclischen und anderen „organischen" Hirnschäden auf einem gleichartigen Funktionswandel beruht. Unsere Befunde legen jedoch nahe, daß hier Unterschiede bestehen, die sich offenbar auch im Rorschach-Befund fassen lassen, deren bessere Herausarbeitung jedoch ebenfalls ein Anliegen künftiger Forschung sein könnte, wobei den Problemen der „Residualzustände" nach cyclischen und schizophrenen Psychosen, besonders unter dem Gesichtswinkel der „dynamischen Entleerung", deren Beziehung zur Stereotypie im Test und zur Fixierung, besondere Aufmerksamkeit zu schenken wäre. Von speziellem Interesse sind hier jene pathologischen Abwandlungen der Funktion, die man in akuten Zuständen beobachten kann, in ihrer Beziehung zu chronischen Schädigungen. Dabei wäre zu untersuchen, welche akuten Funktionsänderungen jenen dauernden Funktionswandel nach sich ziehen, der schließlich zur Fixierung führt. Umfassende Hirnfunktionsprüfungen bei Experimenten mittels psychoto-mimetischer Substanzen wie demjenigen, das MORSELLI an sich durchführte, wobei es nach einer akuten Veränderung des Erlebens zu einer, durch einige Monate anhaltenden, „fixierten Wahnidee" kam, mögen hier ebenso aufschlußreich sein wie solche beim Übergang von akuten psychotischen Zuständen in „fixierende" Defekte. Ähnliche Untersuchungen könnten auch mehr Licht in die Probleme der kombinierten „Ganzheits"- und „Werkzeugstörung" bringen, die wir bei manchen fixierten Wahnphänomenen vermuten mußten.

Während es sich bei den letztgenannten Problemen um Möglichkeiten künftiger Forschung handelt, läßt sich andererseits aus unseren bisherigen Ergebnissen jedoch auch schon eine Reihe von praktischen Folgerungen ziehen: Wir konnten bei der Nachuntersuchung keinen Fall mit einem fixierten Syndrom feststellen, der nicht klinisch einem der drei angeführten Störungstypen entsprach und auch entsprechende Hinweise im Test zeigte. Man soll aus solchen Befunden keine voreiligen, verallgemeinernden Schlüsse ziehen: Es wäre trotzdem möglich, daß es Fälle unserer Diagnosengruppen gibt, bei welchen man aus der Psychodynamik das Weiterbestehen des betreffenden Syndroms einigermaßen verständlich machen könnte ohne zusätzlich die „klebrige Weitschweifigkeit", beziehungsweise einen Verstimmungszustand oder schizophrene Zeichen zu finden. Geht man von unseren Erörterungen darüber aus, daß insbesondere ein Zustandekommen der „klebrigen Weitschweifigkeit" auf rein psychogener Basis unwahrscheinlich ist, so hätte man es bei derartigen Fällen ohne Achsensymptomatik mit einer echten „psychogenen Fixierung" zu tun. Im Rahmen der Paranoia wären sie dann den „echten Entwicklungen", bei den „neurotischen Syndromen" den „echten Neurosen" zuzuzählen. Daß solche Fälle in unserem Material nicht aufscheinen, ist noch kein Beweis dafür, daß es sie nicht gibt. Immerhin weisen aber unsere Befunde darauf hin, daß diese Fälle vielleicht viel seltener sind als man gemeiniglich annimmt. Sichtet man die Literatur über Neurosenkatamnesen, so fällt die deutliche Entsprechung zu unseren Befunden auf. So findet man zum Beispiel in den Verlaufsuntersuchungen von Zwangsneurosen von CH. MÜLLER oder POLLITT bei den nicht geheilten Patienten deutlich — wenn auch nicht expressis verbis — die Gruppen der cyclischen, der schizophrenen und der „organischen" Verläufe hervorgehoben. Das gleiche gilt von den, die übrigen neurotischen Syndrome betreffenden Katamnesen ERNSTS. CH. MÜLLER charakterisiert zum Beispiel die von ihm als eigentliche Kerngruppe aufgefaßten Zwangskranken fast mit den gleichen Worten wie KRAEPELIN die typische Paranoia: „der Verlauf ist... ein langsamer, schleichender... eine absolut kontinuierliche Entwicklung". Im Gegensatz dazu hebt er — ebenso wie POLLITT — die cyclischen Verläufe mit einem „schwelenden An- und Abflauen" der Symptomatik mit relativ guter Prognose im Hinblick auf die Persönlichkeitsentfaltung hervor. Innerhalb jener Fälle, welchen bei den meisten Autoren eine Stellung zwischen den deutlich cyclischen und den schweren „kontinuierlichen Entwicklungen" eingeräumt wird, finden sich wohl einerseits Fälle, die einen Übergang in chronische Verstimmungszustände zeigen und andererseits solche, bei welchen — wie bei manchen unserer Fälle — nur ein relativ geringgradiges „organisches" Syndrom vorliegt. CH. MÜLLER beschreibt auch ein ganz ähnliches Zurücktreten der Symptomatik bei zunehmendem Alter, wie es bei der Paranoia festgestellt wurde. Schließlich scheint auch der Übergang in Heilung etwa im gleichen Prozentsatz bei den Zwangsneurotikern CH. MÜLLERS oder POLLITTS feststellbar zu sein, wie etwa bei den Paranoikern von BRODSCHÖLL und STROTZKA. Die mutmaßlichen Gründe dafür, daß wir bei unserer Nachuntersuchung weniger völlig abgeklungene Syndrome fanden, haben wir bereits erörtert. Wie erwähnt, verfügen wir bei den klinisch Unauffälligen und Symptomfreien, über die wir persönlich oder durch Angehörige Auskünfte erhielten, (5 Paranoiker, 1 Paranoia querulans, 4 Eifersuchtsparanoiker und 2 Hypochondrien) über keine Testuntersuchungen. Das klinische Bild spricht jedoch dafür, daß es sich hierbei lediglich um rein „psychogene" Reaktionen gehandelt hat. Auch ERNST kommt im Hinblick auf die Verlaufsart und die Prognose etwa zu den gleichen Schlüssen, wie man sie bei den Zwangsneurotikern und Paranoikern ziehen kann. Ist schon darin ein Hinweis dafür zu sehen, daß unserer Vermutung gemäß die Funktionsstörung bei den verschiedenen Diagnosengruppen die gleiche ist, so wird dieser Eindruck noch durch die Ernstsche Beschreibung der „neurotischen Defektzustände" verstärkt. Seine Schilderung der „Verbitterten" zum Beispiel („sie fanden kein Ende, die Bestialität ihrer Geliebten, die Geldgier ihrer Miterben, die Intriguen ihrer Kollegen, die Parteilichkeit ihrer Vorgesetzten und die Käuflichkeit der Richter zum Himmel schreien zu lassen, ja, sie kehrten unter der Tür nochmals um, weil die gemeinste, komplizierteste und längste der an ihnen verübten Schandtaten ihnen eben erst jetzt in den Sinn gekommen war"), spricht doch sehr dafür, daß es sich hier um jene weitschweifig-klebrigen Persönlichkeiten handelt, die durch ein organisches Psychosyndrom charakterisiert sind oder aber um jene „weitschweifig" erregten Hypomaniker oder chronisch-dysphorische Persönlichkeiten, die wir in unserem Material dargestellt haben. Wenn ERNST bei seinen neurotischen Residualzuständen keine Unterschiede zu den schizophrenen Defektzuständen herausarbeiten kann, so wäre die Frage zu stellen, ob hier nicht die entsprechende Testuntersuchung weitergeholfen hätte, die uns bei der Paranoia eine Abgrenzung der echten schizophrenen Defekte von denjenigen mit einem „organischen" Bild erleichtert hat. Das gleiche gilt für die in seinen Beschreibungen offenbar enthaltenden chronischen Verstimmungszustände.

Betrachtet man so die fixierten „neurotischen“ Syndrome im gleichen Licht wie die Paranoia, so ergibt sich der Verdacht, daß die Therapieresistenz der „malignen“ Neurosen darauf beruhen könnte, daß hier das „Haften am Thema“ durch die Achsensymptomatik bedingt und gar nicht im Zusammenhang mit der „Schwere“ der Psychodynamik steht. Tatsächlich hat ja auch die Neurosenlehre bisher durchaus noch nicht den Beweis dafür erbringen können, daß der Grad der frühkindlichen Traumatisierung in einem regelhaften Abhängigkeitsverhältnis zur Prognose und Therapiefähigkeit steht. In unserem Material verfügen wir über eine Reihe von Patienten mit einer zwangsneurotischen oder hypochondrischen Symptomatik, die durch lange Zeit völlig erfolglos psychotherapeutisch behandelt wurden, wobei sich entweder eine chronisch-dysphorische oder eine klebrig-weitschweifige „Achsensymptomatik“ mit entsprechendem Testbefund nachweisen ließ. Die Berücksichtigung der Ergebnisse unserer Untersuchung könnte hier einen Beitrag zur besseren Indikationsstellung für ein psychotherapeutisches Eingreifen darstellen. Das gilt nicht nur für die „neurotischen“ Syndrome, bei welchen man aufgrund der „Konvention“ eine „reine“ Psychogenese annimmt, sondern in umgekehrter Weise auch für die Paranoia, bei der man aus dem Vorurteil der Therapieresistenz heraus meist auf ein therapeutisches Eingreifen verzichtet, obwohl eine Reihe von Autoren, auf das gute Ansprechen gewisser Paranoiafälle auf Psychotherapie hingewiesen hat. (BIRNBAUM, BJERRE, BRODSCHÖLL und STROTZKA, DUBOIS, EY, KEHRER, KOLLE, KRETSCHMER, KORESSIOS.)

Damit soll nicht gesagt sein, daß man bei jenen Fällen, die einem der von uns herausgearbeiteten Typen von „Funktionswandel“ entsprechen, auf jede psychotherapeutische Einflußnahme verzichten muß. Sie scheinen jedoch jedenfalls nicht „das“ Indikationsgebiet der aufgedeckten Psychotherapie zu sein. Bei typisch dysphorischen oder „klebrig-weitschweifigen“, unserer Auffassung nach „organischen“ Fällen, gleichgültig welches „Thema“ jeweils fixiert wird, kann der Psychotherapie offenbar nur eine erleichternde Rolle zugemessen werden, die dem Patienten hilft, trotz des Festhaltens an seiner Symptomatik eine soziale Anpassung zu erreichen. Manchmal wird eine derartige „Psychotherapie“ auch bei den „neurotischen“ Inhalten auf nichts anderes hinauslaufen als auf die bei der Paranoia oft erprobte „Anleitung zur Desaktualisierung“ in modifizierter Form, was erfahrungsgemäß bei den „chronifizierten“ Neurosen ohnehin schon praktiziert wird. Man könnte aber den betreffenden Patienten Zeit und Geld ersparen, wenn man dem psychopathologischen Status von vornherein die nötige Aufmerksamkeit schenkt und aufdeckende Psychotherapien nur dort einleitet, wo eine „Achsensymptomatik“ einer der von uns herausgearbeiteten Arten fehlt. Ob allerdings gerade diese Fälle nicht überhaupt nach Abklingen der Belastung spontan remittieren, weil es sich eben nur um Reaktionen handelt, die nicht fixiert werden, ist eine Frage, die sich aus unserem Material nicht beantworten läßt. Angesichts der diskutierten Möglichkeit, daß es auch ein „rein“ psychogenes Festhalten von Themen geben könnte, ohne daß eines der von uns herausgearbeiteten Achsensyndrome vorliegt, scheint uns hier nach wie vor eine Indikation zur aufdeckenden Psychotherapie gegeben zu sein, von der selbst bei der Möglichkeit einer Spontanremission eine raschere Bewältigung der Problematik unter Vermeidung schwerwiegender sozialer Folgen erwartet werden kann, was dann aber für paranoische und „neurotische“ Syndrome in gleicher Weise gilt.

Die Berücksichtigung unserer Befunde bezüglich des zugrundeliegenden „Funktionswandels“ scheint aber auch Hinweise für die Indikation zu der gerade bei den

„fixierten“ Syndromen häufig gehandhabten Lobotomie zu geben: Dort wo von vornherein ein organisches Bild im Sinne der „klebrigen Weitschweifigkeit“ vorliegt, das wir mit der Fixierung in Zusammenhang gebracht haben, scheint die Verstärkung der „organischen“ Schädigung wohl kaum sinnvoll zu sein. Wir verfügen über zwei Fälle, die einer Lobotomie unterzogen wurden. Bei dem einen — einer Eifersuchtsparanoia — wurde bereits vorher ein organisches Rorschach-Syndrom festgestellt, jedoch nicht weiter beachtet. Der Erfolg war völlig negativ, obwohl die Lobotomie noch ein zweites Mal durchgeführt wurde: Der Patient ist seit 5 Jahren in dauernder Anstaltsinternierung, wobei keinerlei Zeichen eines schizophrenen Geschehens — weder vor noch nach der Operation — je festgestellt werden konnten. Bei dem zweiten Patienten handelte es sich um eine Zwangsneurose mit klinisch deutlich cyclisch-hypomanischer Tönung, wobei wir allerdings kein Testprotokoll zur Verfügung hatten. Der Patient ist wesentlich gebessert und wieder berufsfähig, ohne daß jedoch die Symptomatik völlig geschwunden wäre. Es ließe sich daraus der Schluß ziehen, daß bei einer derartigen cyclischen „Achsensymptomatik“ die Fixierung tatsächlich mittels der Unterbrechung der affektiven Spannungszufuhr durch die Lobotomie „lösen“ läßt, ohne daß die Operationsschädigung zu einer stärkeren Fixierung — nun auf „organischer“ Basis — Anlaß geben würde. Eine Überprüfung dieser Hypothese an einem größeren Material könnte vielleicht eine Verbesserung der Indikationsstellung zur Lobotomie und Aufschlüsse über Erfolge und Mißerfolge dieses Eingriffs ergeben.

Unsere Erhebungen haben nun in der Bemühung, die fixierende Achsensymptomatik herauszuarbeiten, auch Einsichten darüber vermittelt, wie die variablen Randsymptome jeweils zustandekommen. Angesichts der Tatsache, daß sich nicht alle der untersuchten Syndrome von vornherein in eine eindeutige Beziehung zu bestimmten Abwehrmechanismen im psychoanalytischen Sinne bringen lassen, schien es dabei vorteilhaft, sie vorerst unter Hintanstellung des Problems der Abwehrwahl miteinander zu vergleichen. Dabei wurden, ausgehend von der in der Literatur einheitlich festgehaltenen Angabe über das „paranoiafähige“ Alter, zunächst die Lebensabschnitte ermittelt, in welchen die verschiedenen Zustandsbilder erstmalig auftreten. Dieser Vergleich ergab eine bei Männern und Frauen unterschiedliche Staffelung des jeweiligen Krankheitsbeginns in folgender Art: Am frühesten scheint bei beiden Geschlechtern das Zwangssyndrom in Erscheinung zu treten, wofür auch die Angaben aus der Literatur sprechen. Wegen der geringen Fallzahl in dieser Gruppe konnten wir allerdings unser Material einer statistischen Auswertung nicht zugrunde legen. Hingegen zeigte sich, daß die hypochondrischen Zustände in unserer Untersuchung bei Männern und Frauen mit statistischer Signifikanz früher beginnen als die Paranoia, wobei die weibliche Hypochondrie — wiederum signifikant — später beginnt als die männliche. Bei den Männern ergab sich des weiteren, daß der Eifersuchtswahn im statistischen Vergleich charakteristisch später einsetzt als die Paranoia, während bei den Frauen ein solcher Unterschied nicht besteht. Dies ließ sich darauf zurückführen, daß bei der Frau auch der Verfolgungswahn signifikant später beginnt als beim Mann. Über den früheren Beginn der Hypochondrie findet man auch entsprechende Hinweise in der Literatur, ohne daß jedoch der in unserem Material hervortretende Geschlechtsunterschied hervorgehoben würde. Auch die Literaturangaben über das „paranoiafähige“ Alter scheinen durch unsere Ergebnisse insofern ergänzt zu werden, als unseres Wissens bisher weder auf den unterschiedlichen Beginn des Verfolgungs- und Eifersuchtswahns bei Männern, noch auf das spätere Manifestationsalter der weiblichen Paranoia hingewiesen wurde. Unsere Befunde stellten schon von vornherein — abgesehen von den Ergebnissen unserer Untersuchung über die Achsensymptomatik — die allenthalben geäußerte These in Frage, daß die Paranoia durch eine besondere, gerade im typischen Alter auftretende Grundkrankheit verursacht werde: Demgegenüber müßte nämlich einerseits gefragt werden, warum diese Krankheit bei Männern und Frauen in verschiedenen Altersstufen auftritt und andererseits, wie man auf diese Weise den späteren Beginn des männlichen Eifersuchtswahns erklären kann, über dessen formale Zusammengehörigkeit mit dem Verfolgungswahn kaum je Zweifel geäußert wurden. Angesichts solcher Einwände ergab sich die Möglichkeit, den unterschiedlichen Beginn der verglichenen Syndrome damit zu erklären, daß dem Menschen in den verschiedenen Altersstufen jeweils andere Inhalte „naheliegen", die im Erkrankungsfalle zum Gegenstand der Symptomatik werden.

Um besser zu kennzeichnen, daß es sich hier eigentlich um ein Hervortreten von Interessensphären handelt schien es vorteilhaft, von einer altersabhängigen „Themenwahl" zu sprechen. Dabei war es klar, daß beim Zwangssyndrom im Grunde die Benützung eines bestimmten Verhaltensmusters vorliegt, während es bei den übrigen untersuchten Zuständen tatsächlich um „Themen" im engeren Sinne geht: Im hypochondrischen Syndrom steht offensichtlich das „Leibesthema", beim Verfolgungs- und Eifersuchtswahn das Thema der „Begegnung" im Vordergrund, das beim letztgenannten Krankheitsbild auf den Sonderfall der Partnerbeziehung eingeschränkt ist. Unsere Untersuchungen mußten sich dann folgerichtig mit der Frage auseinandersetzen, warum die einzelnen Themen, beziehungsweise das Zwangsverhalten, in den ermittelten Altersstufen naheliegen und wodurch sich die hierbei festgestellten Unterschiedlichkeiten bei Männern und Frauen erklären lassen. Des weiteren mußte untersucht werden, welche Beziehungen zwischen der „Themenwahl" und der Anwendung bestimmter Abwehrmechanismen bestehen. Ferner war zu klären, welche Einflüsse das jeweils bereitliegende Thema so sehr in den Vordergrund zu rücken vermögen, daß es auf Krankheitsniveau gehoben wird. Dabei ergab sich insbesondere die Frage, ob die Themenwahl lediglich durch das Alter determiniert wird, in dem eine auslösende aktuelle Belastung auftritt, oder ob, in welcher Art und in welchem Maße vorangegangene Erfahrungen — einschließlich der Psychodynamik im Sinne der Psychoanalyse — hier eine ausschlaggebende Rolle spielen. Schließlich mußte auch noch erwogen werden, wodurch sich Ausnahmen von der Regel der „altersspezifischen Reaktion" verständlich machen lassen.

Geht man zunächst von der zeitlichen Staffelung der einzelnen „Themen" beim Manne aus, so läßt sich eine Reihe von Gründen dafür anführen, warum diese „Themen" in den verschiedenen Altersstufen jeweils besonders naheliegend sind: In der Kindheit steht die Triebkontrolle im Vordergrund des Interesses, wobei sich — unserem Erziehungssystem entsprechend — die Methode der Unterwerfung unter eine starre Reglementierung als besonders wirksam anbietet. Daran schließt sich als „Leitmotiv" in der Adoleszenz und im frühen Erwachsenenalter das Problem der leiblichen Bewährung in Gestalt der Frage, ob man körperlich und insbesondere sexuell lebenstüchtig ist. Dabei mag der motorischen und vegetativen Labilität der Pubertät, Postpubertät und des Wachstumsabschlusses eine akzentuierende Rolle zukommen. Dieses Thema wird später zunehmend von der Sorge um die Erringung und Erhaltung der sozialen Position abgelöst: Nachdem man sich durch entsprechende Erfahrungen bestätigt hat, daß man nicht durch eine etwaige körperliche Insuffizienz ins Hintertreffen geraten wird, nachdem man sich selbst in seiner Leiblichkeit akzeptiert hat und von den anderen akzeptiert weiß, verlagert sich das Interesse nach außen, das heißt darauf, wie weit man im Aufbau und in der Wahrung einer persönlichen Macht- und Einflußsphäre von der Mißgunst der Mitmenschen bedroht werden könnte. Wenn dann die gesellschaftliche Stellung festgelegt ist, wenn das Ausscheiden aus dem Berufsleben naherückt oder bereits eingetreten ist, schiebt sich zuletzt anscheinend die Aktivierung der Partnerambivalenz in den Vordergrund der Lebensinhalte. Das Gefühl eines Festgefahrenseins auch auf dem Gebiete der Intimsphäre bei gleichzeitiger Furcht davor, vielleicht von dem Partner verlassen und in die endgültige Einsamkeit gestoßen zu werden, eventuell verknüpft mit dem Nachlassen der sexuellen Leistungsfähigkeit oder der Angst davor, mag als Erklärung für die späte Aktualisierung der Eifersuchtsproblematik herangezogen werden. Eine gewisse Bestätigung dafür, daß es sich hier tatsächlich um ein Hervortreten des Eifersuchtsthemas und nicht einer eigenen Grundkrankheit gerade in einer bestimmten Altersstufe handelt, liegt in der aus unserem Material hervorgehenden Tatsache, daß der alkoholische Eifersuchtswahn das gleiche Beginnalter zeigt wie die Eifersuchtsparanoia bei Nichtalkoholikern.

Noch einleuchtender werden die ausgeführten Begründungen dafür, warum die einzelnen Themen in den entsprechenden Altersstufen besonders hervortreten, wenn man sie unter dem Gesichtswinkel der jeweils relevanten Bezugspersonen betrachtet. In der Altersstufe, in welcher die Zwangssymptomatik am häufigsten aufzutreten pflegt, steht die Beziehung zu den Eltern, die das „Gesetz" repräsentieren, im Vordergrund. Im Hauptmanifestationsalter des hypochondrischen Syndroms geht es um die Auseinandersetzung mit den Gleichaltrigen, der „peer group", die sich zunächst tatsächlich noch im Messen der körperlichen Kräfte und dann des weiteren im Werben um das andere Geschlecht vollzieht, wobei immer noch die leibliche Erscheinung von vordergründiger Bedeutung ist. Im „paranoiafähigen" Alter erst setzt sich die Bezugsgruppe aus verschiedenen Generationen zusammen, während sich zugleich die Auseinandersetzung von der Körperlichkeit in andere Gebiete zwischenmenschlicher Beeinflussungsmöglichkeiten verlagert. Dabei erfährt diese Problematik sicherlich durch das Nachdrängen der Jüngeren zu einem Zeitpunkt, an dem man oft noch nicht endgültig die älteren Konkurrenten bewältigt hat, eine besondere Akzentuierung. Die Eifersuchtsproblematik scheint schließlich dann in den Vordergrund zu treten, wenn die Beziehungsgruppe auf den Partner zusammenschrumpft. Daß die Position dem Partner gegenüber beim Eifersuchtsthema offenbar von viel größerer Bedeutung ist als sexuelle Probleme im engeren Sinn, geht auch daraus hervor, daß die überwiegende Mehrzahl der Eifersuchtsparanoiker beiderlei Geschlechts verheiratet ist und die Eifersucht auf einen Partner, an den man nicht legal gebunden ist, zu den Ausnahmen gehört. Daraus läßt sich schließen, daß im Vordergrund der Problematik das Besitzrecht auf den Partner und nicht, wie oft angenommen, das eigene sexuelle Versagen steht. Dafür spricht auch, daß bei vielen Fällen von Eifersuchtswahn — auch von alkoholischem — offenbar keine Potenzabnahme der Patienten vorliegt.

Die nähere Betrachtung unserer Fälle ergab allerdings die Notwendigkeit, das eben dargestellte Schema über die zeitliche Aufeinanderfolge der Themen im Hinblick auf die Hypochondrie einer gewissen Korrektur zu unterziehen: Die allgemeine psychiatrische Erfahrung, daß hypochondrische Symptome in späteren Lebensjahren an Häufigkeit zunehmen, stellt nämlich die Gültigkeit unserer These von der Vordergründigkeit des Leibesthemas in der Kindheit, Adoleszenz und im frühen Erwachsenenalter in Frage. Das von uns ermittelte Beginnalter der Hypochondrie hätte dann insofern eine Erklärung im Sinne eines Artefaktes finden können, als Symptome aus der Leibessphäre im vorgeschrittenen Alter meist nicht als Hypochondrie sondern als „Involutionsbeschwerden", „Depression", „psychische Überlagerung" körperlicher Leiden etc. diagnostiziert werden und nur deshalb nicht in unserem Auswahlmaterial aufscheinen.

Die nähere Betrachtung der Psychopathologie unserer Fälle ergab nun die Notwendigkeit, zwischen einer Früh- und einer Späthypochondrie zu unterscheiden, wobei die erstere durch eine größere Realitätsferne der Symptome und phobisch-theatralische Züge charakterisiert ist, was sich durch die mangelnde Erfahrung mit dem eigenen Körper und die jugendliche Sexualangst erklären läßt, während die spähypochondrischen Zustände durch das Hervortreten realitätsnaher Organbeschwerden gekennzeichnet sind. Dementsprechend gilt das über das „hypochondriefähige" Alter Gesagte in erster Linie für die frühhypochondrischen Symptome. Tatsächlich scheint in späteren Lebensjahren die Leibessphäre nochmals, nun aber unter dem Gesichtswinkel der befürchteten oder bereits in Erscheinung tretenden Abbaubeschwerden, in den Vordergrund des Interesses zu rücken. Da sich diese späthypochondrische Periode zum Teil mit derjenigen des Beeinträchtigungs- und besonders des Eifersuchtsthemas überschneidet, wird hier die Frage nach jenen Umständen, die dann die Themenwahl in die eine oder andere Richtung lenken, besonders aktuell, worauf wir noch zurückkommen.

Bezüglich der vom Manne abweichenden Beginnzeiten einzelner Syndrome bei der Frau ließen sich anhand unseres Materials die folgenden Erwägungen anstellen: Die kleine Fallzahl der anankastischen Gruppe erlaubt keine Schlüsse über das Vorliegen von Unterschiedlichkeiten zwischen Männern und Frauen; aus der verfügbaren Literatur konnten ebenfalls keine diesbezüglichen Hinweise entnommen werden. Unsere Überlegungen über die Gründe des frühzeitigen „Naheliegens" der Zwangssymptomatik lassen auch nicht annehmen, daß man hier mit Verschiedenheiten rechnen müßte. Der unterschiedliche Verlauf der Kurve des Hypochondriebeginns bei Männern und Frauen läßt sich mit der besonderen Stellung der Frau zu ihrer Leiblichkeit in Beziehung bringen, sofern man unsere Erfahrungen über die früh- und spätyponchondrische Symptomatik mitberücksichtigt: Der Unterschied zwischen diesen beiden Erscheinungsformen des Leibesthemas hat sein Analogon in dem Wandel „von der Gebärde zur Beschwerde", den ERNST im Krankheitsverlauf der von ihm nachuntersuchten Neurotiker feststellen konnte. Bei der Frau treten nun die „Beschwerden", offenbar im Zusammenhang mit der körperlichen Belastung durch Geburten, den Vorboten des Klimakteriums und den häufigen Erkrankungen des Urogenitaltraktes als Ansatz zur „Überlagerung", früher in Erscheinung als beim Mann und werden, angesichts der in diesem Alter noch nicht augenfälligen „Abnützung", häufig noch als Hypochondrie diagnostiziert. Andererseits erfahren die Befürchtungen, die sexuelle Anziehungskraft nicht zu besitzen oder zu verlieren bei der Frau nach Überschreitung des üblichen Heiratsalters und im Präklimakterium eine besondere Aktualisierung, die später einsetzt als die entsprechende körperliche Unsicherheit des Mannes. Aus dem Zusammentreffen dieser beiden Umstände läßt sich wohl die Verschiebung des Gipfels des Hypochondriebeginns bei der Frau gegen die Lebensmitte hin ableiten. Das späte Einsetzen des „paranoiafähigen" Alters bei der Frau scheint damit im Zusammenhang zu stehen, daß bei ihr nicht — wie beim Mann — die Position in der Berufs- und Gesellschaftssphäre den eigentlichen Kern des Problems darstellt. Die Analyse der auslösenden Ereignisse und die Art der geäußerten Beeinträchtigungsideen unterstützt diese Annahme: Beim Mann handelt es sich hierbei vorwiegend um Probleme des Berufslebens, bei der Frau — und zwar auch bei der berufstätigen — stehen Inhalte im Vordergrund, die sich auf die Wohn- oder sexuelle Intimsphäre beziehen. In diesem Sinne kann gesagt werden, daß es bei der Frau meist auch in der Paranoia letztlich um die Partnerbeziehung geht, und zwar im Hinblick auf die Probleme des schutzlosen Allein-im-Leben-Stehens. Dies läßt sich auch aus dem hohen Prozentsatz an Alleinstehenden unter den paranoischen Frauen ableiten, während dies für die Männer nicht zutrifft. Ein weiterer Hinweis dafür, daß bei der Frau allgemein die Partnerbeziehung im Vordergrund steht, liegt schließlich in der Tatsache, daß bei ihr Paranoia und Eifersuchtsparanoia in den gleichen Lebensabschnitt fallen.

Die Sichtung der Fälle innerhalb der einzelnen Syndrome im Hinblick auf die verwendeten Abwehrmechanismen ergibt, daß lediglich bei den anankastischen Patienten ein solcher allein und in wohlumschriebener Form vorliegt. Bei den hypochondrischen Zuständen handelt es sich recht unterschiedlich um den Einsatz von Conversion, Reaktionsbildung und Rationalisierung, wobei die letztere offensichtlich mehr in der Späthypochondrie hervortritt während die ersteren häufig den frühhypochondrischen Symptomen ihr besonders Gepräge verleihen. Auch bei den paranoischen Zuständen, bei welchen die Außenprojektion wohl im Vordergrund steht, sind zusätzlich häufig noch die Mechanismen der Conversion oder der Reaktionsbildung beteiligt und verleihen dem Krankheitsbild dann eine mehr hysterische und phobische Tönung. Beim Eifersuchtswahn schließlich scheint es sich oft viel weniger um eine Abwehr gegen verbotene Strebungen als vielmehr um den Durchbruch aggressiv-sadistischer Triebtendenzen zu handeln, was zum Beispiel in dem quälerisch dem Partner auferlegten Geständniszwang, den brutalen körperlichen Untersuchungen und groben Anschuldigungen zur Geltung kommt. In diesem perversen Aspekt des Eifersuchtsthemas fanden wir eine weitere Erklärung für sein spätes Auftreten: Es entspricht ja psychiatrischer Erfahrung, daß in späteren Lebensjahren der Widerstand gegen abgelehnte Triebregungen abnimmt und perverse Strebungen zum Durchbruch kommen. Freilich sind bei gewissen Fällen von Eifersuchtsparanoia auch die Mechanismen der Projektion und Conversion, manchmal sogar der Reaktionsbildung — besonders im Sinne phobischer Züge — beteiligt, was bezeichnenderweise vorzüglich bei den relativ früh beginnenden festzustellen ist. Daß es sich bei der Eifersuchtsparanoia im Gegensatz zu den anderen Syndromen mehr um den Durchbruch als um die Abwehr von Trieben handelt, ließ sich an einer Reihe von Patienten zeigen, bei welchen eine vorliegende aggressive Beziehung zum Partner zunächst hypochondrisch oder paranoisch mittels Conversion, Reaktionsbildung, Rationalisierung oder Projektion abgewehrt wurde und sich erst bei zunehmendem Alter in einen manifesten Eifersuchtswahn verwandelte. Im gleichen Sinne spricht die Beobachtung von Fällen, die im jüngeren Alter vorübergehend Eifersuchtsideen zeigen, diese jedoch rasch zu einem Verfolgungswahn umwandeln, was mit dem Einsetzen der Projektion als Abwehrmechanismus erklärt werden kann.

Unsere Feststellung, daß bestimmte Themen in gewissen Altersstufen dem Menschen besonders nahe liegen, mußte zur Vermutung führen, daß jeweils im Bereich desjenigen Themas reagiert wird, das dem Alter entspricht, in dem die auslösende Belastung erfolgt. Die an unserem Material gewonnenen Erkenntnisse zeigen nun, daß diese These nur mit gewissen Einschränkungen Gültigkeit hat: Zunächst ließ sich nämlich feststellen, daß gewisse, im Verlauf des vorangegangenen Lebens oder sogar erst im Rahmen der Belastung gemachte Erfahrungen, den Menschen im Bereich bestimmter Themen „anfällig" machen können. Beim Zwangssyndrom konnten wir hierfür ein pedantisches Verhalten von Eltern, die selbst anankastische Züge aufweisen, verantwortlich machen, wodurch die Wahl des Zwangsverhaltens als Methode der Konfliktbewältigung nahegelegt wird. Bei den hypochondrischen Patienten ergab sich eine besondere „Sensibilisierung" für das Leibesthema entweder wieder durch die Eltern, die bei diesen Fällen selbst hypochondrische, von Krankheitsfurcht erfüllte, überbesorgte Persönlichkeiten sind. Bei anderen Fällen der Hypochondriegruppe hingegen wird das Interesse um das leibliche Wohl offenbar dadurch in den Vordergrund gerückt, daß die betreffenden Individuen länger dauernde körperliche Erkrankungen, insbesondere während der Kindheit durchgemacht haben.

Bei der Späthypochondrie wird die Hinlenkung auf die Leibessphäre häufig durch die beginnende Bresthaftigkeit des Alters bedingt. Für die Paranoia konnte nur anhand von Einzelfällen die Vermutung ausgesprochen werden, daß eine, das Mißtrauen fördernde Kindheitssituation, eine erhöhte Verwundbarkeit in der Sphäre der „Begegnung" bedingt. Hingegen spricht die Tatsache, daß wir unter den Paranoikern und Eifersuchtsparanoikern deutlich mehr vom Lande in die Stadt zugewanderte Personen feststellen konnten als bei der Hypochondrie und Zwangsneurose dafür, daß der Entwurzelung eine analoge Bedeutung für die Sensibilisierung des Begegnungsthemas zukommt wie den körperlichen Erkrankungen im Hinblick auf das Leibesthema. Beim Eifersuchtswahn läßt sich zusätzlich auf Grund von Einzelfällen annehmen, daß auch eine mit Eifersuchtsproblemen belastete Kindheit eine besondere Anfälligkeit für die im entsprechenden Alter aktuell werdende Partnerproblematik bedingen kann. Unser Material zeigt an, daß bei Fehlen derartiger „sensibilisierender" Vorschädigungen tatsächlich die Regel der „altersspezifischen" Reaktion nur für die Wahl des Leibes- und Begegnungsthemas, sowie bis zu einem gewissen Grad für das Eifersuchtsthema gilt: Bei schweren Belastungen wählen Personen mit unauffälliger Vorgeschichte jeweils dasjenige dieser drei Themen, das im betreffenden Lebensabschnitt naheliegend ist. Das Zwangsverhalten wird unserer Erfahrung nach hingegen nur dann zur Konfliktbewältigung herangezogen, wenn es sich durch das geschilderte elterliche Vorbild anbietet. Ist dies nicht der Fall, wird das, offenbar schon in der Kindheit naheliegende „Leibesthema" anstelle der Zwangsbildung verwendet, was mit der Erfahrung übereinstimmt, daß psychische Störungen im Kindesalter häufig durch eine hypochondrische Symptomatik ausgezeichnet sind. Auch die Wahl des Eifersuchtsthemas scheint in etwas höherem Maße auf entsprechende vorangegangene Sensibilisierungen angewiesen zu sein. Ohne solche bietet sich nämlich in dem betreffenden Alter oft bereits eher das Leibesthema in Gestalt der Späthypochondrie oder eventuell die Begegnungsproblematik im Sinne der Beeinträchtigung der Wohnsphäre an, wie sie besonders in der Symptomatik der Paranoia in senio zum Ausdruck kommt.

Die geschilderten Einsichten in die „Sensibilisierung" für gewisse Themen werfen die Frage auf, wie sich diese Erkenntnisse mit den bisherigen Ergebnissen der tiefenpsychologischen Forschung in Einklang bringen lassen. Tatsächlich fanden wir bei allen untersuchten Syndromen zahlreiche Fälle mit einer durch Traumen belasteten frühkindlichen Entwicklung. In Übereinstimmung mit vielen Autoren konnten wir jedoch keine absolute Relation zwischen spezifischen Traumen oder zwischen einer Traumatisierung in einer bestimmten Phase der Libidoentwicklung und der Themenwahl aufstellen. Hingegen zeigt sich, daß Störungen in der frühkindlichen Entwicklung zunächst ganz allgemein eine Senkung der Belastungsschwelle bewirken ohne deshalb schon für bestimmte Themen spezifisch sensibilisierend zu sein. Die früher angeführten sensibilisierenden Vorschädigungen in der Kindheit, zum Beispiel durch hypochondrische Eltern oder durch eine, das Mißtrauen, beziehungsweise die Eifersucht fördernde Konstellation, können in ganz verschiedenen Phasen der Libidoentwicklung auftreten; die Themenwahl beeinflussen sie offenbar durch ihre besondere Hinlenkung auf eine gewisse Sphäre und nicht durch eine spezifische Fixierung in einer bestimmten Phase. Besonders deutlich scheint dies an der Wahl des Zwangsverhaltens zu werden: Traumatisierungen in der analen Phase führen unserer Erfahrung nach nur dann zur Ausbildung von anankastischen Symptomen, wenn die Eltern durch ihr eigenes pedantisches Verhalten diese Art der Konfliktbewältigung nahelegen. Die regelmäßige Feststellung einer Traumatisierung in der analen Phase bei Zwangskranken läßt sich dann leicht damit erklären, daß derartige Eltern selbstverständlich gerade im Abschnitt der Reinlichkeitsgewöhnung traumatisierend auf ihre Kinder einwirken. Handelt es sich nicht um selbst anankastische Eltern, so können Traumatisierungen in der analen Phase — ebenso wie in anderen — das Individuum so beeinflussen, daß später auch geringfügige Belastungen eine Krankheitssymptomatik auslösen. Ob diese dann in der Leibes- oder Begegnungssphäre ihren Ausdruck findet, hängt von hinzukommenden spezifisch sensibilisierenden Einflüssen in der geschilderten Art, zum Beispiel in Form körperlicher Erkrankungen oder einer Entwurzelungssituation, ab. Fehlen derartige Sensibilisierungen, so ist offenbar das Lebensalter beim Auftreten der auslösenden Belastung allein für die Themenwahl ausschlaggebend. Allerdings können Art und Zeitpunkt der frühkindlichen Traumatisierung auch eine gewisse Bedeutung für die Gestaltung des jeweiligen Themas gewinnen: So scheinen zum Beispiel Störungen in der ödipalen Phase eine hysteriforme Färbung des Leibes-, Beeinträchtigungs- oder Eifersuchtsthemas zu bewirken, während solche der analen Stufe dem Thema ein mehr sado-masochistisches Gepräge verleihen können. Da die ödipale Problematik eine besondere Betonung der Eifersucht in sich schließt, kommt einer Traumatisierung auf diesem Gebiet zusätzlich eine, speziell für das Eifersuchtsthema sensibilisierende Bedeutung zu. Bei manchen Fällen ließ sich feststellen, daß bestimmte Vorschädigungen nicht nur eine „Sensibilisierung“ für gewisse Themen bedingen, sondern sogar auch die Wahl des „altersspezifischen Themas“ zugunsten eines anderen, das sie eben beständig „nahelegen“, verhindern können, sofern sie einen entsprechenden Grad erreichen. Ferner zeigt sich, daß man in der Regel bei späteren Belastungen auf schon einmal eingefahrene, für frühere Lebensabschnitte spezifische, Reaktionsmuster zurückgreift, wodurch das Bild der altersspezifischen Reaktion ebenfalls verwischt werden kann.

Unsere Befunde weisen also darauf hin, daß in verschiedenen Altersstufen jeweils andere Themen „bereitliegen“, daß gewisse Vorschädigungen und vorangegangene Erfahrungen den Menschen für bestimmte Themen „sensibilisieren“ können, während anderen Störungen der Psychodynamik lediglich die Rolle einer allgemeinen Herabsetzung der Toleranz für Belastungen zukommt. Zusätzlich konnte festgestellt werden, daß unter Umständen auch eine Beeinträchtigung der Intelligenz infolge eines herabgesetzten Einschätzungsvermögens der Realität den allgemeinen Schwellenwert für Belastungen erniedrigen kann, die dann altersspezifisch beantwortet werden. Des weiteren können Traumatisierungen in den einzelnen, von der Psychoanalyse herausgearbeiteten Phasen der Libidoentwicklung offenbar die besondere „Tönung" der Themen bewirken, während besonders eindringliche „Sensibilisierungen" sogar die Sukzession der Themen hintanhalten können.

Die Existenz sensibilisierender Einflüsse hat aber auch die grundsätzliche Auswechselbarkeit von „fixierten Themen" aufgezeigt. Diese Möglichkeit scheint jeweils um so größer zu sein, je weniger stark die „Hinlenkung" auf ein bestimmtes Thema durch die von uns aufgewiesenen Vorschädigungen erfolgt und je weniger die fixierende „Achsensymptomatik" ausgeprägt ist. Da die hypochondrische Thematik im Hinblick auf die soziale Anpassung, insbesondere auf das Leben außerhalb einer Anstalt, wesentlich günstigere Aspekte hat, ergibt sich hier eine gewisse therapeutische Beeinflussungsmöglichkeit, wenn es gelingt, den Syndromwandel etwa von der Paranoia zur Hypochondrie gezielt zu lenken. Tatsächlich wird in der Praxis davon auch nicht allzu selten Gebrauch gemacht, indem die betreffenden Patienten — meist unter der Voraussetzung, es handle sich um einen schizophrenen Zustand — einer Insulinkur unterzogen werden. Dabei beobachtet man häufig tatsächlich unter der körperlichen Belastung der Kur eine Verlagerung des Interesses des Patienten vom „Begegnungs"- auf das „Leibesthema". Ähnliches scheint sich bei der Behandlung von Paranoikern mittels neuroleptischer Substanzen mit starken körperlichen Nebenwirkungen zu vollziehen. Daß sich derartige Erfolge bei Zwangsneurotikern viel seltener einstellen, mag mit der früher betonten stärkeren „neurotischen Hinlenkung" auf die Zwangsthematik erklärbar sein, weshalb der Wechsel zum Leibesthema schwer erzwungen werden kann. In einer systematischen und zugleich psychotherapeutisch gelenkten derartigen „Hinlenkung auf das Leibesthema" scheint uns heute noch die einzige therapeutische Möglichkeit — außer der „Anleitung zur Desaktualisierung" — für jene Paranoiker zu liegen, die den klebrig-weitschweifigen psychopathologischen Status aufweisen. Das gleiche gilt für die nämliche Gruppe von Zwangskranken, allerdings mit geringeren Chancen auf Erfolg. Bei den „Cyclischen" scheint in der modernen Pharmakospychiatrie eine gewisse Möglichkeit zu liegen, die Verstimmung zu beheben oder zu mildern und somit die Symptomatik in den Hintergrund treten zu lassen, was anscheinend auch für die fixierten Syndrome auf der Basis von schizophrenen Defekten eine gewisse Geltung hat, die übrigens auch oft erfolgreich auf die geschilderte Erzwingung des Themenwandels zugunsten einer hypochondrischen Symptomatik ansprechen.

Aus unseren Beobachtungen ließ sich ableiten, daß die Suche nach einer für ein bestimmtes Syndrom — etwa die Paranoia — „spezifischen" Psychodynamik oder Triebkonstellation ein wenig erfolgversprechendes Unterfangen ist. Die Kenntnis hingegen, in welchem Mischungsverhältnis die psychodynamische Entwicklung, andere „Vorschädigungen", Intelligenzgrad und Schwere der Belastung *im Einzelfall* die Manifestierung des jeweiligen Syndroms bedingen, scheint für die psychotherapeutische Lenkung der betreffenden Patienten zweifelsohne von großer Wichtigkeit. Angesichts unserer Befunde über die Fixierung ist die genaue Ermittlung dieser jeweiligen Konstellation bei allen untersuchten Syndromen jedoch im Vergleich zur Definition der „Achsensymptomik" von sekundärer Bedeutung: Die Indikation für die einzuschlagende Therapie und die Prognose wird offenbar von dieser und nicht von jener determiniert. Analoges ergibt sich auch für die weitere Forschung: Eine nähere Untersuchung des der Fixierung zugrundeliegenden Funktionswandels scheint uns bei all den zur Diskussion stehenden Syndromen mehr Erfolg und Einsichten zu versprechen als eine Fortsetzung der durch Jahrzehnte betriebenen und letztlich doch zu keinen gesicherten, allgemein gültigen Ergebnissen gekommenen Persönlichkeitsforschung.

Unser Versuch, neue Einsichten in das Problem der fixierten Wahnbildungen zu gewinnen, hat uns zu Fragestellungen geführt, die weit über das Gebiet der Paranoia hinausreichen. Wenn es uns damit gelungen ist, neben gewissen Teilerkenntnissen und praktischen Folgerungen für die Behandlung „fixierter Syndrome" der weiteren Forschung Anregungen zu geben, so scheinen unsere Bemühungen fruchtbar gewesen zu sein und der als Leitmotiv gewählten Behauptung GUIRAUDs, daß der Wahn ein Schlüsselproblem der Psychiatrie darstellt, eine neue Aktualität verliehen zu haben.

Literatur

ACKERKNECHT, E. H.: Kurze Geschichte der Psychiatrie. Stuttgart: Ferdinand Enke 1957.

ADLER A.: Praxis und Theorie der Individualpsychologie. München-Wiesbaden: J. F. Bergmann 1920.

AJURIAGUERRA, J. DE, et H. HECAEN: Le Cortex cérébral. Paris: Masson 1949.

ALBERCA, R.: Über die reaktiven und Situations-Psychosen, eine Gruppe der paranoiden Psychosen. Das paranoide Syndrom in anthropologischer Sicht. Berlin-Göttingen-Heidelberg: Springer 1958.

ALLERS, R.: Über psychogene Störungen in sprachfremder Umgebung. Z. ges. Neurol. Psychiat. 60, 281 (1920).

ANASTASOPOULOS, G., u. A. DLAKOYANNIS: Zur Frage der Körperhalluzinationen bei Schizophrenen. II. Int. Kongreß f. Psychiatrie, Bd. III. Zürich: Orell Füssli 1957.

ARLOW, J. A.: Anal Sensations and Feelings of Persecution. Psychoanal. Quart. **18**, 79 (1949).

ARNOLD, O. H.: Zur Frage der multifaktoriellen Kausalität in der Psychiatrie. Wien. Arch. Psychol. Psychiat. Neurol. **6**, 116 (1956).

— und Th. KOHLMANN: Leistungspsychologische Untersuchungen zum Demenzproblem, Wien. Z. Nervenheilk. **6**, 1 (1952).

AUERSPERG, A.: Diskussionsbeitrag: Das paranoide Syndrom in anthropologischer Sicht. Berlin-Göttingen-Heidelberg: Springer 1958.

BAEYER, W. VON: Formen des Hexenwahns. Z. ges. Neurol. Psychiat. **133**, 676 (1931).

— Über Konformen Wahn. Z. ges. Neurol. Psychiat. **140**, 398 (1932).

— Die moderne psychiatrische Schockbehandlung. Suttgart: G. Thieme 1951.

— Zur Psychopathologie der endogenen Psychosen. Nervenarzt **24**, 316—325 (1953).

— Zum paranoiden Umschlag cyclothymer Depressionen in der Krankenbehandlung. Nervenarzt **28**, 100 (1957).

— Diskussionsbeitrag: Das paranoide Syndrom in anthropologischer Sicht. Berlin-Göttingen-Heidelberg: Springer 1958.

— Diskussionsbeitrag. Nervenarzt **30**, 508 (1959).

— u. W. GROBE: Psychopathologische Erfahrungen mit der Elektrokrampfmethode. Arch. Psychiat. Nervenkr. **163** (1948).

BAK, R. C.: Masochism in paranoia. Psychoanal. Quart **15**, 285 (1946).

BANUS, J. S.: Beobachtungen über Verfolgungswahn bei Blinden. Schweiz. Arch. Neur. **18**, 141 (1926).

BASAGLIA, F., u. G. DALLA BARBA: Das paranoide Syndrom in anthropologischer Sicht. Berlin-Göttingen-Heidelberg: Springer 1958.

BASH, K. W.: Lehrbuch der allgemeinen Psychopathologie. Grundbegriffe und Klinik. Stuttgart: Georg Thieme 1955.

BAUMER, L.: Über geheilte Schizophrenien. Z. Neurol. **164**, 162 (1939).

BAUMM, H.: Paranoia und Schicksal. Nervenarzt **33**, 11 (1962).

BENEDETTI, G.: Die Welt des Schizophrenen und deren psychotherapeutische Zugänglichkeit. Schweiz. med. Wschr. 84, 1029 (1954).

BERINGER, K., und W. MAYER-GROSS: Der Fall Hahnenfuß. Z. Neurol. Psych. 96, 209 (1925).

BERNER, P., und G. RATZKA: Zur Psychopathologie ländlicher Rentenbewerberinnen. Int. J. Soc. Psychiat. Vol X, 3, 209 (1964).

— und W. SPIEL: Jugendliche Opferstockdiebe. Nervenarzt 23, 114 (1961).

BERZE, J.: Primärsymptom in der Paranoia. Halle: C. Marhold 1903.

— Zur Phänomenologie und zur Theorie des Bezugswahnes. Allg. Z. Psychiat. u. psych.-gerichtl. Med. 84, 1 (1926).

— und H. W. GRUHLE: Psychologie der Schizophrenie. Berlin: Springer 1929.

BETZENDAHL, W.: Die Wahrnehmungsgrundlagen der Wahnbildung. Z. ges. Neurol. Psychiat. 161, 543 (1938).

BILZ, R.: Anankastische Selbstregulation in Lebenskrisen. Ein Beitrag zu dem Thema des Doppelgängers. Nervenarzt 25, 410 (1954).

BINDER, H.: Die psychopathischen Dauerzustände und die abnormen seelischen Reaktionen und Entwicklungen. In Psychiatrie der Gegenwart, Bd. II. Berlin-Göttingen-Heidelberg: Springer 1960.

BINSWANGER, L.: Verstehen und Erklären in der Psychologie. Z. ges. Neurol. Psychiat. 107, (1927).

— Eine anthropologisch-klinische Studie: Der Fall Ellen West. Schweiz. Arch. Neurol. Psychiat. 53, 255 (1944); 54, 69 (1944); 55, 16 (1945).

— Studien zum Schizophrenieproblem II (Der Fall Jürg Zund). Schweiz. Arch. Psychiat. Neurol. 56, 191 (1946).

— Über die daseinsanalytische Forschungsrichtung in der Psychiatrie. Schweiz. Arch. Neurol. Psychiat. 57, 209 (1946).

— Studien zum Schizophrenieproblem III (Der Fall Lola Voss). Schweiz. Arch. Psychiat. Neurol. 63, 29 (1949).

— Drei Formen mißglückten Daseins: Verstiegenheit, Verschrobenheit, Manieriertheit. Tübingen: M. Niemeyer 1956.

BIRCH, H. G., and L. DILLER: Rorschach signs of „organicity". J. Proj. Techn. 23, 184—197 (1959).

BIRNBAUM, K.: Psychosen mit Wahnbildung und wahnhafte Einbildungen bei Degenerativen. Halle: C. Marhold 1908.

— Dementia praecox und Wahnpsychosen der Degenerativen. Zbl. Nervenheilk. 32, 429 (1909).

— Zur Frage der psychogenen Krankheitsformen. I. und II. Z. ges. Neurol. Psychiat. 1, 27 (1910); 7, 404 (1911).

— Pathologische Überwertigkeit und Wahnbildung. Mschr. Psychiat. Neurol. 37, 39—126 (1915).

— Zur Paranoiafrage. Z. ges. Neurol. Psychiat. 29, 305 (1915).

— Zum manisch-depressiven Irresein. Allg. Z. Psychiat. psych.-gerichtl. Med. 72, 439 (1916).

— Der Aufbau der Psychose. Allg. Z. Psychiat. 75, 455 (1919).

— Die psychoreaktiven Symptombildungen. In: Hdb. der Geisteskrankheiten, Bd. 2. Berlin: Bumke 1928.

BJERRE, P: zitiert nach KOLLE. Der Wahnkranke im Lichte alter und neuer Psychopathologie. Stuttgart: Thieme 1957.

BLEULER, E.: Wahnhafte Einbildung der Degenerierten. Zbl. Nervenheilk. 32, 77 (1909).

— Dementia praecox oder Gruppe der Schizophrenien. Aschaffenburgs Hdb. der Psychiatrie. Leipzig-Wien: Deuticke 1911.

— Affektivität, Suggestibilität, Paranoia. 2. Aufl. Halle: Marhold 1926.

— Primäre und secundäre Symptome der Schizophrenie. Neurol. 124, 647 (1930).

— Besprechung des Buches von Kurt KOLLE, „Die primäre Verrücktheit". Münch. med. Wschr. 18 (1931).

— Lehrbuch der Psychiatrie, 9. Aufl. Berlin-Göttingen-Heidelberg: Springer 1955.

BLEULER, M.: Die spätschizophrenen Krankheitsbilder. Arch. Neurol. Psychiat. 15, 259 (1943).

BLEULER, M.: Forschungen und Begriffswandlungen in der Schizophrenielehre 1941—1950. Fortschr. Neurol. Psychiat. **19**, 385 (1951).

— Familial and personal background of chronic alcoholics. In: Etiology of chronic alcoholism. Springfield: Ch. Thomas 1955.

— Endokrinologische Psychiatrie in Psychiatrie der Gegenwart. Bd. 1/1 B. Berlin-Göttingen-Heidelberg: Springer 1964.

BLONDEL, C.: La Mentalité primitive. Paris: Stock 1926.

BOHM, E.: Lehrbuch der Rorschach-Psychodiagnostik. Bern-Stuttgart: H. Huber 1957.

BONHOEFFER, K.: Klinische Beiträge zur Lehre von den Degenerationspsychosen. Halle: Altsche Sammlung Bd. 7, 1907.

— Zur Frage der fortschreitenden und stationären Wahnbildungen bei narkotischen Dauervergiftungen. Allg. Z. Psychiat. psychol. -gerichtl. Med. **84**, 38 (1926).

— Über die Beziehung der Zwangsvorstellungen zum Manisch-Depressiven. Mschr. Psychiat. Neurol. 33, 354 (1913).

BONHOFF, G., und H. LEWRENZ: Über Weckamine. Berlin: Springer 1954.

BOSTROEM, A.: Die verschiedenen Lebensabschnitte in ihrer Auswirkung auf das psychiatrische Krankheitsbild. Arch. Psychiat. Nervenkr. **107**, 155—171 (1938).

— Über organisch provozierte endogene Psychosen. Z. Neurol. **131**, 1 (1931).

BRODSCHOELL, B., und H. STROTZKA: Statistische Untersuchungen zur Paranoiafrage. Arch. Psychiat. Neurol. **196**, 241—253 (1957).

BRUNN, R. V., und W. L. BRUNN: Die Epilepsie im Rorschach'schen Formdeuteversuch. Arch. Psychiat. Neurol. **184**, 545—578 (1950).

BUMKE, O.: Die Diagnose der Geisteskrankheiten. Wiesbaden: J. F. Bergmann 1919.

— Psychopathische Anlagen, Zustände, Einstellungen und Entwicklungen. In: Handbuch der inneren Medizin, Band V/2. Berlin: Springer 1939.

— Lehrbuch der Geisteskrankheiten. 6. Aufl. München: J. F. Bergmann 1944.

CALLIERI, B.: Überlegungen über die Bekanntheitsqualität. II. Int. Kongreß f. Psychiat. Bd III. Zürich: Orell Füssli 1957.

— Das paranoide Syndrom in anthropologischer Sicht, Diskussionsbeitrag. Berlin-Göttingen-Heidelberg: Springer 1958.

—, und A. SEMERRI: Überlegungen über das „Wahnstimmungsphänomen" gestaltungsphänomenologisch betrachtet. II. Int. Kongreß f. Psychiat. Bd. III. Zürich: Orell Füssli 1957.

CAMERON, N.: The Development of paranoic Thinking. Psychol. Rev. **50**, 219 (1943).

CANESTRINI, L., e M. MORENO: Studio catamnestico delle personalia nevrotiche. Collana di studi sui problemi medico-sociali. XLII. Roma 1957.

CARDONA, zitiert nach MORSELLI, G. E.: Recherches experimentales et délires, Congrès international de Psychiatrie, *I*. Psychopathologie générale. Paris: Hermann 1950.

CHOTZEN, zitiert nach KEHRER, F.: Hdb. der Geisteskrankheiten, Spezieller Teil II. Bd. VI. Berlin: Springer 1928.

CLAUDE, zitiert nach P. GUIRAUD: Psychiatrie générale, Paris: Le François 1950.

CLÉRAMBAULT, G.: Oeuvre Psychiatrique. Paris: Presses Universitaires 1942.

COHN, J. B., B. A. STECKLER, W. S. TACACS, and J. LORENZO: Elektroencephalogram and psychological battery in the diagnosis of organic psychosis. Dis. nerv. Syst. **13**, 197—204 (1952).

CONOLLY, C. J., zitiert nach H. KRANZ: Die paranoide Fehlhaltung. Hdb. der Neurosenlehre und Psychotherapie. II. München-Berlin: Urban und Schwarzenberg 1958.

CONRAD, K.: Die beginnende Schizophrenie. Versuch einer Gestaltanalyse des Wahns. Stuttgart: Thieme 1958.

— Die symptomatischen Psychosen, Psychiatrie der Gegenwart, Bd. II. Berlin-Göttingen-Heidelberg: Springer 1960.

CRAMER, A.: Abgrenzung und Differenzial-Diagnose der Paranoia. Allg. Psychiat. psych.-gerichtl. Medizin **51**, 286 (1895).

DE BOOR, W.: Psychiatrische Systematik. Ihre Entwicklung in Deutschland seit Kahlbaum. Berlin-Göttingen-Heidelberg: Springer 1954.

DELAY, J.: zitiert nach MORSELLI, G. E.: Recherches experimentales et délires. Actualités et industrielles no. 1096, Congrès int. de Psychiat. *I*. Psychopathologie générale. Paris: Hermann 1950.

DELAY, J., P. PICHOT, T. LEMPERIERE, et J. PERSE: Le test de Rorschach dans les psychoses organiques. Schweiz. Z. Psychol. **34**, 27—160 (1956).
DONATH, J.: Zur Kenntnis des Anankasmus. Arch. Psychiat. **29**, 211 (1897).
DÖRKEN, Jr. and H. V. A. KRAL: The psychological differentiation of organic brain lesions. Amer. J. Psychiat. **108**, 764—770 (1952).
DUBOIS, P.: Les psychonévroses et leur traitement moral. Paris: Masson 1909.
DÜHRSSEN, A.: Die Beurteilung des Behandlungserfolges in der Psychotherapie. Z. psychosom. Med. **3**, 201—210 (1957).
ECONOMO, C.: Jb. Psychiat. Neurol. **36**, 418 (1914).
EISATH, G.: Paranoider Symptomen-Komplex und manisch-depressives Irresein. Z. Neurol. Psychiat. **41**, 229 (1918).
EITINGER, L.: Studies in Neurosis. Acta psychiat. scand. Suppl. **101**, 47 (1955).
ELSÄSSER, G.: Über „atypische" endogene Psychosen. Nervenarzt **21**, 194 (1950).
— Die Nachkommen geisteskranker Elternpaare. Der Einfluß endogener Elternpsychosen auf die Psychosen, Charaktere u. Lebensschicksale ihrer Kinder. Stuttgart: Thieme 1952.
— Grundsätzliches zur Frage der Psycho- und Endogenese der endogenen Psychosen. Nervenarzt **28**, 533 (1957).
ERIKSON, H.: Das Problem der Identität. In: Entfaltung der Psychoanalyse. Stuttgart: Klett 1956.
ERNST, K.: Die Prognose der Neurosen. Berlin-Göttingen-Heidelberg: Springer 1959.
ESQUIROL, E.: Des maladies mentales. Bruxelles: J. B. Tircher 1838.
EWALD, G.: Paranoia und manisch-depressives Irresein. Z. Neurol. Psychiat. **49**, 270 (1919).
— Die biologischen Grundlagen von Temperament und Charakter und ihre Bedeutung für die Abgrenzung des manisch-melancholischen Irreseins. Z. Neurol. **84**, 384 (1923).
— Das manische Element in der Paranoia. Arch. Psychiat. **75**, 665 (1925).
— Das Verhältnis der „Degenerationspsychosen" zu den großen Formenkreisen des Irreseins. Klin. Wschr. **881** (1927).
— Zwangskrankheit und Paranoia. Ein Vergleich. Z. Neurol. Psychiat. **131**, 33 (1930).
EY, H.: La Notion d'Automatisme en Psychiatrie. Evol. Psychiat. No. III, 9 (1932).
— Hallucinations et délires. Paris: F. Alcan 1934.
— Efficacité de la psychothérapie. Evol. Psychiat. no. III (1949).
— Grundlagen einer organo-dynamischen Auffassung der Psychiatrie. Fortschr. Neurol. **20**, 195 (1952).
— Etudes Psychiatriques Vol. I, II, III. Paris: Desclée de Brouwer 1952, 1954, 1954.
— Troubles de la conscience. Encyclop. Méd. Chir. Franc. E. T. Paris (1955).
— Groupe des schizophrenies. Encyclop. med.-chir. Psychiat. I. Paris (1955).
— et R. PUYOL: Groupe des „Délires chroniques". Encyclop. med.-chir. Psychiat. I. Paris (1955).
FALRET, J. P.: Des maladies mentales. Paris: J. B. Bailliere et fils 1864.
FAUST, C.: Die psychischen Störungen nach Hirntraumen: Akute traumatische Psychosen und psychische Spätfolgen nach Hirnverletzungen in „Psychiatrie der Gegenwart". Bd. II. Berlin-Göttingen-Heidelberg: Springer 1960.
FEDERN, P.: Ichpsychologie und die Psychosen. Bern: Huber 1956.
FENICHEL, O.: Perversionen, Psychosen, Charakterstörungen. Wien: Int. Psychoanalyt. Verlag 1931.
FLECK, U.: Zu den Problemen der Wahnwahrnehmung. II. Int. Kongreß f. Psychiat. Bd. III. Zürich: Orell Füssli 1957.
FOERSTERLING, W.: Zitiert nach SCHMIDT, G.: „Der Wahn im deutschsprachigen Schrifttum der letzten 25 Jahre" (1914—1939). Zbl. Neurol. **97**, 113 (1940).
FOUKS: Existentieller Begriff u. Anthropologie des Paranoiden. Diskussionsbeitrag. Das paranoide Syndrom in anthropologischer Sicht. Berlin-Göttingen-Heidelberg: Springer 1958.
FREUD, S.: Gesammelte Werke. London: Imago Publ. Co. Ltd. 1940.
FRIEDMANN, M.: Über den Wahn. Wiesbaden: J. F. Bergmann 1894.
— Beiträge zur Lehre von der Paranoia. Mschr. Psych. Neurol. **17**, 467—532 (1905).
FURTADO, D.: Le schizophrénique comme élément inducteur de psychoses collectives, II. Int. Kongreß f. Psychiat. Zürich: Orell Füssli 1957.

GARDNER, G. E.: Evidences of homosexuality in 120 unanalysed cases with paranoid content. Psychoanal. Rev. **18**, 57 (1931).
GARMEZY, N.: Stimulus differentiation by schizophrenic and normal Ss under conditions of reward and punishment. J. **20**, 253 (1952).
GAUPP, R.: Besprechung der 8. Aufl. von E. Krapelins Psychiatrie. Neurol. Psychiat. **12**, 148 (1916).
— Der Fall Wagner. Eine Katamnese, zugleich ein Beitrag zu der Lehre von der Paranoia. Z. Neurol. Psychiat. **60**, 312 (1920).
— Die dramatische Dichtung eines Paranoikers über den „Wahn". Z. ges. Neurol. Psychiat. **69**, 182 (1921).
— Krankheit und Tod des paranoischen Massenmörders Hauptlehrer Wagner. Eine Epikrise. Z. ges. Neurol. Psychiat. **163**, 48 (1938).
— Zur Lehre von der Paranoia. Z. ges. Neurol. Psychiat. **174**, 762 (1942).
—, und R. WOLLENBERG: Zur Psychologie des Massenmords. Hauptlehrer Wagner von Degerloch. Berlin: Springer 1914.
GAUSEBECK, H.: Über Eifersuchtswahn. Arch. Psychiat. Nervenkr. **84**, 414 (1928).
GEBSATTEL, U. E. v.: Prolegomena einer medizinischen Anthropologie. Berlin-Göttingen-Heidelberg: Springer 1954.
GILCHRIST, J. C., and L. S. NESBERG: Need and perceptual change in needrelated objects. J. Exp. Psychol. **44**, 369 (1952).
GILLESPIE, R. D.: Hypochondria. London: Paul Kegan 1929.
GORGET, M.: De la folie ou aliénation mentale. Paris: Rignoux 1824.
GREENBERG, H. P.: Schizophrenia and Folie à Deux II. Int. Kongr. f. Psychiat. Zürich: Orell Füssli 1957.
GRIESINGER, W.: Über einen wenig bekannten psychopathischen Zustand. Arch. Psychiat. **1**, 626 (1868).
— Vortrag zur Eröffnung der psychiatrischen Klinik zu Berlin am 2. Mai 1867. Arch. Psychiat. **1**, 143 (1868).
— Die Pathologie und Therapie der psychischen Krankheiten. 3. Aufl. Braunschweig: F. Wreden 1871.
GRUHLE, H. W.: Selbstschilderung und Einfühlung. Z. Neurol. Psychiat. **28**, 148 (1915).
— Psychiatrie für Ärzte. 2. Aufl. Berlin: Springer 1918.
— Psychologie der Schizophrenie. Berlin: Springer 1929.
— Die Psychopathologie. Hdb. der Geisteskrankh. Berlin: Springer 1932.
— Lehrbuch der Nerven- und Geisteskrankheiten. Halle: Weygandt 1935.
— Über den Wahn bei Epilepsie. Z. Neurol. Psychiat. **134**, 395 (1936).
— Über den Wahn. Nervenarzt, **22**, 125 (1951).
— Verstehende Psychologie. 2. Aufl. Stuttgart: Thieme 1956.
GUIRAUD, P.: Les délires chroniques. Hypothèses pathogéniques contemporaines. Encéphale no. **9**, 663 (1925).
— Souvenirs d'enfance et Idées de grandeur. Ann. Médico-Psychol. **1**, 204 (1928).
— Psychiatrie générale. Paris: Le François 1950.
— Pathogénie — Etiologie des délires. Congrès international de Psychiatrie. Paris 1950. I. Psychopathologie des délires pp. 1—49. Paris: Hermann & Cie. 1950.
GUTIERREZ-NORTIEGA, C., und G. CRUZ SANCHES: zititert nach MORSELLI, G. E.: Recherches expérimentales et délires. Congrés Psychiat. I. Psychopathologie générale. Paris: Hermann & Cie 1950.
GUTSCH, W.: Beitrag zur Paranoia-Frage. Neurol. Psychiat. **38**, 286 (1918).
HADDENBROCK, S.: zitiert nach MORSELLI, G. E.: Récherches expérimentales et délires. Congrés int. Psychiat. I. Psychopathologie générale. Paris: Hermann & Cie. 1950.
HAGEN, F. W.: Studien auf dem Gebiet der ärztlichen Seelenkunde. Erlangen: E. Besold 1870.
HAMILTON, D. M., and J. H. WALL: Hospital treatment of patients with psychoneurotic disorders. Amer. J. Psychiat. **98**, 551—557 (1941/42).
HARRIS, A.: The prognosis of anxiety states. Brit. med. J. II, 649—654 (1938).
HARROWER-ERICKSON, M. R.: Personality changes accompanying cerebral lesions. Arch. Neur. Psychiat. (Chicago) **43**, 859—890, 1081—1107 (1940).

HARROWER-ERICKSON, M. R.: Personality studies in patients with cerebral lesions. Bull Canad. psychol. Ass. 4, 9—10 (1940).

HARTMANN, K. J.: Das Wesen der affektfreien qualitativen Bedeutungsgefühle. Berlin: Karger 1926.

HARTMANN, N.: Das Problem des geistigen Seins. 2. Aufl. Berlin: W. de Gruyter 1949.

HEALY, W., A. BRONNER, and A. M. BOWERS: The structure and meaning of psychoanalysis. New York: A. A. Knoph 1930.

HEDENBERG, S.: Über die synthetisch-affektiven und schizophrenen Wahnideen. Arch. f. Psychiat. Nervenkr. 80, 665 (1927).

HEIDEGGER, M.: Sein und Zeit. 7. Aufl. Tübingen: Niemeyer 1953.

HEIDENHAIN, A.: zitiert nach SCHMIDT, G.: „Der Wahn im deutschsprachigen Schrifttum der letzten 25 Jahre" (1914—1939). Zbl. Neurol. 97, 113 (1940).

HEINROTH, F. A. C.: Lehrbuch der Störungen des Seelenlebens oder der Seelenstörungen und ihren Behandlungen. Leipzig: F. C. W. Vogel 1818.

HERSCHMANN, H, zitiert nach W. MAYER-GROSS: Psychopathology of delusions. Congrés international de Psychiatrie. I. Psychopathologie des délirs. Paris: Hermann & Cie 1950.

HERTZ, M. R., and L. M. LOERRKE: The application of the Piotrowski and the Hughes signs. J. proj. Techn. 18, 183—196 (1954).

HESNARD, A.: zitiert nach GUIRAUD: Psychopathologie de délires. Paris: Hermann & Cie. 1950.

HEVEROCH, A.: zitiert nach KEHRER, F.: Hdb. der Geisteskrankheiten, Bd. VI. Spezieller Teil. Berlin: Springer 1928.

HOCHE, A.: Die Bedeutung der Symptomenkomplexe in der Psychiatrie. Z. Neurol. 12, 540 (1912).

— Hdb. der gerichtlichen Psychiatrie. 3. Aufl. Berlin: Springer 1934.

HOFER, G.: Zum Terminus Wahn. Fortschr. Neurol. 21, 93 (1953).

HOFF, H.: Experimentelle Nachbildungen von Anosognosie. Z. ges. Neurol. Psychiat. 137, 722—734 (1931).

— Lehrbuch der Psychiatrie. Basel-Stuttgart: B. Schwabe 1956.

HOFFMANN, F.: Über die Einteilung der Geisteskranken in Siegburg. Allg. Z. Psychiat. 19, 367 (1862).

HOFFMANN, H.: Die Nachkommenschaft bei endogenen Psychosen. Genealogisch-charakterologische Untersuchungen. Berlin: Springer 1921.

— Charakterantinomien und Aufbau der Psychose. — Ein Beitrag zur dynamischen Betrachtungsweise. Z. ges. Neurol. Psychiat. 109, 79 (1927).

HOMBURGER, A.: Vorlesungen über Psychopathologie des Kindesalters. Berlin: Springer 1926.

HOPPE, A.: Wahn und Glaube. Eine psychiatrische und religionsphilosophische Studie. Z. Neurol. 51, 124 (1919).

HORST, L. VAN DER: Diskussionsbeitrag: Das paranoide Syndrom in anthropologischer Sicht. Berlin-Göttingen-Heidelberg: Springer 1958.

HUBER, G.: Das Wahnproblem (1939—1954). Fortschr. Neurol. Psychiat. 23, 6 (1955).

— Die coeästhetische Schizophrenie. Fortschr. Neurol. Psychiat. 25, 491 (1957).

HUGENHOLTZ, zitiert nach H. C. RÜMKE: Signification de la phénoménologie dans l'étude clinique des délirants. Congrés international de Psychiatrie. I. Psychopathologie des délirs Paris: Herman & Cie 1950.

ILLERT, W.: Über den Symptomenwandel der paralytischen Psychose. Fortschr. Neurol. 18, 31 (1950).

JACOBI, E.: Zur Psychopathologie des Familienmörders. Arch. Psych. Nervenkr. 83, 242 (1928).

— Die Psychosen im Klimakterium und in der Evolution. Arch. Psychiat. Nervenkr. 90, 595 (1930).

— Die Psychosen und Psychoneurosen in der Involution des Mannes. Arch. Psychiat. Nervenkr. 93, 358 (1931).

JAHRREISS, W.: Störungen des Denkens. Hdb. der Geisteskrankheiten 1. Berlin: Springer 1928.

JANET, P.: Névroses et Idées fixes I. Paris: Alcan 1898.

— Les obsessions et la psychiasthénie. Paris: Alcan 1908.

JANET, P.: De L'Angoisse à l'Extase. Paris: Alcan 1926.
— Les sentiments dans le délire de persécution. J. de Psychol. **401**, 161—196 (1932).
JANZARIK, W.: Die „Paranoia (Gaupp)". Arch. Psychiat. Neurol. **183**, 328 (1949/50).
— Der Wahn schizophrener Prägung in den psychotischen Episoden der Epileptiker und die schizophrene Wahnwahrnehmung. Fortschr. Neurol. **23**, 533 (1955).
— Der lebensgeschichtliche und persönlichkeitseigene Hintergrund des cyclothymen Verarmungswahns. Arch. Psychiat. Neurol. **195**, 219 (1956/57).
— Die hypochondrischen Inhalte der cyclothymen Depression in ihren Beziehungen zum Krankheitstyp und zur Persönlichkeit. Arch. Psychiat. Neurol. **195**, 351 (1956/57).
— Zur Problematik schizophrener Psychosen im höheren Lebensalter. Nervenarzt **28**, 535 (1957).
— Dynamische Grundkonstellationen in endogenen Psychosen. Berlin-Göttingen-Heidelberg: Springer 1959.
JASPERS, K.: Kausale und „verständliche" Zusammenhänge zwischen Schicksal und Psychose bei der Dementia praecox (Schizophrenie). Z. Neurol. **14**, 158 (1913).
— Ref. zu Kretschmers Buch: der sensitive Beziehungswahn. Z. Neurol. **18**, 123 (1919).
— Strindberg und van Gogh. München o. J. 2. Aufl. Berlin: Springer 1926.
— Allgemeine Psychopathologie. Berlin-Heidelberg: Springer 1948.
— Gesammelte Schriften zur Psychopathologie. Berlin-Göttingen-Heidelberg: Springer 1963.
KAHLBAUM, L. K.: Die Gruppierung der psychischen Krankheiten und die Einteilung der Seelenstörungen. Danzig: K. Kahlbaum 1863.
— Über eine klinische Form des moralischen Irreseins. Arch. Psychiat. **16**, 570 (1885).
KAHN, E.: Referat über den sensitiven Beziehungswahn Kretschmers. Z. Neurol. **20**, 69 (1920)
— Die psychopathischen Persönlichkeiten. Hdb. der Geisteskrankheiten. 5. Band, Teil I Berlin: Springer 1928.
— Die psychopathischen Persönlichkeiten, Band 5. Berlin: Springer 1928.
— Über Wahnbildung. Arch. Psychiat. Nervenkr. **88**, 435 (1929).
KANT, F.: Über die Kombination reaktiver und charakterologischer Faktoren in der paranoischen Wahnbildung. Arch. Psychiat. Nervenkr. **87**, 171 (1929).
— Investigations into the dynamics of paranoid reactions. Dis. Nerv. System **11**, 268 (1950).
KANT, O.: Zur Strukturanalyse der klimakterischen Psychosen. Z. ges. Neurol. Psychiat. **104**, 174 (1926).
— Die objektive Realitätsbedeutung des Wahnes. Z. ges. Neurol. Psychiat. **108**, 625 (1927).
— Zum Verständnis des schizophrenen Beeinflussungsgefühls. Z. ges. Neurol. Psychiat. III, 417 (1927).
— Paranoische Haltung in der Gesundheitsbreite. Z. ges. Neurol. Psychiat. **110**, 625 (1927).
— Beiträge zur Paranoiaforschung. Allgem. Gedanken zum Wahnproblem. Z. ges. Neurol. Psychiat. **127**, 615 (1920).
— Phänomenologische und dynamische Wahnforschung. Z. ges. Neurol. Psychiat. **146**, 599 (1933).
— Dynamische Wahnanalysen bei schizophrenen Prozeßkranken. Z. ges. Neurol. Psychiat. **150**, 272 (1934).
KATZENELBOGEN, L.: Hypochondriacal complaints with special reference to personality and environment. Amer. Psychiat. **98**, 815—822 (1942).
KAY, D., and M. ROTH: zitiert nach SATER, E.: Trends in psychiatric genetics in England. In expanding goals of genetics in Psychiatry. Herausgegeben von F. J. Kallmann. New York-London: Grune and Stratton 1962.
KEHRER, F., und E. KRETSCHMER: Die Veranlagung zu seelischen Störungen. Berlin: Springer 1924.
— Die Stellung von Hoches „Syndromlehre" in der heutigen Psychiatrie. Arch. Psychiat. **74**, 427 (1925).
— Das Verstehen und Begreifen in der Psychiatrie. Stuttgart: Thieme 1951.
— Kritische Bemerkungen zum Paranoiaproblem. Nervenarzt **22**, 121 (1951).
— Über Spiritismus, Hypnotismus und Seelenstörung, Aberglaube und Wahn, Arch. Psychiat. Nervenkr. 66, 381 (1922).
— Erotische Wahnbildungen sexuell unbefriedigter weiblicher Wesen. Arch. Psychiat. und Nervenkrankheiten **65**, 315 (1922).

KEHRER, F.: Paranoische Zustände. Hdb. der Geisteskrankheiten, Bd. VI. Spezieller Teil II. Berlin: Springer 1928.

KLAESI, J.: zitiert nach KOLLE: Der Wahnkranke im Lichte alter und neuer Psychopathologie. Stutgart: Thieme 1957.

KLAGES, W.: Die Spätschizophrenie. Stuttgart: Enke 1961.

KLEIN, M.: Contributions to psycho-analysis. London: Hogarth Press 1948.

KLEIST, K.: Die Streitfrage der akuten Paranoia. Ein Beitrag zur Kritik des manisch-despressiven Irreseins. Neurol. **5**, 366 (1911).

— Die Involutionsparanoia. Allg. Z. Psychiat. u. psych.-gerichtl. Med. **70**, 1—134 (1913).

— Autochthone Degenerationspsychose. Neurol. Zbl. **39**, 743 (1920).

— Über zykloide, paranoide und epileptoide Psychosen und über die Frage der Degenerationspsychosen. Schweiz. Arch. Neurol. Psychiat. **23**, 1 (1928).

— Gehirnpathologie. Hdb. der ärztlichen Erfahrungen im Weltkriege. Bd. IV. Herausgeber O. V. Schjerning. Leipzig: J. A. Barth 1934.

KLOOS, G.: Zum Problem der Wunschparanoia. Arch. Psychiat. Nervenkr. **98**, 162 (1932).

KNIGGE, F.: Über psychische Störungen bei Strafgefangenen. Arch. Psychiat. Nervenkr. **96**, 127 (1932).

— Ein Beitrag zur Frage des primitiven Beziehungswahnes. Z. Neurol. **153**, 622 (1935).

KNOLL, H.: Wahnbildende Psychosen in der Zeit des Klimakteriums und der Involution in klinischer und genealogischer Hinsicht. Arch. Psychiat. Nervenkr. **189**, 59—92 (1952).

KOLLE, K.: Die Beteiligung der manisch-melancholischen Anlage am Aufbau paraphrener und paranoischer Psychosen. Z. Neurol. **131**, 171 (1930).

— Paraphrenie und Paranoia. Fortsch. Neurol. **3** (1931).

— Über paranoische Psychopathen. Z. Neurol. Psychiat. **136**, 97 (1931).

— Die primäre Verrücktheit. Psychopathologische, klinische und genealogische Untersuchungen. Leipzig: Thieme 1931.

— Über Querulanten. Arch. Psychiat. **95**, 24 (1931).

— Über Eifersucht und Eifersuchtswahn bei Trinkern. Mschr. Psychiat. Neurol. **83**, 224—244 (1932).

— Paranoische Haftreaktionen. Allg. Z. Psychiat. **124**, 327 (1949).

— Der Wahnkranke im Lichte alter und neuer Psychopathologie. Stuttgart: Thieme 1957.

— Psychosen als Schädigungsfolgen. Fortschr. Neurol. **26**, 101 (1958).

KORESSIOS, zitiert nach MORSELLI, G. E.: Recherches expérimentales et délires. Congrès int. de Psychiat. I. Psychopath. générale. Paris: Hermann & Cie. 1950.

KRAEPELIN, E.: Psychiatrie. Ein Lehrbuch für Studierende und Ärzte. 1. bis 9. Aufl. Leipzig: Barth 1909/1927.

— Zur Diagnose und Prognose der Dementia praecox. Allg. Z. Psychiat. **56**, 254 (1899).

— Fragestellungen der klinischen Psychiatrie. Zbl. Nervenheilk. **28**, 573 (1905).

— Über paranoide Erkrankungen. Z. Neurol. **11**, 617 (1912).

— Die Erscheinungsformen des Irreseins. Z. ges. Neurol. Psychiat. **62**, 1 (1920).

— Schlußwort zu Kahns Referat über Kretschmer: Der sensitive Beziehungswahn. Z. Neurol. **20**, 85 (1920).

KRANZ, H.: Das Thema des Wahns im Wandel der Zeit. Fortschr. Neurol. **23**, 58 (1955).

— Die paranoide Fehlhaltung. Hdb. der Neurosenlehre und Psychotherapie. II. München-Berlin: Urban u. Schwarzenberg 1958.

KRETSCHMER, E.: Medizinische Psychologie. Stuttgart: Thieme 1950.

— Wahnbildung und manisch-depressiver Symptom-Komplex. Allg. Z. Psychiat. u. psych.-gerichtl. Med. **71**, 397 (1914).

— Über psychogene Wahnbildung bei traumatischer Hirnschwäche. Z. Neurol. Psychiat. **45**, 272 (1919).

— Störungen des Gefühlslebens. Bumkes Hdb. der Geisteskrankheiten. Allg. Teil. Bd. 1. Berlin: Springer 1928.

— Grundsätzliches zur modernen Entwicklung der Paranoialehre. Nervenarzt **21**, 1 (1950).

— Der sensitive Beziehungswahn. Ein Beitrag zur Paranoiafrage und zur psychiatrischen Charakterlehre. 3. Aufl. Berlin-Göttingen-Heidelberg: Springer 1950.

— Psychologie und Psychotherapie der Paranoiker. Z. Psychother. med. Psychol. **1**, 53 (1951).

KRONFELD, A.: Das Erleben in einem Fall von katatoner Erregung. Mschr. Psychiat. Neurol. **35**, 275 (1914).
— Perspektiven der Seelenheilkunde. Leipzig: Thieme 1930.
KRUEGER, H.: Die Paranoia. Eine monographische Studie. Berlin: Springer 1917. Monogr. a. d. Ges.-Geb. d. Neurol. u. Psychiat. H. 13 (1917).
KUBIE, L. S.: The fundamental nature of the distinction between normality and neuroses. Psychoanal. Quart. **23**, 166—204 (1954).
KUHN, R.: Daseinsanalyse und Psychiatrie in: Psychiatrie der Gegenwart. Bd. I/2. p. 853. Berlin-Göttingen-Heidelberg: Springer 1963.
KULCSAR, S.: Data on Troubles of the Interior's Body Scheme. Int. Kongreß f. Psychiat. Zürich: Orell Füssli 1957.
KULENKAMPFF, C.: Entbergung, Entgrenzung, Überwältigung als Weisen des Standverlustes. Zur Anthropologie der paranoiden Psychosen. Nervenarzt **26**, 89 (1955).
— Erblicken und Erblicktwerden. Das Für-Andere-Sein (J. P. Satre) in seiner Bedeutung für die Anthropologie der paranoiden Psychosen. Nervenarzt **27**, 2 (1956).
— Das paranoide Syndrom anthropologisch verstanden. II. Int. Kongreß f. Psychiat. Zürich: Orell Füssli 1957.
— Zum Problem der abnormen Krise in der Psychiatrie. Nervenarzt **30**, 63 (1959).
KUNZ, H.: Die Grenze der psychopathologischen Wahninterpretationen. Neurol. **135**, 671 (1931).
— Die anthropologische Betrachtungsweise in der Psychopathologie. Z. Neurol. **172**, 145 (1941).
LACAN, J.: De la psychose paranoiaque dans ses rapports avec la personnalité. Paris: Le François 1932.
LANGE, J.: Fall Hempel. Z. Neurol. ges. Psychiat. **85**, 170 (1923).
— Über Paranoia und paranoische Veranlagung. Z. Neurol. Psychiat. **94**, 85 (1925).
— Die Paranoiafrage. Wien-Berlin: Springer 1926.
— Die endogenen und reaktiven Gemütserkrankungen und die manisch-depressive Konstitution. Hdb. der Geisteskrankheiten Bd. VI. Spezieller Teil II. Berlin: Springer 1928.
LANGELÜDDEKE, zitiert nach F. KEHRER: Paranoische Zustände. Hdb. d. Geisteskrankheiten, Bd. VI, Spezieller Teil II. Berlin: Springer 1928.
LANGFELDT, G.: The prognosis in schizophrenia. Acta psychiat. neur. scand. Suppl. 13. Copenhagen: Leuin & Munksgaard 1956.
LASÈGUE, Ch. E.: Du délire de persécutions. Arch. génèrales de médecine. **28** (1852).
LEMKE, R.: Über die vegetative Depression. Psychiat. Neurol. u. med. Psychol. **1**, 161 (1948).
LENZ, H.: Zur Neuropathologie des Irrealitätserlebnisses. Arch. Psychiat., vol. **181**, fasc. 5, 6 (1949).
LEONHARD, K.: Die defektschizophrenen Krankheitsbilder. Ihre Einteilung in zwei klinisch und erbbiologisch versch. Gruppen und Unterformen vom Charakter der Systemkrankheiten. Leipzig: Thieme 1936.
— Eine Sippe affektvoller Paraphrenie mit gehäuften Erkrankungen aus Verwandten-Ehen. (Zugleich ein Beitrag zur Frage der Paranoia.) Arch. Psychiat. Nervenkr. **184**, 291 (1950).
— Aufteilung der endogenen Psychosen. Berlin: Springer 1957.
— Die atypischen Psychosen und Kleists Lehre von den endogenen Psychosen. In: Psychiatrie der Gegenwart, Bd. II. Berlin-Göttingen-Heidelberg: Springer 1960.
LEUCHS, K. H.: Der Cerebrale Alkoholschaden in: Arbeitstagung über Alkoholismus. Wien: Werner 1962.
LINDENBERG, W.: Hirnverletzung und Pubertät. Ärztl. Wschr. **11**, 1013—1018 (1956).
LJUNGBERG, L.: Hysteria. A clinical, prognostic and genetic study. Acta psychiat. scand. Suppl. 112, **32**, 162 (1957).
LOPEZ IBOR, J. J.: Analyse structurale de la dépersonalisation Encéphale **46**, 630 (1957).
LORENZER, A.: Die Verlustdepression. Verlust und existentielle Krise. Arch. Psychiat. Neurol. **198**, 649 (1958/59).
LUXENBURGER, H.: Die Schizophrenie und ihr Erbkreis. Hdb. d. Erbbiol. d. Menschen Vol. V. Berlin: Springer 1939.
MACHOVER, S.: Rorsch. studies on nature and origin of common factors in the personality of Parkinsonians. Psychosom. Med. **19**, 332—338 (1957).

MAGNAN, V.: zitiert nach ACKERKNECHT, E. H.: Kurze Geschichte der Psychiatrie. Stuttgart: Enke 1957.

MAIER, H. W.: Über katathyme Wahnbildung und Paranoia. Z. Neurol. Psychiat. **13**, 555 (1912).

MALMO, R. B., and C. SHAGASS: Physiologic studies of reaction and early schizophrenia. Psychosom. Med. **11**, 9 (1949).

MARCUSE, H.: Reaktionsformen oder Formenkreise? Arch. Psychiat. **69**, 374 (1923).

— Zur Frage der Einheitspsychosen. Arch. Psychiat. **78**, 682 (1926).

MARGULIES: Die primäre Bedeutung der Affekte im ersten Stadium der Paranoia. Mschr. Psychiat. u. Neurol. **10**, 265 (1901).

MASSERMAN, J. H.: Principles of Dynamic Psychiatry. Philadelphia-London: Saunders Company 1946.

MATUSSEK, P.: Psychotisches und nichtpsychotisches Bedeutungsbewußtsein. Nervenarzt **19**, 372 (1948).

— Untersuchungen über die Wahnwahrnehmung, 2. Mitt: Die auf einem abnormen Vorrang von Wesenseigenschaften beruhenden Eigentümlichkeiten der Wahnwahrnehmung. Schweiz. Arch. Neurol. Psychiat. **71**, 189 (1953).

— Untersuchungen über die Wahnwahrnehmung. 1. Mitt.: Veränderungen der Wahrnehmungswelt bei beginnendem primärem Wahn. Arch. Psychiat. Nervenkr. **189**, 279 (1952).

— Zur Frage des Anlasses bei schizophrenen Psychosen. Arch. Psychiat. Nervenkr. **197**, 91 (1958).

— Der schizophrene Autismus in der Sicht eines Kranken. Psyche **13**, H. 2 (1960).

— Exploration und Psychotherapie als Methoden psychopathologischer Forschung. In Psychotherapie heute. Festschrift für Kurt Schneider. Stuttgart: Thieme 1962.

— Wahrnehmung, Halluzination und Wahn. In: Psychiatrie der Gegenwart. Bd. 1/2. p. 23. Berlin-Göttingen-Heidelberg: Springer 1963.

MAUZ, F.: Über Schizophrene mit pyknischem Körperbau. Z. Neurol. **86**, 96 (1923).

MAYENDORF, N. v.: Über den Hirnmechanismus der halluzinatorischen Wahnbildung. Z. Neurol. Psychiat. **40**, 123 (1925).

— Über Wahnentstehung (Eine gehirnpathologische Studie). Z. Neurol. Psychiat. **107**, 631 (1927).

MAYER, W.: Über paraphrene Psychosen. Z. Neurol. u. Psychiat. **71**, 187 (1921).

MAYER-GROSS, W.: Paranoide und paraphrene Bilder. Hdb. der Geisteskrankheiten. Spez. Teil V. Berlin: Springer 1932.

— Psychopathology of delusions. History, classification and present state of the problem from the clinical point of view. Congrès international de Psychiatrie. Paris 1950. I. Pathologie des délires. Paris: Hermann & Cie. 1950.

—, E. SLATER, and M. ROTH: Clinical Psychiatry. London: Cassel 1954.

MAZUOLI, U.: Lo psicogramma alla Rorsch. nei tumori cerebrali. Arch. Psicol. Neurol. Psichiat. **12**, 350—353 (1951).

MEDNICK, S. A.: Distortions of the gradient of stimulus generalization related to cortical brain damage and schizophrenia. Doctoral dissertation. North-Western University 1955. J. Abn. Soc. Psychol. **51**, 536 (1955).

— A learning theory approach to research in schizophrenia. Psychol. Bull. **55**, 317 (1958).

MEGGENDORFER, F.: Intoxikationspsychosen. In: Hdb. der Geisteskrankheiten. Berlin: Springer 1928.

MELIGI, A.: An experimental investigation of some aspects of „psychological ability" and their „relationship" with „neurotism". London: Ph. D. Thesis 1955.

MENDEL, E.: Über sekundäre Paranoia. Arch. Psychiat. **15**, 289 (1884).

— Ein Beitrag zur Lehre von den periodischen Psychosen. Allg. Z. Psychiat. **44**, 617 (1888).

MERCKLIN, A.: zitiert nach F. KEHRER: Paranoische Zustände. Hdb. der Geisteskrankheiten, Bd. VI, Spezieller Teil II. Berlin: Springer 1928.

MEYER, E.: Beitrag zur Kenntnis des Eifersuchtswahns mit Bemerkungen zur Paranoiafrage. Arch. f. Psychiat. u. Nervenkr. **46**, 847 (1910).

— Beitrag zur Kenntnis des Einflusses kriegerischer Ereignisse auf die Entstehung geistiger Störungen in der Zivilbevölkerung und zu der psychischen Infektion. Arch. Psychiat. Nervenkr. **56**, 247—269 (1916).

MEYERHOFF, M.: Über das Symptom des Perseverierens bei Hirnverletzten. Arch. Psych. Nerv. **189**, 407—420 (1952).
— Der Gestaltwandel bei den Deutungsleistungen von Hirnverletzten im Rorschach-Test. Arch. Psychiat. Nervenkr. **189**, 135—146 (1952).
MEYNERT, TH.: Psychiatrie, Klinik der Erkrankungen des Vorderhirns. Wien: Braunmüller 1884.
MIDDENDORP-MOOR, V.: Katamnestische Untersuchungen nach poliklinisch durchgeführter Kurzpsychotherapie. Psyche **10**, 664—675 (1957).
MIKULSKI, zitiert nach KEHRER, F.: Hb der Geisteskrankheiten Bd. VI, Spez. Teil II. Berlin: Springer 1928.
MINKOWSKI, E.: La Schizophrénie. Paris: Payot 1927.
— Phénoménologie et analyse existentielle en psychopathologie. Evolution Psychiatrique **4**, 137 (1948).
— Diskussionsbeitrag: Das paranoide Syndrom in anthropologischer Sicht. Berlin-Göttingen-Heidelberg: Springer 1958.
MORSELLI, G. E.: Recherches experimentales et delires. Congrés international de Psychiatrie. I. Psychopathologie générale. Paris: Hermann & Cie. 1950.
MÜLLER, CH.: Der Übergang von Zwangsneurose in Schizophrenie im Lichte der Katamnese. Schweiz. Arch. Neurol. Psychiat. **72**, 218—225 (1953).
— Vorläufige Mitteilung zur langen Katamnese der Zwangskranken. Nervenarzt **24**, 112 bis 115 (1953).
— Weitere Beobachtungen zum Verlauf der Zwangskrankheit. Mschr. Psychiat. Neurol. **133**, 80—94 (1957).
MÜLLER, M., und CH. MÜLLER: Die Therapie der Schizophrenien in Psychiatrie der Gegenwart. Bd. II. Berlin-Göttingen-Heidelberg: Springer 1960.
MÜLLER-HEGEMANN, D.: zitiert nach BAUMM.
MÜLLER-SUUR, H.: Beziehungen und Unterschiede zwischen Zwang und Wahn. Z. ges. Neurol. Psychiat. **177**, 238 (1944).
— Das Gewißheitsbewußtsein beim schizophrenen und beim paranoischen Wahnerleben. Fortschr. Neurol. Psychiat. **38**, 44 (1950).
— Die Wirksamkeit allgemeiner Sinnhorizonte im schizophrenen Wahnerleben. Fortschr. Neurol. Psychiat. **22**, 38 (1954).
MÜNCH, F.: zitiert nach KRANZ, H.: Das Thema des Wahns im Wandel der Zeit. Fortschr. Neurol. **23**, 58 (1955).
NEISSER, Cl.: Kahlbaums Gruppierung der psychischen Krankheiten 1863. Jb. Psychiat. **8**, 7 (1889).
NEUSTADT, R.: Die Psychosen der Schwachsinnigen. Berlin: S. Karger 1928.
NEUSTATTER, W. L.: „Cans and Can'ts" in psychotherapy. Med. Press 248—251 (1949). Zitiert nach ERNST, K.: Die Prognose der Neurosen. Berlin-Göttingen-Heidelberg: Springer 1959.
NUNBERG, H.: Homosexualität, Magie und Aggression. Int. J. psychan. **22**, 5 (1936).
OPHUIJSEN, J. H. W. VAN: On the Origin of the Feeling of Persecution. Int. J. psychan. **1**, 235 (1920).
PAULEIKHOFF, B.: Statistische Untersuchung über Häufigkeit und Thema von Wahneinfällen bei der Schizophrenie. Arch. Psychiat. **191**, 341 (1954).
PELMANN, C.: Psychische Grenzzustände. 3. Aufl. Bonn: F. Cohen 1912.
PETIT, P.: Les délires des persécution curables. Paris: Le François 1937.
PFAFFMANN, C., and H. SCHLOSSBERG: The conditioned knee jerk in psychotic and normal individuals. J. Psychol. 1, 201 (1935/1936).
PICK, A.: Über Änderungen des zirkulären Irreseins. Ber. Wschr. **51** (1899).
PIOTROWSKI, Z. A.: Personality studies of cases with lesions of the frontal lobes. Rorsch. Res. Exch. I, 65—77 (1936).
— Rorsch. studies of cases with lesions of the frontal lobes. Brit. J. med. Psychol. **17**, 105 to 118 (1937).
— The Rorsch. ink-blot method in organic disturbances of the central nervous system. J. new. ment. Dis. **86**, 525—537 (1937).
— Positiv and negativ Rorschach organic reactions. Rorsch. Res. Exch. **4**, 147—151 (1940).

PIOTROWSKI, Z. A.: The Rorschach method of personality analysis in organic psychoses. Psychol. Bull. **33**, 795 (1956).

POHLISCH, K.: Brompsychose mit ungewöhnlicher Wahnbildung. Mschr. Psychiat. Neurol. **99**, 315 (1938).

POLITT, J. D.: Natural History Studies in Mental Illness: Discussion based on Pilot Study of Obsessional States. J. Ment. Sc. **106**, 93—113 (1960).

RAECKE, J.: Einiges über Querulantenwahn. Arch. Psychiat. Nervenkr. **73**, 186 (1925).

— Über symptomatischen und genuinen Querulantenwahn. Z. Neurol. Psychiat. **40**, 722 (1925).

— Der Querulantenwahn. München: J. F. Lehmann 1926.

RAUSH, H. L.: Perceptual constancy in schizophrenia. J. Pers. **21**, 176 (1952).

— Object constancy in schizophrenia. The enhancement of symbolic objects and conceptual stability. J. Abn. Soc. Psychol. **52**, 23 (1956).

REICHARDT, M.: Allgemeine und spezielle Psychiatrie. Jena: Fischer 1918.

— Die psychogenen Reaktionen. Arch. Psychiat. Nervenkr. **98**, 1—129 (1933).

RÜDIN, E.: Ein Beitrag zur Frage der Zwangskrankheit, insbesondere ihrer hereditären Beziehungen. Arch. Psychiat. Nervenkr. **191**, 14—53 (1953/54).

RÜMKE, H. C.: Das Problem der Neurose. Bull. Schweiz. Akad. med. Wiss. **4**, 1—27 (1948).

— Signification de la phénoménologie dans l'étude clinique des délirants. Congrès Psychiat. I. Psychopathologie Générale. Paris: Hermann & Cie 1950.

SANDER, W.: Über die spezielle Form der primären Verrücktheit. Arch. Psychiat. **1**, 387 (1868).

SANFORD, R. N.: The effects of abstinence from food upon imagined processes: a preliminary experiment. J. Psychol. **2**, 129 (1936).

SATTES, H.: Über Wahnbildung ohne Ichbeziehung. Arch. Psychiat. **181**, 110 (1948).

SAUGUET, H.: Névroses de caractère. In: Encyclopedie medicochirurgicale. Psychiatrie II. Paris 1956.

SCHEID, K. F.: Existenziale Analytik und Psychopathologie. Nervenarzt **617** (1932).

SCHEID, W.: Der Zeiger der Schuld in seiner Bedeutung für die Prognose involutiver Psychosen. Z. Neurol. **150**, 528 (1934).

— Über Personenverkennung. Z. Neurol. Psychiat. **157**, 1 (1937).

SCHIFF, P.: zitiert nach GUIRAUD. Psychopathologie des délires. Paris: Hermann & Cie. 1950.

SCHILDER, P.: Wahn und Erkenntnis. Berlin: Springer 1918.

— Entwurf einer Psychiatrie auf psychoanalytischer Grundlage. Leipzig-Wien-Zürich: Intern. psychoanalytischer Verlag 1925.

SCHMIDT, G.: Der Wahn im deutschsprachigen Schrifttum der letzten 25 Jahre. Zbl. Neurol. u. Psychiat. **97**, 113 (1940).

— Liebeswahn. Fortschr. Neurol. **18**, 623 (1950).

SCHNEIDER, C.: Die Psychologie der Schizophrenen. Leipzig: Thieme 1930.

— Die schizophrenen Symptomverbände. Berlin: Springer 1942.

SCHNEIDER, K.: Ein Beitrag zur Lehre von der Paranoia. Allg. Z. Psychiat. u. psych.-gerichtl. Med. **60**, 65 (1903).

— Zur Frage des sensitiven Beziehungswahnes. Z. ges. Neurol. Psychiat. **59**, 51 (1920).

— Der Krankheitsbegriff in der Psychiatrie. Mschr. Psychiat. **49**, 154 (1921).

— Die abnormen seelischen Reaktionen. Leipzig-Wien: Deuticke 1927.

— Über primitiven Beziehungswahn. Z. ges. Neurol. Psychiat. **127**, 725 (1930).

— Psychopathologie im Grundriß. Berlin: de Gruyter 1931.

— Über Abgrenzung und Seltenheit des sogenannten manisch-drepressiven Irreseins. Münch. med. Wschr. Bd. I. p. 1549 (1932).

— Psychosen nach Kopfverletzungen. Nervenarzt **8**, 567—573 (1935).

— Eine Schwierigkeit im Wahnproblem. Nervenarzt **11**, 461 (1938).

— Psychischer Befund und psychiatrische Diagnose. Leipzig: Thieme 1939.

— Die psychopathischen Persönlichkeiten. 9. Aufl. Wien: Deuticke 1950.

— Klinische Psychopathologie. 3. verm. Aufl. der Beiträge zur Psychiatrie. Stuttgart: Thieme 1950.

— Über den Wahn. Stuttgart: Thieme 1952.

SCHNEIDER, K.: Primäre und sekundäre Symptome bei der Schizophrenie. Fortschr. Neurol. Stuttgart. **25**, 487—490 (1957).

SCHNIZER: Zur Paranoiafrage. Z. Neurol. Psychiat. **27**, 115 (1915).

SCHOLZ, W.: Erlebnis und Wahnsinn bei der Paranoia. Eine Untersuchung an Fällen von Eifersuchtswahn. Z. Neurol. Psychiat. **127**, 755 (1930).

SCHROEDER, P.: Ungewöhnliche periodische Psychosen. Mschr. Psychiat. Neurol. **44**, 261 (1918).

— Die Spielbreite der Symptome beim manisch-depressiven Irresein und bei den Degenerationspsychosen. Berlin: Springer 1920.

— Degeneratives Irresein und degenerative Psychosen. Z. Neurol. **60**, 119 (1920).

— Über Degenerationspsychosen (metabolische Erkrankungen). Z. Neurol. **105**, 539 (1926).

SCHÜLE, H.: Zur Paranoia-Frage. Allg. Z. Psychiat. **50**, 298 (1894).

SCHULTE, H.: Versuch einer Theorie der paranoischen Eigenbeziehung und Wahnbildung. Psychol. Forschung **5**, 1 (1924).

SCHULTZ, J. H., zitiert nach KRANZ: Handbuch Neurosenlehre und Psychotherapie II. München-Berlin: Urban u. Schwarzenberg 1958.

SCHULTZ-HENCKE, H.: Lehrbuch der analytischen Psychotherapie, (Stuttgart 1951).

SCHUPPIUS, Z.: Einiges über den Eifersuchtswahn. Z. Neurol. u. Psychiat. **27**, 253 (1915).

SEARS, R.: Survey of objective studies of psychoanalytic concepts. A report prepared for the committee on social adjustment. Michigan: Edward Brothers 1951.

SEELERT, H.: Paranoide Psychosen im höheren Lebensalter. Arch. Psychiat. **55**, 1 1914).

— Mischung paranoischer mit depressiven Symptomen bei Psychosen des höheren Alters. Mschr. Psychiatr. **52**, 140 (1922).

— zit. nach LANGE, J.: Hdb. d. Geisteskrankheiten, Bd. VI. Spez. Teil II. Berlin: Springer 1928.

SERIEUX, P. und J. CAPGRAS: zitiert nach MAYER-GROSS, W.: Psychopathology of delusions. Congrès de psychiátrie I. Psychopathologie Générale. Paris: Hermann & Cie. 1950.

SERKO, A.: Die Involutionsparaphrenie. Mschr. Psychiat. **45**, 245—334 (1919).

SEROG, M.: Die zwei Arten unseres Denkens. II. Int. Kongreß f. Psychiatrie. Zürich: Orell Füssli 1957.

SICHEL: Die psychischen Erkrankungen der Juden in Kriegs- und Friedenszeiten. Mschr. Psychiat. Neurol. **55**, 224 (1924).

SIEGEL, E. L.: Genetic parallels of perceptual structuralization in paranoid schizophrenia on analysis by means of the Rorschach-Techniques. J. Proj. Techn. **17**, 151 (1953).

SLATER, E.: Zur Erbpathologie des manisch-depressiven Irreseins. Die Eltern und Kinder von Manisch-Drepressiven. Z. Neurol. **163**, 1 (1938).

SNELL: Über Manometrie als primäre Form der Seelenstörung. Allg. Z. Psychiat. **22**, 368 (1865).

SOLMS, H.: Die Behandlung der akuten Alkoholvergiftung und der akuten und chronischen Formen des Alkoholismus. In: Psychiatrie der Gegenwart, Bd. II. Berlin-Göttingen-Heidelberg: Springer 1960.

SPECHT, G.: Chronische Manie und Paranoia. Zbl. Nervenheilk. Psychiat. **28**, 590 (1905).

— Über die klinische Kardinalfrage der Paranoia. Zbl. Nervenkl. **31**, 817 (1908).

— Über den Wert der pathologischen Methode in der Psychologie und die Notwendigkeit der Fundierung der Psychiatrie auf einer Pathopsychologie. Z. Pathopsychol. **1**, 4 (1912).

SPIEL, W.: Die endogenen Psychosen des Kinder- u. Jugendalters. Basel-New York: Karger 1961.

SPRANGER, E.: Psychologie des Jugendalters. Leipzig: Quelle u. Meyer 1924.

STAEHELIN, J. E.: Nichtalkoholische Süchte. Psychiatrie der Gegenwart. Bd. II. Berlin-Göttingen-Heidelberg: Springer 1960.

STAERKE, A.: Die Rolle der oralen und analen Quantitäten im Verfolgungswahn und in analogen Systemgedanken. Int. Z. Psych. **21**, 5 (1935).

STAUDER, K. H.: Über den Pensionierungsbankrott. Psyche **9**, 481 (1955/1956).

STECK, H.: Die Psychopathologie des Wahns. Schweiz. Arch. Neurol. **67**, 86 (1951).

STEKEL, W., zitiert nach F. KEHRER: Paranoische Zustände. Hdb. der Geisteskrankheiten, Bd. VI. Spezieller Teil II. Berlin: Springer 1928.

STENGEL, E.: Über die Bedeutung der prämorbiden Persönlichkeit für den Verlauf und die Gestaltung der Psychose. Arch. Psychiat. Nervenkr. **106**, 509—553 (1937).

— The relationship between obsessional neurosis and psychotic reaction types. J. ment. Sci. **91**, 166—187 (1945).

STENGEL, E.: The Significance of Obsessional Symptoms in Schizophrenia, II. Int. Kongreß f. Psychiatr. Zürich: Orell Füssli 1957.
— Neurosenproblem vom anglo-amerikanischen Gesichtspunkt, in: Psychiatrie der Gegenwart, Bd. II. p. 203. Berlin-Göttingen-Heidelberg: Springer 1960.
STERTZ, G.: Über den Anteil des Zwischenhirns an d. Symptomgestaltung organischer Erkrankungen des Zentralnervensystems. Dtsch. Z. Nervenheilk. **117—119**, 630—665 (1931).
STÖCKER, W.: Über Genese der Wahnideen. Z. Neurol. Psychiat. **49**, 94 (1919).
STORCH, A.: Über das archaische Denken in der Schizophrenie. Z. Neurol. Psychiat. **78**, 500 (1922).
— Das archaisch-primitive Erleben und Denken der Schizophrenen. Berlin: Springer 1922.
— Die Welt der beginnenden Schizophrenie und die archaische Welt. Z. Neurol. Psychiat. **127**, 799 (1930).
— Die Daseinsfrage der Schizophrenen. Schweiz. Arch. Neurol. Psychiat. **59**, 330 (1947).
— Diskussionsbeitrag: Das paranoide Syndrom in anthropologischer Sicht. Berlin-Göttingen-Heidelberg: Springer 1958.
STÖRRING, W.: Beitrag zur Paranoiafrage. Arch. Psychiat. Nervenkr. **97**, 270 (1932).
STRAKOSCH, F. M.: Factors in the sex life of sevenhundred psychopathic women. Utica N. Y. State Hospital Press (1934).
STRANSKY, E.: Dementia tardiva. Mschr. Psychiat. Erg. **1**, 18(1905).
STRAUS, E.: Diskussionsbeitrag: Der Halluzinant und die Halluzinationen des paranoiden Syndroms. Das paranoide Syndrom in anthropologischer Sicht. Berlin-Göttingen-Heidelberg: Springer 1958.
STRØMGREN, E.: Om den ixothyme Psyke. Zitiert von BOHM, E.: Lehrbuch der Rorschach-Psychodagnostik. Bern-Stuttgart: H. Huber 1957.
STUTTE, H.: Phasische Störungen psychotischen Charakters im Kindes- und Jugendalter. Kongreßbericht II, Europ. Kongreß für Kinderpsychiatrie, Rom 1963 (Tipographia Porziuncala Assisi).
SYDENHAM, I.: zitiert nach ACKERKNECHT, E. H.: Kurze Geschichte der Psychiatrie. Stuttgart: F. Enke 1957.
TAYLOR, J., and K. W. SPENCE: Conditioning level in the behavior disorders. J. Abn. Soc. Psychol. **49**, 497 (1954).
THOMSON, A.: Die akute Paranoia. Arch. Psychiat. **45**, 803 (1909).
TÖBBEN, H.: Ein Beitrag zur Kenntnis des Eifersuchtswahnes. Mschr. Psychiat. Neurol. **19**, 321 (1906).
TOMAN, W.: Dynamik der Motive. Frankfurt/Main-Wien: Humbolt 1954.
VALENCIANO, L.: Diskussionsbeitrag: Das Paranoide Syndrom im Lichte anthropologischer Auffassungen, Ortega y Gassets. Das paranoide Syndrom in anthropologischer Sicht. Berlin-Göttingen-Heidelberg: Springer 1958.
VEITH, H.: Der Parkinsonismus nach Encephalitis epidemica im Rorschach'schen Fundamentalversuch, Z. Neurol. Psychiat. **110**, 301—325 (1927).
VENZLAFF, U.: Die psychoreaktiven Störungen nach entschädigungspflichtigen Ereignissen (die sogenannten Unfallneurosen, Monographie). Berlin-Göttingen-Heidelberg: Springer 1958.
VERBEEK, E.: De la Paranoia. Psychiatria et Neurologia. Basel-New York: Karger 1959.
VILLINGER, W.: Gibt es psychogene, nicht hysterische Psychosen auf normalpsychischer Grundlage? Z. Neurol. **57**, 174 (1920).
VOELKEL, H.: Zur Verstehbarkeit schizophrener Wahnphänomene. II. Int. Kongreß f. Psychiatrie. Zürich: Orell Füssli 1957.
WALDRON, W. G.: The Role of the Entomologist in Delusory Parasitois. Bull. Entomolog. Soc. Americ. Vol. 10, **2**, 81 (1962).
WALTER-BÜEL, H.: Die Psychiatrie der Hirngeschwülste. Acta neurochir. Suppl. II. Wien: Springer 1951.
WEITBRECHT, H. J.: Zyklothymie. Fortschr. Neurol. **17**, 438—481 (1949).
— Studie zur Psychopathologie krampfbehandelter Psychosen. Stuttgart: J. Thieme 1949.
— Offene Probleme bei affektiven Psychosen. Nervenarzt **24**, 187 (1953).
— Die Bedeutung der Psychopathologie in der heutigen Psychiatrie. Fortschr. Neurol. **25**, 475—486 (1957).
— Zur Frage der Spezifität psychopathologischer Symptome. Fortschr. Neurol. **25**, 41 (1957).

Weitbrecht, H. J.: Das Syndrom in der psychiatrischen Diagnose. Fortschr. Neurol. **27**, 1 (1959).
— Depressive und Manische endogene Psychosen, in: Psychiatrie der Gegenwart. Bd. II, Berlin-Göttingen-Heidelberg: Springer 1960.
Wendt, C.-F.: Versuch einer einheitlichen psychologischen Betrachtung der endogenen Psychosen (Schizophrenie, Zyklothymie) und Neurosen. Fortschr. Neurol. **19**, 367 (1951).
Wernicke, C.: Grundriß der Psychiatrie. Leipzig: G. Thieme 1900.
Westerterp, M.: Prozeß und Entwicklung bei verschiedenen Paranoiatypen. Z. Neurol. Psychiat. **91**, 251 (1924).
Westphal, K.: Über die Verrücktheit. Allg. Z. Psychiat. **34**, 252 (1978).
Wetzel, A.: Das Weltuntergangserlebnis in der Schizophrenie. Z. Neurol. Psychiat. **78**, 403—428 (1922).
Weygandt, W.: Über die Mischzustände des manisch-depressiven Irreseins. Ein Beitrag zur klinischen Psychiatrie. München: Lehmann 1899.
Wheeler, E. O.: Neurocirculatory asthenia (anxiety neurosis, effort syndrome, neurasthenia). A twenty year follow-up of hundred and seventy-three patients. J. Amer. med. Ass. **142**, 878—889 (1950).
Wieck, H. H.: Zur Analyse der Syndromgenese bei körperlich begründbaren Psychosen, in: Psychopathologie heute. Festschrift für K. Schneider. Stuttgart: Thieme 1962.
Wigert, V.: Studien über die paranoischen Psychosen. Z. Neurol. Psychiat. **40**, 1 (1918).
Wildermuth: Über Paranoia. Z. Neurol. Psychiat. **77**, 566 (1922).
Wilmanns, K.: zitiert nach Lange, J.: Hdb. der Geisteskranken, Bd. VI. Spezieller Teil II. Berlin: Springer 1928.
Wyrsch, J.: Über Wahnbildung bei Alkoholdeliranten. Allg. Z. Psychiat. **103**, 67—75 (1935).
— Zur Geschichte und Deutung der endogenen Psychosen. Stuttgart: Thieme 1956.
— Psychopathologie I: Bedeutung und Aufgabe. Ich und Person. Bewußtsein, Antrieb und Gefühl. In: Psychiatrie der Gegenwart, Bd. I/2, Grundlagen und Methoden der klinischen Psychiatrie. Berlin-Göttingen-Heidelberg: Springer 1963.
Wyss, R.: Klinik des Alkoholismus. In: Psychiatrie der Gegenwart, Bd. II, p. 265. Berlin-Göttingen-Heidelberg: Springer 1960.
Zeh, W.: Über das alterseigentümliche Erscheinungsbild der zyklothymen Manie. Fortschr. Neurol. **24**, 434 (1956).
Zeller, A., zitiert nach W. Janzarik: Dynamische Grundkonstellationen in endogenen Psychosen. Berlin-Göttingen-Heidelberg: Springer 1959.
Ziegler, D. K., and N. Paul: On the natural history of hysteria in women. A follow up study twenty years after hospitalization. Dis. nerv. Syst. **15** 301—306 (1954).
Ziegler, L. H., and P. H. Heershema: A follow-up study of 111 nonhospitalized depressed patients after 14 years. Amer. J. Psychiat. **99**, 813—817 (1942).
Ziehen, Th.: Eine neue Form der periodischen Psychosen. Mschr. Psychiat. **3**, 30 (1898).
— Über die Affektstörung der „Ergriffenheit" bei akuten Psychosen. Mschr. Psychiat. **10**, 310 (1901).
— Die Entwicklungsstadien der Psychiatrie. Berlin. klin. Wschr. **777** (1904).
— Über einige Lücken und Schwierigkeiten der Gruppierung der Geisteskrankheiten. Mschr. Psychiat. **15**, 147 (1904).
— Psychiatrie, 4. Aufl. Leipzig: S. Hirzel 1911.
Zutt, J.: Der ästhetische Erlebnisbereich und seine krankhaften Abwandlungen. Ein Beitrag zum Wahnproblem. Nervenarzt **23**, 163 (1952).
— Vom ästhetischen im Unterschied zum affektiven Erlebnisbereich. Wien. Z. Nervenheilk. **10**, 285 (1955).
— Vom gelebten welthaften Leibe. Das paranoide Syndrom in anthropologischer Sicht. Berlin-Göttingen-Heidelberg: Springer 1958.
— Über verstehende Anthropologie. In: Psychiatrie der Gegenwart. Bd. 1/2 p. 763. Berlin-Göttingen-Heidelberg: Springer 1963.
— und C. Kulenkampff: Das paranoide Syndrom in anthropologischer Sicht. Berlin-Göttingen-Heidelberg: Springer 1958.
Zwirner, E.: zitiert nach Schmidt, G.: Der Wahn im deutschsprachigen Schrifttum der letzten 25 Jahre (1914—1939). Zbl. Neurol. **97**, 113 (1940).

Namenverzeichnis

(Die *kursiven* Ziffern beziehen sich auf die Zitate im Schrifttum)

Sachverzeichnis